数字疗法
政策、证据与评价

**Digital Therapeutics
Policy, Evidence and Evaluation**

主 审 张毓辉
主 编 尤莉莉

科学技术文献出版社
SCIENTIFIC AND TECHNICAL DOCUMENTATION PRESS

·北京·

图书在版编目（CIP）数据

数字疗法：政策、证据与评价 = Digital Therapeutics: Policy, Evidence and Evaluation / 尤莉莉主编. -- 北京：科学技术文献出版社，2025.3.
ISBN 978-7-5235-2141-0

Ⅰ.R199-39

中国国家版本馆CIP数据核字第20246A5E45号

数字疗法：政策、证据与评价

策划编辑：戴小欢　　责任编辑：戴小欢　　责任校对：宋红梅　　责任出版：张志平

出　版　者	科学技术文献出版社
地　　　址	北京市复兴路15号　邮编 100038
编　务　部	（010）58882938，58882087（传真）
发　行　部	（010）58882868，58882870（传真）
邮　购　部	（010）58882873
官 方 网 址	www.stdp.com.cn
发　行　者	科学技术文献出版社发行　全国各地新华书店经销
印　刷　者	北京虎彩文化传播有限公司
版　　　次	2025年3月第1版　2025年3月第1次印刷
开　　　本	710×1000　1/16
字　　　数	309千
印　　　张	17
书　　　号	ISBN 978-7-5235-2141-0
定　　　价	78.00元

版权所有　违法必究

购买本社图书，凡字迹不清、缺页、倒页、脱页者，本社发行部负责调换

编委会

主　审　张毓辉

主　编　尤莉莉

编　者　（按姓氏笔画排序）

　　　　　　尤莉莉　方　波　冉尤冰　刘　璐

　　　　　　李梦宇　张小可　陈　营　陈安琪

　　　　　　陈雪晖　姚　涵　郭嘉悦　康琪雪

　　　　　　焦玺同

序

在当今这个数字技术日新月异的时代，医疗卫生领域正经历着一场前所未有的科技变革。随着大数据、虚拟现实、人工智能、云计算等技术的飞速发展，传统的预防、管理与治疗模式正在被重新定义，而数字疗法作为医疗技术与信息技术深度融合的产物，正以前所未有的创新势能和无限的潜力，引领着医疗健康事业产业向精准化、个性化和高效化的方向跃迁。恰逢新质生产力理论深刻影响中国式现代化道路的关键时期，《数字疗法：政策、证据与评价》一书的问世，无疑为这一领域的探索和发展带来新的视野，注入新的活力。

我以为，本书的出版对于促进我国卫生健康事业产业发展，具有两个方面的重要意义。一是理论先行意义。发展新质生产力是推动高质量发展的内在要求和重要着力点，那么新质生产力在医疗卫生领域有哪些具体体现和潜在爆发点？本书首次从新质生产力视角来分析数字疗法的兴起，提出它既是医疗健康技术的创新，又推动了健康产业的创新与升级，是符合新发展理念的先进生产力质态。二是实践启发意义。本书在全面系统梳理数字疗法发展历程、技术原理和应用现状的同时，更以专业研究者的视角，从政策、证据与评价3个维度，深入剖析了数字疗法在医疗健康领域中的实践应用与未来前景。这种全面而深入的探讨，不仅为读者提供了一个全面了解数字疗法的窗口，还为医疗健康事业产业的决策者、实践者和研究者进一步推动医疗卫生领域新质生产力发展提供了宝贵的参考和启示。

在政策层面，本书为行业的从业者和研究者详细解读了国内外关于数字疗法审批的政策法规，分析了政策环境对数字疗法发展的影响。这不仅有助于读者理解政策导向、把握行业发展趋势，还为数字疗法的合规发展提供了重要的政策指引。同时，本书以独到的见解和深刻的洞察力，通过对政策环境的深入分析，为数字疗法的未来发展提出了建设性、前瞻性的政策建议，为推动数字疗法事业产业的健康发展贡献了智慧和力量。

在证据层面，本书竭力弥补数字疗法在理念和实践之间的鸿沟。通过大量翔实的试验数据和产品案例，充分展示了数字疗法在临床应用中的可行性、有效性和安全性，凸显了数字疗法在提升治疗效果、降低医疗成本等方面的独特优势。这些证据不仅为数字疗法的科学性和可靠性提供了有力支撑，还为其在临床实践中更加广泛的应用奠定了基础。

值得一提的是，本书在撰写过程中，充分吸收了国内外最新的研究成果和实践经验，确保了内容的时效性和前瞻性。作者以深入浅出的笔触和生动的案例，使得本书既具有学术价值，又具备很好的可读性和实用性。相信本书不仅会成为一本难得的学术佳作，更将为广大读者提供一本有价值的实践指南。

综上所述，《数字疗法：政策、证据与评价》一书通过对数字疗法领域进展进行全面而深入的梳理和探讨，对医疗健康事业产业的发展趋势提供了基于循证的深刻洞察。在此，我衷心祝愿本书能够得到广大读者的认可和喜爱，助力"人工智能＋医疗健康"行动在卫生健康领域的落地见效。

刘远立

2025年3月

目　录

第一篇　数字疗法概览

第一章　数字疗法的定义与内涵 ……………………………………………… 3
- 一、数字疗法的定义 …………………………………………………………… 3
- 二、数字疗法的基本原则 ……………………………………………………… 4
- 三、数字健康、数字医疗、数字疗法的内涵 ………………………………… 5
- 四、数字疗法与数字健康的区别 ……………………………………………… 7
- 五、数字疗法的价值 …………………………………………………………… 8
- 六、数字疗法产品分类 ………………………………………………………… 11
- 七、数字疗法的核心原理 ……………………………………………………… 14

第二章　数字疗法产业发展现状 ……………………………………………… 17
- 一、数字疗法产业发展的背景 ………………………………………………… 17
- 二、数字疗法的市场潜力与价值 ……………………………………………… 20
- 三、数字疗法产品库 …………………………………………………………… 21
- 四、数字疗法的商业模式 ……………………………………………………… 32

第三章　数字疗法产品的注册审批制度 ……………………………………… 36
- 一、数字疗法产品注册审批概述 ……………………………………………… 37
- 二、各国数字疗法产品审批注册路径 ………………………………………… 38
- 三、完善数字疗法产品审批制度 ……………………………………………… 48

第二篇 数字疗法的临床试验和价值评估方法

第四章 数字疗法临床试验概述 ··· 55
 一、数字疗法临床试验的概念 ··· 55
 二、数字疗法的循证证据类型 ··· 56
 三、临床试验机构管理 ·· 57

第五章 全球数字疗法临床试验的发展现状 ································ 60
 一、数字疗法临床试验的检索与信息收集 ································· 60
 二、数字疗法临床试验发展的 3 个阶段 ····································· 65
 三、数字疗法临床试验的各国分布 ··· 66
 四、数字疗法临床试验的疾病领域分布 ····································· 68

第六章 数字疗法临床试验的研究设计特征 ································ 70
 一、临床试验的研究设计类型 ··· 70
 二、数字疗法的临床试验规模 ··· 73
 三、全球数字疗法临床试验的结局分类 ····································· 74

第七章 数字疗法临床试验后的产品上市与展望 ························ 77
 一、数字疗法上市产品的特点 ··· 77
 二、总结与展望 ·· 81

第八章 数字疗法产品价值评估的方法学 ··································· 85
 一、数字疗法产品价值评估的内容 ··· 85
 二、数字疗法产品价值评估的方法 ··· 88
 三、数字疗法价值评估的研究设计 ··· 97

第三篇 数字疗法在疾病治疗管理中的应用

第九章 数字疗法在糖尿病患者管理中的应用 ···························· 111
 一、数字疗法在糖尿病领域的应用前景概述 ····························· 111
 二、数字疗法管理糖尿病患者的产品与功能 ····························· 112
 三、数字疗法用于糖尿病治疗与管理的效果：RCT 试验的荟萃分析 ········ 116

四、讨论与总结 ·· 126

第十章　数字疗法在高血压患者管理中的应用 ························ 134
　　一、数字疗法在高血压领域的应用前景概述 ······················ 134
　　二、高血压数字疗法产品及其功能 ······························ 135
　　三、数字疗法用于高血压治疗和管理的效果：RCT试验的荟萃分析 ·· 144
　　四、讨论与总结 ·· 156

第十一章　数字疗法在老年认知障碍患者管理中的应用 ·············· 162
　　一、数字疗法在老年认知障碍治疗领域的应用前景概述 ············ 162
　　二、改善老年认知障碍的数字干预技术 ·························· 163
　　三、老年认知障碍数字疗法产品及其功能 ························ 164
　　四、数字健康干预技术用于治疗老年认知障碍的循证效果：
　　　　RCT试验的荟萃分析 ·· 170
　　五、小结 ·· 182

第十二章　数字疗法在慢性阻塞性肺疾病患者管理中的应用 ·········· 186
　　一、COPD数字疗法的产品及其应用 ································ 187
　　二、数字疗法应对传统COPD的管理现状 ···························· 188
　　三、数字疗法在COPD管理中的应用价值 ···························· 194
　　四、COPD数字疗法应用的局限性 ·································· 196
　　五、小结 ·· 197

第十三章　数字疗法在抑郁症患者管理中的应用 ······················ 201
　　一、国内外抑郁症数字疗法产品现状 ······························ 201
　　二、抑郁症数字疗法产品的功能效果 ······························ 204
　　三、小结 ·· 205

第十四章　游戏数字疗法在不同疾病患者管理中的应用 ················ 208
　　一、游戏数字疗法产品的开发与应用 ······························ 209
　　二、游戏数字疗法产品的应用建议 ································ 213

第四篇　数字疗法的中国实践与展望

第十五章　发展数字疗法，构筑新质生产力 ········· 219
　　一、数字健康新质生产力的政策先导与试点先行 ········· 219
　　二、数字疗法对于卫生健康新质生产力的重要意义 ········· 224

第十六章　海南省：中国数字疗法的先驱示范 ········· 226
　　一、海南省发展数字疗法的政策和资源优势 ········· 227
　　二、海南省发展数字疗法的"五步走" ········· 227
　　三、数字疗法发展的"海南模式"与成功经验 ········· 234
　　四、海南省数字疗法发展面临的问题与挑战 ········· 236
　　五、完善海南省数字疗法发展路径的建议 ········· 238

第十七章　数字疗法的国内外展望 ········· 239
　　一、数字疗法全球发展趋势 ········· 239
　　二、全球数字疗法共同面临的挑战 ········· 243
　　三、国内外数字疗法发展对比 ········· 248
　　四、国外数字疗法发展对中国的启示 ········· 251

附录　数字疗法海南倡议（2023） ········· 259

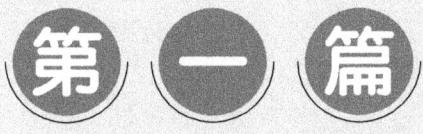

数字疗法概览

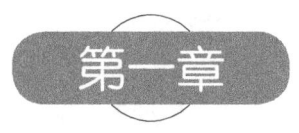

数字疗法的定义与内涵

在21世纪的科技浪潮中,医疗健康领域正经历着一场前所未有的变革。随着信息技术的飞速发展,特别是大数据、人工智能、云计算及物联网等先进技术的深度融合,传统医疗模式正逐步向更加智能化、个性化、高效化的方向转型。在这场转型的洪流中,数字疗法作为一种新兴的治疗手段,正以其独特的魅力和广阔的应用前景,日益成为医疗健康行业的研究热点和实践前沿。本章将首先追溯数字疗法定义的发展脉络,阐释数字疗法的特点及其产品所应遵循的基本原则,而后进一步探讨和区分数字健康、数字医疗、数字疗法的概念,并清晰展示数字疗法所蕴含的价值、其产品的分类和核心原理,以期激发读者对数字疗法的兴趣与思考,为后续的深入探索与实践奠定坚实的基础。

一、数字疗法的定义

数字疗法(digital therapeutics,DTx)是数字健康的一个子集,是由高质量软件程序驱动的循证治疗干预措施,用以预防、管理、治疗机体功能紊乱或疾病。

21世纪互联网与大数据技术的迅猛发展,促进了数字手段与疾病治疗、健康干预等传统医疗卫生领域防治方案的融合使用。在数字疗法的概念提出之前,对于数字化干预的效果研究最早可追溯至2000年,大量的研究者和文章对该领域投入了巨大关注。而随着智能手机及其应用程序、可穿戴设备、云数据平台等互联网软硬件的更新与完善,医疗观念从"以治病为中心"到"以健康为中心"的转变,以及大众对治病需求、健康需求的提高等,数字疗法应运而生,并逐步应用于病情监测、疾病干预与健康管理之中。

溯源数字疗法可发现,其相关术语早在2012年便出现在一项名为"TEAS Plus trademark application"的专利申请书中。2015年,卡梅伦·塞帕等在一项基于互联网的糖尿病预防试点研究中率先提出"数字疗法",并将其定义为"在线提供的基于证据的行为治疗,可提高医疗保健的可及性和有效性"。2017年,数字疗法联盟(Digital Therapeutics Alliance,DTA)的创始成员开始着手为"数字疗法"进行定义，并于2018年将"数字疗法"定义为"基于循证医学证据，以高质量的软件作为驱动，预防、治疗、管理医学症状和疾病的干预疗法"。此定义不仅能够为行业筛选识别出符合DTx标准的产品，还为患者、临床医生、政策制定者和支付方创建了一个可供参考的标准。

虽然DTA于2018年提出的定义依然能准确地反映出大部分数字疗法产品的特点，但政策制定者和支付方的需求越来越迫切，即更加清晰地理解数字疗法与其他数字健康产品（如用于维持健康、临床决策支持、监测、诊断的产品）的不同之处，理解数字疗法与医疗器械之间的关系。因此在2020年，DTA与国际标准化组织（International Organization for Standardization，ISO）合作，共同为"数字疗法"赋予正式的定义，以期为其产品提供具体标准。为了确保行业和全球的一致性，DTA采用了ISO于2023年提出的"数字疗法"新定义：数字疗法是通过生成和提供对患者健康具有可证明的积极治疗影响的医疗干预来治疗或减轻疾病、身心机能失调、不良状况或伤害的健康软件。

除此之外，DTA进一步划定了数字疗法产品的特点：①数字疗法产品可与辅助组件结合形成数字疗法系统，如通用硬件或平台（智能手机、平板、计算机、手表、头戴设备等）、输入输出组件（可穿戴设备、传感器等）、药品、数字疗法产品功能所需的患者或临床医生支持组件，并使用患者和特定环境的数据生成医疗干预；②数字疗法可以独立发挥作用，与其他数字健康技术组件共同进行病况监测、疾病诊断、临床决策支持，也可以串联医疗干预措施，如临床治疗手段、药物、医疗器械、数字健康技术；③数字疗法产品包括二级预防和三级预防的内容；④数字疗法产品的生产经过严格的质量管理，包括证明其安全性、有效性，以及上市后监督。在实践层面，许多国家和地区将数字疗法产品视为医疗器械。

数字疗法作为一种新兴的医疗干预措施，正展现出巨大的发展潜力与应用价值。当前，数字疗法产业蓬勃发展，数字疗法准入政策加速推进，数字疗法循证证据不断优化，数字疗法在慢性病管理领域的使用也逐渐改善了更多患者的健康结局。

二、数字疗法的基本原则

DTA根据全球数字医疗和数字疗法业界共识，认为所有符合数字疗法定义的产品应遵循以下基本原则。

（1）整合了设计、制造和质量的最佳实践。

（2）让终端用户参与产品开发及其应用的过程。

（3）整合患者隐私和安全保护。

（4）采用产品部署、管理和维护的最佳实践。

（5）在同行评议期刊上发表试验结果，包括具有临床意义的结果。

（6）由监管机构按要求进行审查、批准或认证，以支持产品的风险、功效和预期用途说明。

（7）做出符合临床评估和监管状况的产品说明。

（8）收集、分析和应用真实世界证据和（或）产品性能数据。

三、数字健康、数字医疗、数字疗法的内涵

数字健康、数字医疗、数字疗法的概念常被混淆使用，清楚划分三者的范围边界对推动数字疗法产品的应用、加强数字疗法产品的监管、促进数字疗法产品纳入保险报销尤为重要。数字健康、数字医疗、数字疗法三者概念的范围关系见图1-1，区别见表1-1。

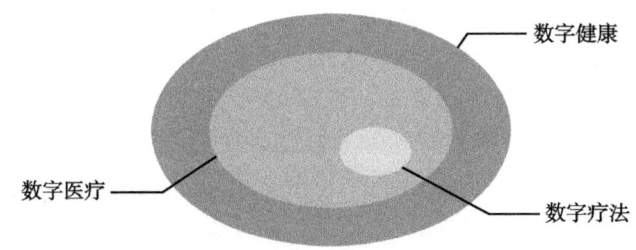

图1-1 数字健康、数字医疗与数字疗法三者概念的范围关系

表1-1 数字健康、数字医疗、数字疗法的区别

类别	含义	临床验证	监管管理
数字健康	包含一切能够帮助消费者改善生活方式及改变健康相关影响因素的技术、平台和系统，可抓取、存储或传输健康数据，和（或）支持生命科学和临床操作	未经过临床证据证明其有效性，仅应用一般性健康管理功能	不需要满足医疗器械的监管标准
数字医疗	包含衡量或干预人类健康服务的循证软/硬件产品	需要临床验证其有效性或准确性	归类为医疗器械的数字医疗产品，需接受监管认证，需获得许可或批准

续表

类别	含义	临床验证	监管管理
数字疗法	是经过临床证据证明能够对某种机体障碍和疾病起到预防、管理和治疗作用的软/硬件产品	需要临床证据和真实世界研究证实有效性	根据要求由监管机构审查、批准或认证，以支持产品的风险、功效和预期用途说明

数字健康（digital health）是指将数字技术运用于健康领域实践，其概念范围覆盖最广。目前数字健康技术已经广泛应用于疾病治疗、愈后康复、健康管理等医疗与生活场景中，并产生深远影响。2021年8月世界卫生组织发布的《数字健康全球战略2020—2025》将数字健康理解为"与开发和使用数字技术改善卫生相关的知识和实践领域"，包含数字消费者和更广泛的智能与互联设备，例如物联网、高级算法、大数据分析、人工智能等运用于卫生保健方面的数字技术，而美国食品药品监督管理局（Food and Drug Administration，FDA）认为数字健康的范围广泛，包括移动医疗（mHealth）、医疗信息技术、可穿戴设备、远程医疗、远程医学及个性化医疗等，由以上定义可将属于数字健康类别的产品概括为一切能够帮助消费者改善生活方式和改变健康相关影响因素的技术、平台与系统，能够抓取、存储或传输消费者健康数据，也能够支持生命科学和临床操作。此类产品的发布通常无须临床证据证明产品的有效性，无须满足医疗器械的监管标准，并且无须受到医疗相关部门的监管。电子病历信息系统、个人健康数据记录应用程序、生活方式记录应用程序等数据信息储存平台可被认为是数字健康产品。

数字医疗（digital medicine）的概念范围略小于数字健康，其产品适用于医疗流程，包含衡量或干预人类健康服务的循证软件及硬件产品、技术或平台。数字医疗产品在投入使用前均需要临床证据证明有效性，归类为医疗器械的数字医疗产品需接受监管认证，用于开发其他药物、器材或相关医疗产品的仅需接受监管部门适当的评审，例如远程监控工具、数字诊断设备、测量生命体征和生理参数的传感器技术等可视为数字医疗产品。

相较而言，数字疗法（digital therapeutics）在定义、临床证据、监管规范等方面要求较高，其内涵范围最小。作为一种新兴的医疗方式，数字疗法利用经过临床评估的循证软件程序，直接向患者提供医疗干预措施，以治疗、管理和预防各种疾病和机体功能失调。数字疗法产品均需经过临床证据证明能够对某种医学障碍和疾病起到预防、管理和治疗作用，并且必须经过监管机构的审查、批准或认证，以支持产品的风险、有效性和预期用途说明。一种数字疗法产品通常仅针对某种特定的疾病,并且可通过处方的形式由医生向有需求的患者开具。当前美国、德国、日本、中国等国家均按本国的监管标准批准通过了一些数字疗法产品,如针对糖尿病管理的Welldoc App、针对高血压管理的CureApp HT、针对慢性阻塞性肺疾病(chronic obstructive pulmonary disease,COPD)的Propeller等,数字疗法产品相关内容详见第二章。

四、数字疗法与数字健康的区别

数字疗法和数字健康是两个相关但不同的概念,它们之间的区别在于以下方面。

数字疗法是由软件程序驱动,以循证医学为基础的干预方案,用以治疗、管理或预防疾病。可以独立使用,也可与药物、设备或其他疗法协同使用,以优化患者医疗和健康结果。其核心功能是由软件驱动的,提供针对患者特定疾病的预防、管理、治疗等干预措施。例如,用于糖尿病管理的数字疗法可以通过应用程序监测患者的血糖水平,并提供个性化的饮食和运动建议。更重要的是,数字疗法必须基于循证医学,其疗效需要通过严格的临床试验来验证,这意味着数字疗法产品在上市前需要经过监管机构的审查和批准。数字疗法产品主要服务于患者及其家人,直接对患者的健康状态或疾病的自然发展过程产生影响。

数字健康是与开发和使用数字技术改善健康相关的知识和实践领域。它包括广泛的智能设备、使用智能连接设备的数字消费者,以及与物联网、人工智能、大数据和机器人技术相结合的健康服务。其涵盖范围更广泛,不仅包括数字疗法,还涵盖了医疗信息化、移动医疗、智能医疗、远程医疗等多个领域,关注的是利用数字技术来改善个人和群体的健康状况。它的应用场景也非常广泛,从健康信息传递、健康促进、疾病预防到慢性病管理和康复等。例如,健康监测应用、在线健康咨询、电子健康记录等都属于数字健康的范畴。数字健康的产品不仅服务于患者,还服务于普通市民、医疗人员及医疗政策制定者。数字健康的目标是为整个社会提供更高效、便捷和个性化的健康服务。

总而言之,数字疗法是数字健康的一个子集。数字健康的概念更加广泛,涵盖了所有利用数字技术来改善健康的相关领域,而数字疗法专注于通过软件程序提供循证的治疗干预措施。在产品侧重点方面,数字健康更侧重于整体的健康管理和促进,利用各种数字技术来提升医疗服务质量和效率,而数字疗法更侧重于具体的疾病干预和治疗,强调软件驱动的循证医学效果。

五、数字疗法的价值

数字疗法作为一种新兴的医疗健康干预手段,凭借手机应用程序的大力发展、互联网技术的信息存储与快速互通,在消费者与医疗服务提供者之间搭建起健康数据动态更新、健康问题实时反馈、健康干预个性定制的平台,较传统治疗方式更加安全、便利、可及、低成本,满足了如今人们的健康需求,拓展了全球医疗保健领域的发展空间。

(一)患者角度

数字疗法产品是具有大量临床试验和真实世界研究证据支撑、经由权威监管机构按标准严格审查批准后,可作为处方由医生开具给患者的有效医疗干预手段。患者可单独使用数字疗法产品,也可与药物、其他医疗设备、心理行为干预方式等联合使用,以达到预防、治疗、管理疾病或机体失调状态的目的。数字疗法对于患者的价值主要表现在以下几个方面。

1. **改善患者健康状态** 数字疗法是经过研究证据证明有效的循证治疗干预措施,能够治疗疾病、减缓病况、促进康复。有研究表明,数字疗法应用于慢性病管理可为患者带来更好的健康结局,如 Insulia 数字疗法软件可通过患者的血糖读数和任何症状实时推荐胰岛素剂量,为接受长效胰岛素类似物治疗的2型糖尿病患者提供胰岛素滴定支持,以达到更好地控制糖尿病病情的作用,其临床试验证明使用该软件的患者较未使用者的糖化血红蛋白水平显著下降。

2. **提高患者可及性** 数字疗法扩展了治疗、康复、健康管理等医疗环节可实施的场景,从医院诊室到随时随地。患者可通过手机、平板、电脑等智能设备上传并记录身体动态数据,接收反馈个性化治疗方案,借助网络完成全部诊疗过程,简化了就医看诊流程,拉近了医患之间的距离。数字疗法在提高医疗服务可及性、降低患者就诊难度的同时,也在一定程度上提高了患者依从性,从而达到更好的治疗效果。

3. **节约患者医疗成本** 数字疗法突破了传统医疗场景的限制,在智能设备上即可完成随访、咨询、身体状况反馈、干预方案调整等,有助于减少患者前往医院现场就诊、复诊的次数。尤其对于慢性病患者和外地患者而言,极大地节约了时间成本、交通成本和其他医疗成本。数字疗法产品的定价通常低于门诊治疗价格,部分国家已将数字疗法纳入医疗保险报销范畴,大大降低了疾病开支,让更多人看得起病。

4. **增强患者体验感** 数字疗法能够结合患者身体情况的动态数据,通过算法制定和医生调整，为患者提供个性化的干预方案，并能根据患者干预后的反馈对方案进行及时调整，提高医患的互动性，增加患者的就医与治疗体验。此外，除了常见的饮食运动方案制定、药物剂量推荐等干预手段，一些公司依据部分疾病的治疗特点，如旷场恐惧症、抑郁症等心理疾病，以及脑卒中、阿尔茨海默病、帕金森病等神经系统疾病，结合游戏或虚拟现实（virtual reality，VR）技术开发出干预手段更具有趣味性的数字疗法产品，如RealizedCare公司研发的gameChange数字疗法软件和瑞士MindMaze公司研发的MindMotion™ GO、MindMotion™ Pro等。

5. 保护患者安全与隐私　数字疗法产品在推广使用前均经过大量临床试验证明其安全性与有效性，且患者在使用过程中可收到来自软件的提醒，如胰岛素剂量调整、低血糖提醒、心率过快提醒等，医生也会及时根据患者的情况调整干预方案或提醒就医，保护患者安全。

在传统诊疗模式下，部分精神或心理疾病患者可能对自己的情况羞于启齿，甚至隐瞒造假，阻碍了疾病的治疗与控制。数字疗法产品可与医生进行远程沟通，在手机上即可完成每日治疗，保护了患者隐私。

（二）医护人员角度

数字疗法作为一类有效的循证干预措施，可针对某种特定疾病，辅助医护人员提供高质量的患者管理支持，是值得信赖的治疗方案。数字疗法对医护人员的价值如下。

1. 提高诊疗与管理效率　数字疗法产品可作为处方直接开具，患者在家中即可接受干预。医护人员可通过产品的医生端为患者提供远程指导，以及随访、问题解答、方案调整等，虽然节省了医护人员线下提供高质量服务的时间，但不会降低干预的有效性，医护人员可在相同的工作时间内为更多的患者提供线上服务。此外，数字疗法产品可依据患者的个人信息，通过算法自动生成个性化干预方案，医生只需调整即可，节约了制定方案的时间。而且一位患者只会绑定一位医生，即一位患者的整个干预过程由同一位医生负责，确保了干预过程的连续性，可节约更换不同医生时重新获取患者信息与信任的时间，提高医护人员的工作效率。

2. 增加疾病的干预渠道　部分疾病由于其本身及干预手段的局限性，造成患者缺乏治疗或治疗不足的情况，如精神心理疾病患者常需要进行一对一的咨询干预，神经系统疾病的康复常需要专业人员入户或前往专业康复中心，无一不需要大量的人力财力与时间成本，并且部分患者无法克服病耻感，拖延治疗，导致巨大的疾病负担。数字疗法拓宽了疾病的干预方法，患者足不出户便可参与治疗干预，减轻了医护人员的工作负担。

3. **增强工作能力** 互联网技术应用于卫生健康领域是大势所趋，数字疗法的使用正是为医护人员增强互联网相关工作能力提供实践经历。更重要的是，使用数字疗法后，以往隔一段时间进行一次看诊或拜访的随访模式被线上动态观察患者病情改变并随之调整干预方案的模式所替代，这对医护人员及时发现患者异常症状、迅速指导患者自我应对的能力提出了挑战。

4. **获取大量真实世界数据** 数字疗法产品可连续收集患者的真实身体指标数据（心率、血压、血糖等）、生活方式信息（饮食、运动、用药情况等）和心理状况变化（压力、睡眠等）。与临床试验严格限制下获取的数据不同，以上数据均为真实世界数据，有助于医护人员对疾病发展的准确了解，同时为未来疾病干预研究提供宝贵的数据资源。

（三）政府管理者角度

数字疗法作为互联网技术与医疗健康结合的新兴产物，在推动医疗水平的提高、医疗行业的发展上起到了重要作用。数字疗法对于政府管理者的价值在于以下方面。

1. **减轻医疗负担** 目前，以慢性病为主的医疗负担日益沉重，全球各国在慢性病防治上的费用支出日益增加，而数字疗法的出现与应用为减轻医疗负担提供了良好的解决方案。患者接受干预方案不再受时间与空间的限制，医护人员可在线上提供高质量医疗服务，医患互动性增强，疾病发展得到有效控制，所需的人力、物力、财力、时间成本均较传统医疗服务模式降低，总体医疗负担减轻。

2. **促进医疗公平** 由于数字疗法产品是以应用程序的形式存在于患者可及的随身智能设备中，故可在卫生资源不充足的城市、农村等地进行推广，使有健康需求的人群享受到丰富的医疗服务资源，达到缩小医疗差距、促进区域卫生公平的目的。

3. **促进相关健康产业发展** 数字疗法作为一类新兴的高质量循证干预措施，必须遵循DTA规定的数字疗法基本原则，需要相关部门的严格审批与监管。就目前全球的数字疗法产品监管审批流程与相关法规政策而言，仍有许多亟待完善解决的问题，故可促进相关卫生监管部门、研究机构、医学院校在此方面的研究发展。此外，随着人口老龄化和慢性病负担的逐渐加重，以及人们健康需求的增加与转变，数字疗法的未来市场发展空间广阔，有助于推动相关产品研发公司、投资公司、保险公司等的加入与发展。

（四）支付方角度

数字疗法对于支付方的价值主要体现在财务方面，具体如下。

1. 减少费用支出　数字疗法能够有效控制疾病病程演进,改善患者健康结局,这对于保险公司和企业雇主而言,均能有效控制费用支出。于保险公司而言,客户使用数字疗法产品可减少不良结局的发生次数,进而减少保险赔付支出。于企业雇主而言,雇员身体情况的改善不仅有利于减少企业保费的支出,还能减少员工因身体状况不佳导致的工作效率降低、工作失误频发等企业间接成本。

2. 扩大业务范围　数字疗法的广泛使用必然需要纳入医疗保险报销范围,故扩大了保险公司的产品业务范围,有利于增加资金收入。

六、数字疗法产品分类

(一) 按数字疗法产品主要目的分类

根据产品的主要目的,DTA将符合行业基本原则的数字疗法分为3类,即治疗疾病、管理疾病、改善健康机能(含预防疾病),见表1-2。不同目的类别数字疗法产品的医疗风险水平不同,导致其在审核标准、安全监管、患者可得性方面存在差异,但充分的临床试验和持续支持的证据用以验证产品有效性是每个数字疗法产品都必须具备的。数字疗法产品的所属类型,不仅影响产品后续获得监管部门认证的难度,还会极大地影响产品的销售方式、盈利方式、支付方式等,故将一个数字疗法产品分到正确的类别尤为关键。

表1-2　数字疗法产品按主要目的分类

主要目的	临床终点	临床证据	医疗索赔水平	监督管理	患者获得渠道
治疗疾病	必须提供治疗性干预,并使用临床终点结果来支持产品说明	需要临床试验结果和持续进行的证据收集	中~高索赔风险	由监管机构或同等国家机构对疗效和安全性说明进行第三方验证	处方
管理疾病	必须提供治疗性干预,并使用临床终点结果来支持产品说明	需要临床试验结果和持续进行的证据收集	中~高索赔风险	由监管机构或同等国家机构对疗效和安全性说明进行第三方验证	非处方或处方
改善健康机能*	必须提供治疗性干预,并使用临床终点结果来支持产品说明	需要临床试验结果和持续进行的证据收集	低~中索赔风险	监督管理程度取决于当地监管框架	非处方或处方

注:*包括预防疾病的数字疗法产品。

（二）按数字疗法产品适应证分类

数字疗法产品的研发与使用目的是治疗、管理或预防疾病，因此每个产品都有其目标疾病或适应证。各适应证下具有代表性的数字疗法产品见表1-3。

表1-3　数字疗法产品按适应证分类

适应证类型	适应证名称	代表产品
肿瘤	癌症护理	Kaiku Health
内分泌疾病	糖尿病	Welldoc App
		d-Nav
精神障碍	抑郁障碍	deprexis
	广泛性焦虑障碍	Daylight
	注意缺陷多动障碍	EndeavorOTC
		TALi
	创伤后应激障碍	Freespira
	旷场恐惧症	gameChange
	惊恐发作（恐慌症）	HelloBetter Panic
	阿片类物质依赖	reSET-O
	尼古丁依赖	SC Nicotine Addiction Treatment App and CO Checker
睡眠-觉醒障碍	失眠	HelloBetter Sleep
		Sleepio
神经系统疾病	偏头痛	JOGO-Gx
	阿尔茨海默病	Cognito
	神经系统康复	MindMotion™ GO
	脑卒中后康复	MindMotion™ Pro
循环系统疾病	高血压	CureApp HT Hypertension Treatment Aid App
呼吸系统疾病	哮喘	Propeller
	慢性阻塞性肺疾病	Propeller
症状体征	压力、疲倦	HelloBetter Stress and Burnout
	尿失禁、便失禁	Leva
	慢性疼痛	HelloBetter Chronic Pain

注：部分产品可用于干预除表1-3中所对应疾病外的其他适应证，具体以产品官网为准。

（三）按数字疗法产品所属国家分类

目前，数字疗法产品已成为各国相关企业研发的热点，代表产品及其所属企业和目标适应证见表1-4。

表1-4 数字疗法产品按所属国家分类

国家	代表产品	代表企业	适应证
美国	Welldoc App	Welldoc	1型糖尿病、2型糖尿病等
	Insulia	Aptar Digital Health	2型糖尿病
	Propeller	Propeller Health	哮喘、慢性阻塞性肺疾病
	EndeavorOTC	Akili	注意缺陷多动障碍
	JOGO-Gx	JOGO Health	偏头痛、慢性下背痛
	Leva	Axena Health	女性大小便失禁
英国	Sleepio	Big Health	失眠
	Daylight	Big Health	广泛性焦虑障碍
德国	HelloBetter Chronic Pain	GET.ON Institut für Online Gesundheitstrainings GmbH	慢性疼痛
	HelloBetter Panic	GET.ON Institut für Online Gesundheitstrainings GmbH	恐慌症
	HelloBetter Stress and Burnout	GET.ON Institut für Online Gesundheitstrainings GmbH	压力、倦怠
日本	CureApp HT Hypertension Treatment Aid App	CureApp	高血压
	SC Nicotine Addiction Treatment App and CO Checker	CureApp	尼古丁依赖
中国	术康App	尚医科技	高血压、糖尿病、心力衰竭出院后康复等慢性病
芬兰	Kaiku Health	Kaiku Health	癌症护理
瑞典	deprexis	Orexo	抑郁症
瑞士	MindMotion™ GO	MindMaze	神经系统康复

七、数字疗法的核心原理

临床试验是数字疗法产品获取循证医学证据的最直接且高效的方式，这些数字疗法大致可被划分为两类。一类是辅助药物进行疾病控制与管理的产品，如血友病、糖尿病相关管理软件，其循证医学证据主要基于药物代谢动力学、药效学等药理学原理，已得到明确的验证。软件的应用主要是为了实施个性化的药物治疗方案，并提升患者的治疗依从性。另一类则主要通过信息（如App上的文字、图片、视频）及物理因子（如声音、光线、电流、磁场等）来对患者的特定疾病进行治疗。在治疗过程中，这些方法会引起某些器官或物质的变化，进而影响疾病的进程，以达到治疗或康复的目的。产品主要应用在心理学、神经科学、康复医学等领域，可将现有的医学原理、医学指南或标准治疗方案，如认知行为疗法、生物反馈疗法、运动和营养疗法等，转化为以应用软件为驱动的干预措施，实现数字化治疗。因此，针对不同类别的数字疗法产品，其循证医学证据的来源也会有所不同，需要基于相应的医学原理、医学指南或标准治疗方案进行考量。

（一）心理学领域

1. **认知行为疗法**　是一种经过科学验证的心理治疗方法，它通过调整个体的思维、信念和行为模式，以纠正不良的认知偏见，从而改善情绪和行为问题。该方法主要基于正念认知、接纳承诺和辩证行为治疗等核心理念。认知行为疗法已被广泛应用于多种疾病和心理障碍的治疗，包括但不限于抑郁症、焦虑症、神经性厌食症、性功能障碍、药物依赖、恐慌症、慢性疼痛及精神疾病的康复期治疗等。特别值得一提的是，对于情绪抑郁的患者，尤其是成年单相抑郁症患者，认知行为疗法已被证实为一种高效且短期的治疗方法。

2. **生物反馈疗法**　是一种基于现代生理科学仪器的心理治疗方法，它通过收集和分析患者体内的生理信息，如肌电活动、脑电波、心率、血压等，将这些信息以视觉和听觉等易于理解的方式反馈给患者。患者经过特殊训练后，能够有意识地控制自己的心理活动，从而调整机体功能，消除病理过程，恢复身心健康。生物反馈疗法始于20世纪20年代，适用于多种心理疾病，如睡眠障碍、恐惧症和儿童多动症等。通过生物反馈疗法，患者可以在专业指导下进行心理训练，提高自我调节能力，达到防病治病的目的。

(二)神经科学领域

视知觉学习是指视觉系统对外界环境信息提取能力的提升过程,涵盖了六项关键能力:视觉注意力、视觉广度、视觉分辨力、视觉记忆、视动统合及视觉空间认知。此学习过程具有相对特异性、相对迁移性和时间属性,已在弱视、斜视等眼病的治疗中展现出显著效果,近年来在视功能检查与改善方面获得了新的应用,主要适应证为弱视、斜视等视觉障碍。

(三)康复医学

1. **运动疗法** 是一种通过运用器械、徒手或患者自身力量,借助特定运动方式(包括主动和被动运动等),旨在恢复患者全身或局部运动功能、感觉功能的训练方法。其涵盖多种训练形式,如关节功能训练、肌力训练、有氧训练、平衡训练、易化训练、移乘训练及步行训练等。运动功能障碍是康复医学领域最常见的问题之一,运动疗法已成为康复治疗的核心手段,并与物理因子疗法共同构成物理疗法的两大支柱。其主要适应证包括但不限于骨折、肌肉韧带劳损或撕裂、腰椎间盘突出症或其摘除术后等外科疾病,冠心病、慢性支气管炎、风湿性关节炎等内科疾病,脑血管疾病后遗症、周围神经损伤等神经科疾病,以及子宫脱垂、慢性盆腔炎等妇产科疾病。

2. **松弛疗法** 又称放松疗法或放松训练,是一种通过遵循特定练习程序,学会主动调控自身心理生理活动的治疗方法。其目的在于降低机体的唤醒水平,并调整因紧张刺激导致的功能紊乱。该方法适用于多种病症,如恐惧症、强迫症和焦虑症等。

数字疗法是由高质量软件程序驱动的循证医疗干预措施,能够用于预防、管理、治疗、减轻疾病,并对身心机能失调、不良状况、伤害等进行干预。与数字健康软件和数字医疗软件不同,数字疗法需经过相关监管部门的审批,并提供对患者健康具有积极影响的临床试验证据。自2010年FDA批准了第一个处方数字疗法产品(BlueStar糖尿病管理平台)后,数字疗法初见雏形并不断发展。2017年,FDA以"创新医疗器械(De Novo)"的方式批准通过了Pear Therapeutics公司的数字疗法产品reSET,这是率先用于治疗药物滥用及酒精滥用障碍的数字疗法产品。同年,DTA成立,其制定的数字疗法定义、基本原则、规范标准等在行业内被广泛应用。数字疗法以其巨大的价值潜力被各方关注,近年来,国内外越来越多的公司致力于发展数字疗法产品,不断推陈出新,全球数字疗法的市场规模逐渐扩大。

参考文献

[1] RITTERBAND L M, TATE D F. The science of internet interventions. Introduction [J]. Ann Behav Med, 2009, 38（1）: 1-3.

[2] SEPAH S C, JIANG L, PETERS A L. Long-term outcomes of a Web-based diabetes prevention program: 2-year results of a single-arm longitudinal study [J/OL]. J Med Internet Res, 2015, 17（4）: e92 [2024-05-10]. https://pubmed.ncbi.nlm.nih.gov/25863515/.

[3] Digital Therapeutics Alliance. DTA's adoption & interpretation of ISO's DTx definition [EB/OL]. （2023-06）[2024-05-10]. https://dtxalliance.org/wp-content/uploads/2023/06/DTA_FS_New-DTx-Definition.pdf.

[4] Digital Therapeutics Alliance. Digital therapeutics industry DTx core principles [EB/OL]. （2018）[2024-05-10]. https://dtxalliance.org/wp-content/uploads/2023/06/DTA_FS_DTx-Core-Principles.pdf.

[5] World Health Organization. Global strategy on digital health 2020-2025 [EB/OL]. （2021-08-18）[2024-05-11]. https://www.who.int/publications/i/item/9789240020924.

[6] U. S. Food and Drug Administration. What is digital health? [EB/OL]. （2020-09-22）[2024-05-11]. https://www.fda.gov/medical-devices/digital-health-center-excellence/what-digital-health.

[7] 王晓迪, 罗晓斌, 郭清. 数字疗法在慢性病健康管理中的应用及发展趋势 [J]. 中华健康管理学杂志, 2022, 16（1）: 51-54.

[8] 刘雪, 颜巧元, 周幺玲, 等. 数字疗法用于慢性病管理的研究进展 [J]. 护理学杂志, 2023, 38（11）: 122-126.

[9] FRANC S, JOUBERT M, DAOUDI A, et al. Efficacy of two telemonitoring systems to improve glycaemic control during basal insulin initiation in patients with type 2 diabetes: the TeleDiab-2 randomized controlled trial [J]. Diabetes Obes Metab, 2019, 21（10）: 2327-2332.

[10] Digital Therapeutics Alliance. DTx Product Categories [EB/OL]. （2021-01）[2024-05-13]. https://dtxalliance.org/wp-content/uploads/2021/01/DTA_FS_DTx-Product-Categories_010521.pdf.

[11] Mobi Health News. FDA clears Welldoc for diabetes management [EB/OL]. （2010-08-02）[2024-05-14]. https://www.mobihealthnews.com/8539/fda-clears-welldoc-for-diabetes-management.

[12] PR Newswire. Pear therapeutics obtains FDA clearance of the first prescription digital therapeutic to treat disease [EB/OL]. （2017-09-14）[2024-05-14]. https://www.epicos.com/article/165265/pear-therapeutics-obtains-fda-clearance-first-prescription-digital-therapeutic-treat.

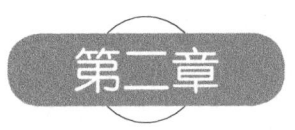

第二章

数字疗法产业发展现状

随着全球医疗健康行业的不断进步,数字疗法作为一种新兴的医疗干预手段,正在迅速崛起并逐渐改变传统的医疗模式。数字疗法通过结合先进的数字技术,如人工智能、大数据、物联网等,为患者提供个性化的治疗方案和健康管理服务。这种创新的医疗方式不仅能够提高治疗效果,还能降低医疗成本,为患者带来更加便捷和高效的医疗服务体验。

近年来,全球数字疗法市场呈现出快速增长的态势,这得益于多方面的因素,包括智能手机和平板电脑的普及、互联网接入的广泛覆盖、医疗行业的持续增长,以及政府资金和政策的支持。尽管数字疗法产业的发展前景广阔,但仍面临着一些挑战和问题。数字疗法的监管体系尚不完善,相关的审批流程和标准需要进一步明确和规范。同时,数字疗法的有效性和安全性仍需通过大量的临床试验和循证医学研究来验证。数字疗法的市场推广和患者教育也面临着一定的困难,需要加强公众对数字疗法的认知,提高接受度。

数字疗法产业正处于快速发展阶段,未来,随着技术的不断进步和政策的不断完善,数字疗法有望在全球范围内得到更广泛的应用和推广,为人类健康事业的发展做出更大贡献。本章以数字疗法的产业发展现状为主题,深刻剖析数字疗法产业的发展背景、市场价值与巨大潜力,为读者清晰展现当前数字疗法丰富多样的产品库,并解析这一新兴领域的商业模式,以期为数字疗法产业未来发展方向提供建议参考。

一、数字疗法产业发展的背景

(一)慢性病管理的巨大需求

2019年全球最主要的死亡原因是心血管疾病、呼吸系统疾病和新生儿疾病,死因逐渐由传染性疾病转换为非传染性疾病,死亡率最高的疾病分别为缺血性心脏病、脑卒中、慢性阻塞性肺疾病,因慢性病而导致的死亡人数占比为73.6%,

慢性病负担大幅增加。慢性病的主要危险因素是吸烟、过量饮酒、体力活动不足、不健康的膳食习惯等不良行为生活方式，往往需要长期的药物治疗和生活方式干预综合管理。近年来，国内外经典慢性病管理模式主要有慢性病照护模式、慢性病自我管理计划和创新型慢性病照护框架，以上模式均需要整合社区和卫生系统资源来促进慢性病患者有效自我管理，进而改善慢性病服务质量与健康结果。我国糖尿病、高血压等慢性病患者健康管理的主体是基层医疗卫生机构。但是，中国基层医疗卫生机构投入的慢性病患者健康管理服务数量和质量，难以满足当前患者的需求。2020年，全国由基层医疗机构在册管理的高血压患者数为10 526.0万人，糖尿病患者数为3375.5万人。其中，高血压患者家庭医生签约数为8580.9万人，糖尿病患者家庭医生签约数为2727.9万人，按照当前全国约42万个家庭医生团队估算，平均每个家庭医生团队签约管理65位糖尿病患者、204位高血压患者，慢性病患者的全过程健康管理质量和效果并不能完全保证，因此需要提升基层医疗机构管理效率的工具，数字疗法应运而生。

当疾病治疗场景由医院转向社区和家庭时，数字疗法能够突破时间和空间的限制，记录和传递医患信息。数字疗法一般由生产厂商提供，在投入使用前经过临床试验验证疗效，经由监管部门医疗器械技术审评，作为一种治疗方式由医生向患者开具处方。数字疗法产品由高质量软件程序驱动，提供循证治疗干预措施，可以在慢性病长期管理中发挥规模优势，有效降低慢性病患者健康管理成本。通过移动设备或其他智能终端，数字疗法产品持续监测和管理患者的疾病指标，如糖化血红蛋白、运动量、饮食摄入等，并给出个性化的干预方案、提醒用药等。患者数据也会同步反馈给医疗机构和医生。这种远程监测不仅减轻了患者的经济负担，还提高了治疗的连续性和效率。慢性病的管理模式逐渐由疾病导向转为患者导向，患者自我管理和院外场景疾病管理需求不断增加。数字疗法产品能够向患者提供有针对性的健康建议和提醒，帮助患者更好地了解自身疾病状况，并采取相应的预防和治疗措施，克服了药物依从性差和行为训练的不统一、不标准、难落实、环境要求高等客观不足。通过智能运算和程序细化，数字疗法能够正确引导患者，改善其大脑认知结构、注意力和执行功能等，为患者带来更加科学、专业的治疗体验。让患者不受健康管理的时间和空间限制，提醒患者在生活化场景的任何地点注意保持健康的生活方式，让"电子医生"走进生活场景，帮助患者开展个性化的自我管理。

在巨大的慢性病管理需求下，数字疗法能够降低慢性病治疗管理成本，提高患者自我管理成效，催生数字疗法在慢性病领域的快速发展。数字疗法通过提供个性化、精准化的健康管理方案，帮助患者更好地管理疾病，提高生活质量。

(二)数字科技的快速发展

数字科技的快速发展为数字疗法提供了强大的技术支撑。一方面,移动互联网、大数据、人工智能等技术的广泛应用,使得数字疗法在数据采集、分析、处理等方面更加高效和精准。通过收集患者的健康数据,建立大数据模型和人工智能算法模型,数字疗法能够实现对患者健康状况的实时监测和预警,为医生提供更加准确、全面的诊断依据。另一方面,医疗与数字技术结合得更加紧密,基础医学、临床医学和预防医学学科对疾病的研究逐渐深入,对于具体疾病的干预方式逐渐明确,数字疗法正是将科技发展与医学进步结合而研发出来的针对具体疾病和患者的产品。此外,科技的进步还推动了数字疗法在疾病治疗、康复等方面的创新应用,为患者提供了更多元化、个性化的治疗方案。数字疗法面向患者的功能,如提醒患者服药,监测和记录患者生物学指标,根据患者身体情况智能确定药物剂量、制定健康合理膳食、定制运动计划等,均是科技与医学结合的产物。例如,Propeller Health 就是通过研发高性能的传感器,记录患者用药数据、身体状态,收集当天天气、空气质量、时间、地理等影响哮喘发作的因素,基于云计算技术预测急性哮喘发作时间。

(三)数智行业发展促进数字疗法产业兴起

数智行业的快速发展为数字疗法产业的兴起提供了有力支持。在数字疗法发展的前一阶段,互联网技术的普及和应用使得远程医疗、在线诊疗、健康数据管理等成为可能,为数字疗法的实施提供了便利。随着数字化转型的深入推进,越来越多的医疗机构和企业开始关注数字疗法的发展潜力。数智化侧重对数字化数据和信息进行分析、解释和利用,从中获取见解,指导决策或创新业务模式,是在数字化基础上的又一进步,它利用数字化的数据发挥作用,并结合数据分析、人工智能、机器学习等技术来深入理解数据,发现整体的模式、趋势,并做出更智能化的决策。数字疗法企业通过引进先进技术、优化服务流程、创新业务模式等,推动数字疗法产业的快速发展。同时,数智行业还为数字疗法产业提供了广阔的市场空间和商业机会,促进了数字疗法产业的商业化进程。

数字健康行业的规范化为数字疗法的发展提供了保障,DTA等行业协会促进了国际合作和交流,通过与国际同行建立联系、开展合作研究等方式,推动了数字疗法技术的国际化和全球化发展。数字疗法产业集聚区,如中国海南省,吸引了大量的投资和创业团队,为数字疗法的发展提供了充足的资金和创新动力。随着相关法规的完善和行业标准的施行,数字疗法在研发、生产、应用等方面得到了规范，确保了其安全性和有效性。

（四）政策支持产业创新

政府在数字疗法产业的发展中扮演着重要角色。为了推动数字疗法产业的快速发展，政府出台了一系列政策措施，包括加大科研投入、优化审批流程、鼓励创新应用等。这些政策措施为数字疗法产业的发展提供了有力支持和保障。同时，政府还积极引导社会资本投入数字疗法产业，推动产、学、研、医深度融合，共同推动数字疗法产业的创新和发展。

FDA在医疗器械监管领域成立卓越数字健康中心，制定了严格的数字疗法注册和监管体系，将符合要求的数字疗法产品作为医疗器械软件（software as a medical device，SaMD）管理，颁布了《设备软件功能和移动医疗应用政策指南》和《SaMD临床评估指南》等，旨在促进数字健康利益相关者合作、推动数字健康最佳实践、创新监管方法。德国联邦卫生部下属的药品和医疗器械研究所全权负责德国数字疗法审批和政策制定，颁布了《共同数字化：医疗、护理的数字化战略》和《数字健康应用条例》，并在《数字医疗法案》中引入了"处方应用程序"的概念，多次出台严格的数字医疗政策文件，并将数字疗法纳入基本医疗保险，将符合要求的医疗保健应用程序归类为数字健康应用（digitale gesundheitsanwendungen，DiGA），为推动其数字医疗法案的实施起到重要作用。2017年12月，我国发布《移动医疗器械注册技术审查指导原则》；2021年7月，发布《人工智能医用软件产品分类界定指导原则》，鼓励支持数字医疗的发展；2022年1月底，海南省卫生健康委员会发布《海南省数字健康"十四五"发展规划》并采取了一系列举措。数字疗法的发展涉及数字健康布局，全世界均在积极推进。

二、数字疗法的市场潜力与价值

数字疗法在医疗领域的经济价值已经初步显现。通过提供个性化、精准化的健康管理方案，数字疗法不仅能够帮助患者更好地管理疾病，提高生活质量，还能够降低医疗成本，减轻社会医疗负担。同时，数字疗法还能够推动医疗服务的数字化转型和升级，提高医疗服务的质量和效率，具有广泛的应用前景和市场潜力。美国开辟了数字疗法快速审批通道，促进了数字疗法的快速发展，同时患者的消费习惯也被改变，逐渐信任线上诊疗数字疗法，对这类连续性监测长期疾病指标并给出干预方案的数字疗法产品需求增加。

国外几个数字疗法的明星企业，如Better Therapeutics、Pear Therapeutics、

Akili Interactive等公司先后在2021—2022年以超高估值成功上市，2021年12月，Pear Therapeutics获得超4亿美元融资后，登陆纳斯达克，交易价值16亿美元，约合人民币110亿元，被誉为"数字疗法第一股"，2021年度全球数字疗法投资额约为32亿美元。

对于不同的医疗支付方来说，数字疗法亦具有较大的经济价值。第一，对于以提高雇员健康水平为目的购买数字疗法的企业雇主而言，数字疗法产品通过早期预防、疾病监测和个性化治疗，有助于降低企业员工的医疗费用支出，减轻企业的经济负担。第二，对于已经将数字疗法产品纳入商业医疗保险的保险公司来说，一方面，数字疗法为患者提供了更便捷、高效的治疗方式，能够吸引更多消费者购买商业医疗保险，从而增加保险公司的客户群体；另一方面，数字疗法通过精准治疗和管理，有助于降低疾病的复发率和并发症的发生率，进而降低保险公司的赔付率，提高盈利能力。第三，对于购买数字疗法产品改善人群健康的政府机构来说，数字疗法可以实现医疗资源的远程分配和管理，减少患者到医院就医的次数，在一定限度上有助于解决"看病难"和"看病贵"的问题，降低医疗资源浪费，优化医疗资源配置，也有助于减少患者的住院时间和医疗支出，降低政府医疗保险的支付压力。第四，对于提供医疗服务的医院来说，数字疗法可以实现患者数据的电子化管理和共享，提高医院的工作效率，减少医护人员的工作负担，通过提供个性化的治疗方案和长期的疾病管理，数字疗法有助于增强患者对医院的信任和依赖，提高医院的用户黏性。第五，对于患者个人来说，数字疗法可为其提供个性化的治疗方案和长期的疾病管理，有助于改善其健康结局，提高生活质量。同时，通过移动设备和互联网等技术手段提供的这种便捷、高效的治疗方式，还可减少就医时间和交通成本。

三、数字疗法产品库

全球范围内数字疗法产品的研发在持续开展，应用于不同疾病领域的各类产品陆续研发应用。然而，当前数字疗法市场中的产品质量参差不齐，且容易与移动健康应用程序相混淆。因此，为了帮助主要利益相关者了解数字疗法并与其他移动健康应用程序区分开，DTA开发了"数字疗法产品库"，产品库中的产品具有创新性且符合DTA对于数字疗法产品的定义。截至2024年3月，满足DTA注册条件的上市产品数量已达24种。

按照ICD-11疾病分类方法，将产品库中所有的数字疗法产品进行分类，其具体信息见表2-1。这些产品通常以App或网站的形式提供给用户使用，已有大量的临床数据证明其诊疗效果。

表2-1 DTA产品库产品信息表

针对疾病分类	针对疾病	产品名称	国家	产品类型	针对人群	功能范围	是否需要医生开具处方	纳入医保情况	审批情况	作用对象
呼吸系统疾病	哮喘和慢性阻塞性肺疾病	Propeller Health	美国	App＋吸入器	持续性哮喘患者和Ⅱ~Ⅳ期慢性阻塞性肺疾病患者	（1）患者通过将传感器连接到他们现有的吸入器来使用该App （2）传感器跟踪药物使用情况和位置数据，并将该信息发送到患者智能手机上的应用程序 （3）建立包括症状触发因素和疾病管理技巧的个性化档案，以帮助患者自我管理疾病 （4）药物依从性提醒、空气质量预报、应用内药物补充、可共享的进度报告 （5）安装定位器防止丢失吸入器	否	通过赠款以及与付款人、医疗服务提供者和药品福利管理的合作提供	FDA批准的Ⅱ类医疗器械	医患双方

续表

针对疾病分类	针对疾病	产品名称	国家	产品类型	针对人群	功能范围	是否需要医生开具处方	纳入医保情况	审批情况	作用对象
精神障碍	糖尿病患者的抑郁症	HelloBetter Diabetes	美国	网站	治疗1型、2型糖尿病患者的抑郁症状	通过文本、视频和音频记录提供有根据的心理教育,并教授认知行为疗法(cognitive behavioural therapy, CBT)概念的有效策略	否,但有处方可以普遍报销	有处方可以普遍报销	被列为数字健康应用(DiGA)	患者
	广泛性焦虑障碍	Daylight	英国	App	患有广泛性焦虑障碍的成年人以及有忧虑和焦虑困难的健康成年人	(1)通过每天10分钟的努力,用户将掌握减少紧张、重塑焦虑想法的技能。(2)根据用户的个人需求提出建议,并与他们保持联系,医护保健人员取得他们保健进展	否	在美国,"Daylight"计划是通过包括自保雇主在内的大型支付机构提供的。在英国,数百万人可通过国家医疗服务系统获得"Daylight"服务	FDA自由裁量权	患者
	创伤后应激障碍、惊恐障碍和惊恐发作	Freespira	美国	App+便携式传感器	13岁以上患有创伤后应激障碍、惊恐障碍的患者	(1)接受临床医生或Freespira教练的培训后,患者在家每天进行2次17分钟的呼吸训练,持续1个月 (2)每周4次的虚拟辅导课程	否	美国退伍军人事务部、Highmark Health和儿童社区健康计划	FDA批准的II类医疗器械	医患双方

续表

针对疾病分类	针对疾病	产品名称	国家	产品类型	针对人群	功能范围	是否需要医生开具处方	纳入医保情况	审批情况	作用对象
精神障碍	伴或不伴旷场恐惧症的恐慌症	HelloBetter Panic	美国	网站	降低恐慌症、旷场恐惧症伴有恐慌症的症状严重程度	通过文本、视频和音频记录提供有根据的心理教育,并教授认知行为疗法的有效策略	否,但有处方可以普遍报销	有处方可以普遍报销	被列为数字健康应用(DiGA)	患者
	儿童注意力障碍	TALI	澳大利亚	App	3~8岁注意力障碍的儿童	通过认知和行为测试来改善3~8岁神经多样性儿童的注意力功能	通过TALI人员评估	通过澳大利亚国家残疾保险计划获得报销	澳大利亚TGA I级	医患双方
	注意缺陷多动障碍	Endeavor OTC	美国	App	18岁及以上主要有注意力不集中或混合型注意缺陷多动障碍的成年患者	通过移动设备上的动作视频游戏,提高患有注意缺陷多动障碍的成年人的注意力和日常功能	否	健康储蓄账户;灵活开支账户	仅在美国上市,未获得FDA审批	患者
		EndeavorRx	美国	App	8~17岁主要患有注意力不集中或混合型注意缺陷多动障碍的儿童	通过动作视频游戏提供的数字处方治疗	是	一部分健康保险;患者环住计划	FDA批准的II类医疗器械	患者

续表

针对疾病分类	针对疾病	产品名称	国家	产品类型	针对人群	功能范围	是否需要医生开具处方	纳入医保情况	审批情况	作用对象
精神疾病障碍	尼古丁依赖	CureApp SC	日本	App	打算立即戒烟，使用智能手机并通过烟草依赖筛查测试被诊断为尼古丁依赖的患者	（1）患者每天使用该产品1~2次，以记录他们的戒烟状态，查看学习内容，并练习每日行动清单；（2）提供个性化指导，支持患者的行为认知疗法	是	由保险承保，患者支付总支出的30%	PMDA批准的Ⅱ类医疗器械	医患双方
内分泌疾病	2型糖尿病	d-Nav技术	英国	App	注射胰岛素以控制2型糖尿病的患者	定期调整患者的胰岛素剂量，提高治疗安全性和有效性	是	大多数商业保险公司以及Medicare和Medicaid都承保d-Nav技术	FDA批准的Ⅱ类医疗器械	医患双方
	2型糖尿病	Insulia	法国	App	正在接受长效胰岛素类似物治疗的2型糖尿病成年患者	（1）通过显示报告和图表，提供与糖尿病相关的医疗保健信息的安全补获、存储和传输以增强数据管理；（2）帮助医疗保健专业人员和患者审查、分析和评估患者数据，支持有效的糖尿病管理	是	Insulia通常由保险计划支付。也可选择储蓄计划	FDA批准的Ⅱ类医疗器械	医患双方

续表

针对疾病分类	针对疾病	产品名称	国家	产品类型	针对人群	功能范围	是否需要医生开具处方	纳入医保情况	审批情况	作用对象
内分泌疾病	1型和2型糖尿病、糖尿病前期、高血压、体重管理等	Welldoc	美国	App＋医疗设备	1型和2型糖尿病、糖尿病前期、高血压、超重和肥胖人群	（1）App将Welldoc Diabetes和Welldoc Diabetes Rx相结合 （2）Welldoc Diabetes分析并报告血糖测试结果，以支持药物依从性 （3）Welldoc Diabetes实时血糖值和趋势提供辅导信息（激励、行为和教育） （4）Welldoc Diabetes Rx用于胰岛素管理，须在医生处方指导下使用	医疗设备的使用需要处方	由健康计划、卫生系统或雇主支付	FDA批准的II类医疗器械	医患双方
神经系统疾病	偏头痛和慢性腰痛	JOGO-GX系列	美国	App＋可穿戴传感器	对慢性下背痛或偏头痛的药物治疗效果不佳的患者；寻求非侵入性治疗慢性下背痛或偏头痛的患者	用肌电图生物反馈来打破疼痛-焦虑-肌肉紧张的循环	否	健康储蓄账户；灵活开支账户	FDA审查并注册	医患双方

第二章 数字疗法产业发展现状

续表

针对疾病分类	针对疾病	产品名称	国家	产品类型	针对人群	功能范围	是否需要医生开具处方	纳入医保情况	审批情况	作用对象
神经系统疾病	偏头痛	Nerivio	美国	由App控制的无线可穿戴神经调控装置	12岁或以上患者的偏头痛急性治疗	一种无线可穿戴电池供电的刺激装置,由智能手机软件应用程序控制。使用Nerivio的治疗由用户在偏头痛发作时自行管理	是	无	获得CE认证的Ⅱa级医疗设备	医患双方
睡眠障碍	失眠	HelloBetter Sleep	美国	网站	失眠的成年人	通过为患者提供自我主导的失眠认知行为疗法,为失眠提供基于指南的治疗	否,但有处方可以普遍报销	有处方可以普遍报销	被列为数字健康应用(DiGA)	患者
睡眠障碍	失眠	Sleepio	英国	App、网站	失眠患者	(1)患者在几周内完成包括6节课以及每日睡眠日记条目(每节<5分钟) (2)帮助用户获得平静头脑、重塑行为和获得更好睡眠的方法 (3)帮助用户跟踪他们在程序使用过程中的进度	否	在美国,Sleepio通过包括自保雇主在内的大型支付机构提供。在英国,数百万人可通过国民保健服务获得Sleepio	FDA执法自由裁量权	患者

27

续表

针对疾病分类	针对疾病	产品名称	国家	产品类型	针对人群	功能范围	是否需要医生开具处方	纳入医保情况	审批情况	作用对象
睡眠障碍	失眠	Somzz	韩国	App	18岁以上的失眠患者	（1）刺激控制疗法（2）睡眠限制疗法（3）睡眠卫生教育（4）放松技巧和认知疗法	是	无	韩国食品药品安全处批准的Ⅱ类医疗器械	医患双方
循环系统疾病	高血压	CureApp HT	日本	App	40~50岁的Ⅰ级原发性高血压患者，临床收缩压在140 mmHg范围内，轻度肥胖（体重指数：25~30 kg/m²）	改善生活习惯以降低收缩压	是	由保险承保，患者支付总支出的30%	日本独立行政法人医药品医疗器械综合机构批准的Ⅱ类医疗器械	医患双方
糖尿病、高血压		Dario	以色列	App＋智能血糖仪＋血压监测系统＋数字秤	有一种或多种行为和／或身体健康疾病的人	（1）减少高血糖和低血糖事件，并改善糖尿病和高血压患者的范围内读数（2）长期行为改变，以支持体重管理、疼痛管理和行为健康问题	否	Dario解决方案可直接面向消费者和企业对企业合作伙伴关系提供	FDA批准的Ⅱ类医疗器械	患者

续表

针对疾病分类	产品名称	国家	产品类型	针对人群	功能范围	是否需要医生开具处方	纳入医保情况	审批情况	作用对象
针对疾病症状体征	压力和倦怠	HelloBetter Stress and Burnout	美国	网站	希望克服压力和对日常生活和工作影响的个人	通过文本、视频和音频记录提供有根据的心理教育，并教授认知行为疗法概念的有效策略	否，但有处方可以普遍报销	有处方可以普遍报销	被列为数字健康应用（DiGA）	仪患者
	阴道痉挛、性生活障碍和盆腔生殖器疼痛/插入障碍	HelloBetter Vaginismus Plus	美国	网站	希望克服与阴道疼痛相关不适的18岁以上的女性	通过文本、视频和音频记录提供有根据的心理教育，并教授认知行为疗法概念的有效策略	否，但有处方可以普遍报销	有处方可以普遍报销	被列为数字健康应用（DiGA）	仪患者
	慢性疼痛	HelloBetter Chronic Pain	美国	网站	希望克服疼痛的18岁以上慢性疼痛患者	通过文本、视频和音频记录提供有根据的心理教育，并教授认知行为疗法并承诺与接受诺疗法和接受承诺疗法的有效策略	否，但有处方可以普遍报销	有处方可以普遍报销	被列为数字健康应用（DiGA）	仪患者
大小便失禁		Leva	美国	App+阴道内运动传感器	女性尿失禁和大便失禁	（1）指导运动表现和用药剂量 （2）监测症状 （3）提供健康教育	是	健康储蓄账户；灵活开支账户	FDA批准的Ⅱ类医疗器械	医患双方
肿瘤护理	癌症护理	Kaiku Health	英国	App、网站	成年人	（1）患者快速报告自身可能出现的潜在症状，并根据需要接受自我护理指导 （2）患者可以向护理团队发送消息	否	免费使用	获得CE认证的Ⅱa级医疗设备	医患双方

据统计，DTA产品库中的产品大部分来自发达国家，有14款来自美国，已超过半数，见图2-1。其中，对精神障碍进行干预的数字疗法产品占比较高，见表2-2。

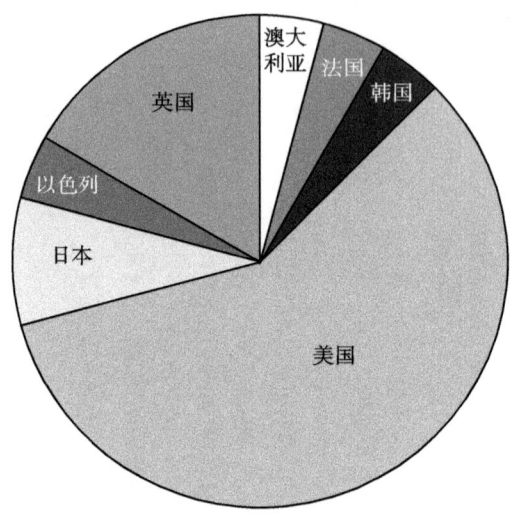

图2-1　DTA数字疗法产品库中各国产品分布

表2-2　各国数字疗法产品功能分类情况

国家	呼吸系统疾病	精神障碍	内分泌疾病	神经系统疾病	睡眠障碍	循环系统疾病	症状体征	肿瘤护理	总计
澳大利亚	0	1	0	0	0	0	0	0	1
法国	0	0	1	0	0	0	0	0	1
韩国	0	0	0	0	1	0	0	0	1
美国	1	5	1	2	1	0	4	0	14
日本	0	1	0	0	0	1	0	0	2
以色列	0	0	1	0	0	0	0	0	1
英国	0	1	0	0	1	1	0	1	4
总计	1	7	3	2	3	2	4	1	24

2021年3月，德国DiGA审批路径通过了全球第一款针对抑郁症治疗的数字疗法产品Deprexis，其完成的注册临床试验多达10余项。针对这些临床试验的荟

萃分析证实了Deprexis这款网页端应用程序在8～12周内减轻抑郁症状的有效性。同时,数字疗法产品也针对特殊人群进行抑郁症诊疗,例如HelloBetter Diabetes软件可用于治疗糖尿病患者的抑郁症状,通过文本、视频和音频记录提供有根据的心理教育,并教授患者基于认知行为疗法(CBT)的有效策略。临床研究结果表明,HelloBetter Diabetes可以对糖尿病患者的抑郁症状产生持续影响。随机分组试验6个月后,HelloBetter Diabetes使用者的抑郁症状显著减轻,其中45%的使用者不再表现出临床相关症状。

在焦虑症治疗方面,数字疗法产品通过制定时间短、频次高的教学计划,帮助患者逐步适应并克服焦虑情绪。例如"Daylight"每天为使用者提供10分钟的课程,但有71%的使用者在焦虑方面取得了临床改善。此外,数字疗法还可以结合冥想、呼吸练习等放松技巧,缓解患者的紧张情绪,提高自我调节能力。Freespira是一种经FDA批准的家庭治疗药物,可解决与恐慌症、焦虑发作和创伤后应激障碍相关的症状。凭借其独特的作用机制,Freespira通过训练患者稳定呼吸来纠正与二氧化碳超敏反应相关的呼吸功能障碍,其将硬件、软件与个人教练相结合,在专注于恐慌症的临床试验中,80%以上患者的症状明显减轻或消除,大多数患者反映该产品治疗效果可持续12个月以上。在一项针对PTSD的临床试验中,根据临床用创伤后应激障碍诊断量表(clinician administered PTSD scale,CAPS)-5评分,89%的患者报告症状显著减轻,50%的患者在6个月时处于症状缓解状态。同时,Freespira具有经济学价值,大大降低了就医成本。

此外,数字疗法还在睡眠障碍治疗中发挥重要作用。通过对客观睡眠质量参数、主观心理认知及日间生活状态量表评分等内容进行评估,失眠症数字疗法产品能够准确地对睡眠障碍进行分类。通过监测患者的睡眠质量和睡眠习惯,数字疗法可制定个性化的睡眠改善方案,如调整睡眠环境、优化睡眠时间等,从而帮助患者改善睡眠质量,恢复健康作息。国外成熟的失眠症产品代表Sleepio是一项可通过移动网络访问的数字睡眠改善计划,已发表的12项随机对照试验证明Sleepio帮助76%的患者实现了失眠的临床改善。国内也存在类似的产品"如眠",其以失眠的认知行为疗法为依据,搭载业内领先的人工智能技术,通过手机对话的交互形式实现治疗目的。临床随机对照试验结果显示,68%用户缩短了入睡时间,55%用户夜醒次数降低,说明"如眠"在慢性失眠治疗中效果显著。

偏头痛是一种普遍而复杂的遗传性神经系统疾病,是临床最常见的原发性头痛类型之一,需要终身管理,无法完全治愈。数字疗法产品主要用于偏头痛的预防,其临床效果主要体现为降低发作频率、减轻发作疼痛程度及提高生活质量。尽管偏头痛的发病机制仍未完全明确,但专家们普遍认为大脑的异常放电是其关键因素。数字疗法主要涉及生活方式管理和认知行为治疗,包括肌肉放松和呼吸训练。通过科学的生活方式，如避免进食触发性食物和保证充足睡眠，人们可以使大脑处于放松状态，降低异常放电的风险，从而预防偏头痛发作。Nerivio是迄今为止FDA批准的偏头痛领域唯一数字疗法产品，是一款非侵入性、非药物性、用于偏头痛治疗的电子设备。偏头痛发作时，患者可随时随地将其佩戴在手臂上，由手机App直接控制，通过释放电子脉冲，达到抑制神经疼痛信号传递、缓解偏头痛的作用。该产品被美国2500多名头痛医生广泛使用，其临床效果与偏头痛治疗的一线药物一致，疗效显著，并且已经被多个医疗保险覆盖。

注意缺陷多动障碍（attention deficit and hyperactive disorder，ADHD）是一种以注意力无法持久集中、过度活跃和情绪易冲动为主症的神经发育障碍。常在儿童时期发病，多数在学龄前期开始出现，主要分为儿童青少年ADHD和成人ADHD两种类型。数字疗法产品可以通过人际互动、3D模拟等多种形式，改善患者的注意力和日常功能。Endeavor是FDA批准的首款用于ADHD患者的产品，针对不同的年龄阶段，患者通过移动设备提供的动作视频游戏提高注意力。根据患者人群分为Endeavor OTC（成年人使用）、Endeavor RX（儿童使用）两个版本。研究显示，使用Endeavor OTC 6周后，83%的患者观察到临床上注意力的改善，73%的患者报告生活质量有所改善。

四、数字疗法的商业模式

（一）直接面向消费者模式（To Customer模式）

数字疗法产品由用户自费，即患者个人支付。在这种直面消费者的模式（To Customer模式，2C模式）下，数字疗法产品直接销售给消费者，消费者既是使用者，又是决策者。这要求产品具有高度的自我解释性和易用性，以便消费者能够自行理解和使用。对于数字疗法产品，可能还需要提供相关的教育材料或指导，以确保消费者能够正确、安全地使用产品。

（二）医疗机构合作模式（To Hospital模式）

数字疗法产品作为院内处方，由医疗服务机构支付费用。在这种与医疗机构合作的模式（To Hospital模式，2H模式）下，数字疗法产品与医院或医疗机构合作，通过医生或医疗专业人员的推荐和使用来推广产品。这要求数字疗法产品具有明确的医疗价值和效果，能够得到医疗专业人员的认可和信任。在2H模式下，数字疗法产品通常需要在医疗机构内部进行验证和测试，以确保其安全、有效。中国的数字疗法产品"术康App"主要适用于慢性病、慢性疼痛的康复及一切需要提高心肺功能的疾病，如高血压、糖尿病、心力衰竭出院、肿瘤术后康复等，主要通过软件结合硬件实现运动康复，已在2021年成功进入美国市场，与美国贝勒医学院、美国医院有限公司等大型医疗机构合作，对患者开展心力衰竭的康复治疗。

（三）企业合作模式（To Business模式）

企业合作模式（To Business模式，2B模式）是指数字疗法产品与企业合作，为其提供定制化的数字疗法解决方案。这种模式通常适用于需要针对特定行业或企业群体进行优化的数字疗法产品。在这种模式下，数字疗法产品可能需要与企业的现有业务或产品进行深度整合，以实现更好的效果和价值创造。美国一些数字疗法产品就是由企业雇主出资，与数字疗法生产企业谈判每个雇员每月使用产品的费用。以"术康App"为例，该产品公司与国际知名制药企业合作，定制适合动脉粥样硬化心血管疾病患者血脂管理的数字疗法，其将生活方式干预与药物干预结合，探索动脉粥样硬化心血管疾病患者血脂管理的方案，评估对患者生活质量和健康水平的改善情况。

（四）保险合作模式（To Insurance模式）

保险支付，由医疗保险或商业医疗保险支付，当前美国大多采用这种保险合作模式（To Insurance模式，2I模式），这种模式已经得到了广泛的应用和验证。保险支付模式意味着患者在接受数字疗法治疗时，其费用将由公共医疗保险或商业医疗保险来承担。在德国，数字疗法产品主要通过公共医疗保险报销，报销途径主要通过DiGA目录，数字疗法产品必须在DiGA目录中，即符合德国数字疗法监管和审批条件，方可获得报销。在美国，公共医疗保险不支持数字疗法的报销，需要通过个人的商业医疗保险报销。Welldoc公司推出的BlueStar软件面向18岁及以上的1型糖尿病或2型糖尿病患者，即主要面向商业医疗保险公司收取费用，每位用户定价在100～150美元。目前"术康App"国际版已经与美国的医疗保险公司——蓝十字与蓝盾协会（Blue Cross）签订了合作协议，进入患者治疗的保险付费名单并已实施。

（五）政府合作模式（To Government模式）

政府合作模式（To Government模式，2G模式）是数字疗法在公共卫生领域应用的另一种重要方式。由于数字疗法在慢性病管理方面具有独特优势，政府开始考虑将其纳入基本公共卫生服务体系，以实现更有效的疾病控制和健康管理。在这种模式下，政府将数字疗法纳入医疗保险支付范围，以支持其在社区层面的广泛应用。通过数字疗法，政府可以更有效地管理慢性病患者，提供个性化的治疗方案和持续的疾病监测，从而降低医疗成本，提高医疗效率。此外，政府还可以与数字疗法企业合作，共同开发适合社区需求的数字疗法产品，以满足不同人群的健康需求。这种模式有助于推动数字疗法产业的发展，同时提升公共卫生服务的质量和效率。在美国，退伍军人已经开始使用一些带有硬件设施的数字疗法产品，我国的海南省也已开设数字疗法试点区推行儿童孤独症、糖尿病数字疗法。

参考文献

[1] World Health Organization. Global health estimates［EB/OL］.［2024-05-11］. https：//www.who.int/data/global-health-estimates.

[2] GBD 2019 Diseases and Injuries Collaborators. Global burden of 369 diseases and injuries in 204 countries and territories，1990－2019：a systematic analysis for the Global Burden of Disease Study 2019［J］. Lancet，2020，396（10258）：1204-1222.

[3] World Health Organization. World health statistics 2023：monitoring health for the SDGs，sustainable development goals［R/OL］.（2023-05-19）［2024-05-11］. https：//www.who.int/publications/i/item/9789240074323.

[4] GBD 2021 Diseases and Injuries Collaborators. Global incidence，prevalence，years lived with disability（YLDs），disability-adjusted life-years（DALYs），and healthy life expectancy（HALE）for 371 diseases and injuries in 204 countries and territories and 811 subnational locations，1990－2021：a systematic analysis for the Global Burden of Disease Study 2021［J］. Lancet，2024，403（10440）：2133-2161.

[5] BENJAMIN E J，MUNTNER P，ALONSO A，et al. Heart disease and stroke statistics—2019 Update：a report from the American Heart Association［J/OL］. Circulation，2019，139（10）：e56-e528［2024-05-11］. https：//pubmed.ncbi.nlm.nih.gov/30700139/.

[6] World Cancer Research Fund/American Institute for Cancer Research. Diet，nutrition，physical activity and cancer：a global perspective：a summary of the Third Expert Report［R/OL］.（2021-10-13）［2024-05-11］. https：//www.wcrf.org/wp-content/uploads/2021/02/Summary-of-Third-Expert-Report-2018.pdf.

[7] 朱璇，陈爱云. 国外经典慢性病管理模式对我国慢性病管理的启示［J］. 中国全科医学，2023，26（1）：21-26.

[8] SUN H，SAEEDI P，KARURANGA S，et al. IDF Diabetes Atlas：global，regional and country-level diabetes prevalence estimates for 2021 and projections for 2045［J］. Diabetes Res Clin Pract，2022，183：109119.

[9] 国家卫生健康委员会规划发展与信息化司. 2020年我国卫生健康事业发展统计公报［EB/OL］.（2021-07-13）［2024-05-13］. http：//www.nhc.gov.cn/guihuaxxs/s10743/202107/

af8a9c98453c4d9593e07895ae0493c8.shtml.

[10] 动脉网. Propeller Health：获9项FDA认证，用数字疗法深耕慢性呼吸疾病领域【数字疗法系列案例】[EB/OL].（2021-05-03）[2024-05-13]. https：//www.sohu.com/a/464315950_133140.

[11] 乔燕薇. 2024年了，大厂们怎么还在提数字疗法？[EB/OL].（2023-12-15）[2024-05-13]. https：//www.leiphone.com/category/hulianwangyiliao/mg86C4qrcHlp7hyr.html.

[12] TWOMEY C, O'REILLY G, MEYER B. Effectiveness of an individually-tailored computerised CBT programme (Deprexis) for depression: a meta-analysis [J]. Psychiatry Res, 2017, 256: 371-377.

[13] SCHWARTZ A R, COHEN-ZION M, PHAM L V, et al. Brief digital sleep questionnaire powered by machine learning prediction models identifies common sleep disorders [J]. Sleep Med, 2020, 71: 66-76.

[14] 36氪. 追赶AKILI、Peer，康复数字疗法企业"术康"商业化迎重要突破 [EB/OL].（2022-05-23）[2024-05-15]. https：//new.qq.com/rain/a/20220523A04RPH00.

[15] Digital Therapeutics Alliance. Germany DTx Regulatory and Reimbursement Pathways [EB/OL]. [2024-05-16]. https：//dtxalliance.org/wp-content/uploads/2024/05/Germany-Regulatory-and-Reimbursement-Pathways_2024.pdf.

[16] 36氪. 数字疗法鼻祖之一，"Welldoc"糖尿病产品已更新至第九代 [EB/OL].（2023-02-24）[2024-05-16]. https：//new.qq.com/rain/a/20230224A06S5W00.

第三章

数字疗法产品的注册审批制度

数字疗法的核心要点之一是需要相关部门进行严格的审批监管，故全球监管机构对数字疗法的监管审批有以下五大原则：一是安全性，审查患者生命安全是否能够得到持续的保障；二是有效性，评估产品是否长期有效，从软件程序本身出发，证明能够提供完整的测试、高质量的疗效和产品；三是满足感，在临床上是否能够持续满足患者预防、管理和治疗等方面的需求；四是数据隐私及网络安全，产品交付使用能否持续保障患者个人或家庭的数据隐私，网络安全的风控机制是否健全；五是文化和教育背景，产品是否合理掌握了全球主要国家/地区的文化背景，使用过程中能否正确区分患者教育背景，因人而异地提供精准的使用教程或引导用语。除此之外，美国、英国、德国、日本、韩国、中国等许多国家都在审批政策方面进行了深入探索和规则制定，如德国联邦药品和医疗器械研究所（Bundesinstitut für Arzneimittel und Medizinprodukte，BfArM）专为数字疗法设计了快速审批程序。

我国数字疗法起步较晚，目前相关的政策研究与制订尚在进行当中。当前，我国并未给出数字疗法的相关定义，需要从国家和地方级的互联网技术、医疗信息化、智慧医疗、慢性病管理和电子产品的相关政策中获取数字疗法的指导建议。从"十四五"以来，国家已经逐渐重视数字疗法的发展，在多个重要规划中提出发展数字疗法。2020年11月，国家药品监督管理局（National Medical Products Administration，NMPA）批准了我国第一款数字疗法产品——术康App，其可作为处方由医生为患者直接开具，拉开了中国数字疗法的序幕。目前，我国海南省正积极发展数字疗法产业，实质性、系统性地推动数字疗法试点与落地。

本章将深入探讨全球数字疗法产品的注册审批制度，详细梳理各国在这一领域的实践经验与监管流程，分析其在该方面关键环节上的特色做法，提炼出可借鉴的先进经验与最佳实践，旨在为我国构建一个严谨可行的数字疗法产品监管审批制度提供有益的参考与启示，促进数字医疗行业的持续健康发展与技术创新。

一、数字疗法产品注册审批概述

随着数字化科技发展速度的不断加快，技术手段日渐成熟，数字疗法应用领域也在逐步拓宽，以大数据、云计算、人工智能为代表的数字技术在医疗健康行业深耕细作，为疾病的预防、管理和治疗提供新思路，数字疗法应运而生。DTA对数字疗法给出了明确定义，并明确说明数字疗法可以独立使用或与药物、设备、其他疗法配合使用，以优化患者护理和健康结果。当前数字疗法产品主要适用于呼吸系统疾病、内分泌疾病和神经精神疾病等类别，为疾病治疗管理、健康危险因素行为矫正、患者药物依从性及数据收集分析提供支持。已经有多项研究证实，相较于传统治疗方式，采用数字疗法能够提高精神障碍患者、慢性病患者治疗的成本效益。数字疗法市场潜力巨大，预计2025年全球数字疗法市场规模将达到106.2亿美元。我国慢性病患者人口基数大，且发病率仍呈上升趋势，慢性病患者健康管理产业规模不断增长，因此我国数字疗法产业规模扩大和产品质量提升具有广阔前景。

数字疗法在全球范围内尚处于起步阶段，其在产品概念和监管审批层面与普通的医疗健康软件存在区别。数字疗法强调提供由高质量软件程序驱动的循证治疗干预，并针对疾病或医学症状实施预防、管理或治疗措施，可以作为医疗处方。而一般的医疗健康软件仅由软件程序驱动，主要管理健康人群或患病人群的行为生活方式，其与数字疗法的本质区别在于不必通过循证医学证据验证产品的干预疗效。但是二者均由软件和数字技术支持，针对不同人群开展健康管理，涉及网络数据安全问题，且存在不同程度的干预和治疗风险，因此在法律、法规层面的监管框架制定和制度创新具有必要性。

数字疗法作为新兴研究领域，全球范围内暂无明确详尽的监管框架和检验标准可供参考，但欧美国家在监管领域开展了一系列探索，多数国家将数字疗法软件作为医疗器械进行审批和监管，并颁布一系列移动医疗应用指南或数字健康法案，从产品分类界定、审批通道、技术要求、临床评价等角度制定不同标准。而国内仍延续已有的移动医疗器械和医用软件原则，对数字疗法产品与数字健康应用界限划分不清，阻碍了相关产业发展，有必要更新数字疗法监管制度。

审批政策方面，目前全球绝大多数国家和地区都没有为数字疗法制定专门的审批政策，其中为数字疗法落地实施制定专有政策的国家和地区少之又少，韩国和德国是其中的代表，而包括美国在内的大部分国家和地区往往将数字疗法划归到数字医疗的监管框架下明确其监管要求。

二、各国数字疗法产品审批注册路径

(一) 美国数字疗法产品审批和监管路径

美国在数字疗法发展领域一直处于领先地位，FDA对于数字疗法产品的审批和监管流程见图3-1。2017年FDA批准了首款处方数字疗法。2019年，FDA宣布开展软件预认证试点项目，针对软件更新迅速的特点进行了调整，允许入选公司对其设备进行小更改而不必每次都提交审核申请。但目前美国对数字疗法的管理基本按照医疗软件产品的标准进行分类管理，其中大部分数字疗法产品被认定为Ⅱ类医疗器械，受到特殊管控。2017—2021年，近30个数字疗法产品获得FDA等权威机构批准。此外，FDA也正在推广医疗器械独立软件预认证试点项目，计划使通过资质认证的数字疗法厂商获得预认证，并根据该类软件的特点简化产品上市前审核流程，为新科技产品应用提供监管及审核支持。

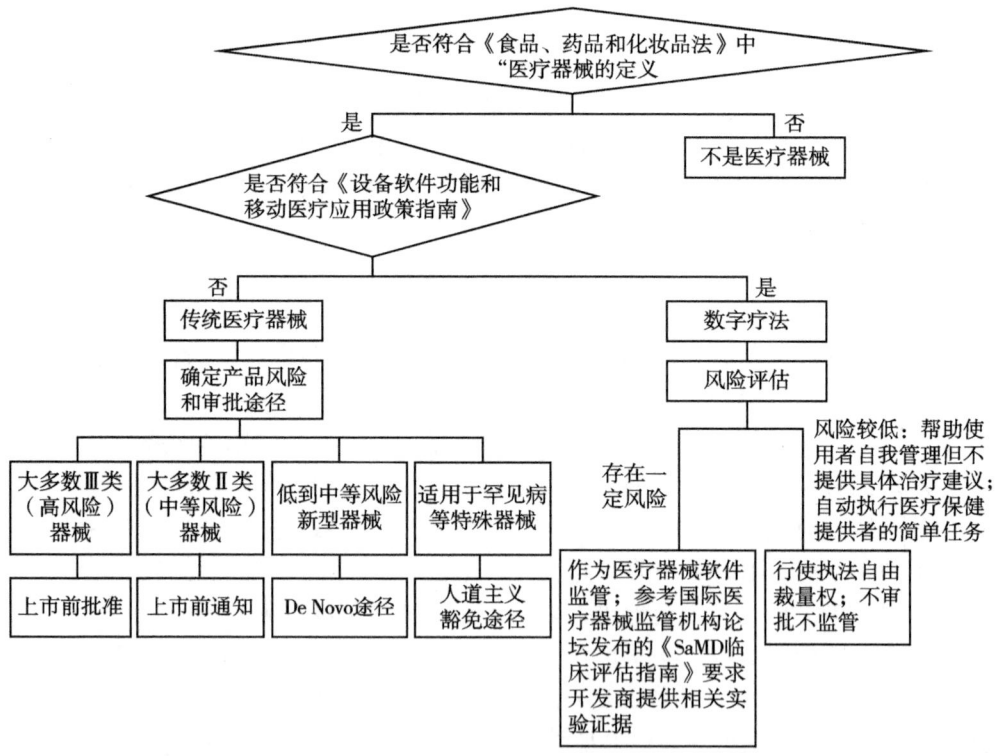

图3-1 美国FDA数字疗法产品审批和监管流程

FDA在医疗器械监管领域成立卓越数字健康中心，旨在促进数字健康利益相关者合作、推动数字健康最佳实践、创新监管方法，重点研究医疗器械软件、设备软件功能、移动医疗应用、网络安全等内容。但其并未直接采用DTA对数字疗法的定义划分软件产品，而是参考国际医疗器械监管机构论坛（International Medical Device Regulators Forum，IMDRF）的界定，将符合监管标准的医疗软件作为医疗器械进行监管，并发布界定标准和监管要求。国际医疗器械监管机构论坛认为，SaMD是指某种软件产品，其目的是达到一种或多种医疗目的，并且此软件并非作为其他某种硬件医疗器械的一部分来被应用。

在美国，判定医疗健康软件是否应作为医疗器械软件在FDA申请注册和监管，首先要判定软件产品是否符合美国《食品、药品和化妆品法》中对医疗器械的定义，并确定产品风险分类和审批途径，即大多数Ⅲ类（高风险）设备需要上市前批准，大多数Ⅱ类（中等风险）设备需要上市前通知，低到中等风险的新型设备通过De Novo途径审批，另外还有人道主义设备豁免批准途径。符合该法案的软件设备称为"设备软件功能"，包括SaMD和医疗设备中的软件（software in a medical device，SiMD），按照《设备软件功能和移动医疗应用政策指南》要求接受监管，这里的"移动医疗应用程序"并非上文提到的一般医疗健康软件，而是作为移动应用程序的医疗器械设备。FDA对符合医疗器械定义但对患者和消费者风险很小的软件参照《一般健康：低风险设备政策》指导文件行使执法自由裁量权，即不审查、不监管；但对符合SaMD的医疗器械软件重点监管。另有《临床决策支持软件》针对临床决策支持软件（如是否为医疗器械）详细阐述和划分，但这类软件不在数字疗法研究范畴内。

FDA将医疗用途软件作为医疗器械审批和监管的前提是其明确符合医疗器械的定义，即软件功能用于疾病或其他条件的诊断，或用于治愈、减轻、治疗或预防疾病，无论其运行的平台是什么，都是医疗器械，明确要求这类软件具备积极的医疗保健效果。FDA在将数字疗法软件视为"设备软件功能和移动医疗应用程序"进行监管的同时，对于少数存在一定风险的SaMD，参考《SaMD临床评估指南》为医疗器械软件生产方和监管方提供索引。

《SaMD临床评估指南》阐述了SaMD临床评估作为质量管理体系的重要环节，应从临床关联有效性、分析验证和临床验证3个部分具体开展。SaMD供方需要判断该医疗器械软件的风险分类并提供符合产品生命周期流程的疗效证据，包括上市前的临床试验证据和上市后投入使用的真实世界证据；监管方需充分评估和分析SaMD的临床安全性、有效性、性能。据统计，根据DTA判定方法，FDA已批准50余款数字疗法产品，半数以上产品开展了临床试验。当前医疗器械软件生产方多采用随机对照试验开展临床评估，试验设计与药物或器械的试验设计相似，但软件产品具有特殊属性，通常无法实施严格的盲法，多数供应商采用假盲，即对照组通常使用削减部分功能的软件。另外许多厂商针对产品开展了一系列真实世界研究，也有学者尝试在试验中使用数字生物标记物。

（二）德国数字疗法产品审批和监管路径

德国为数字疗法设计了专门的快速审批程序。德国联邦药品和医疗器械研究所（BfArM）依据《德国社会法典》第五编"法定健康保险"为数字疗法产品设计了快速审批流程，见图3-2。一旦相应的软件应用通过BfArM审批，将在官方

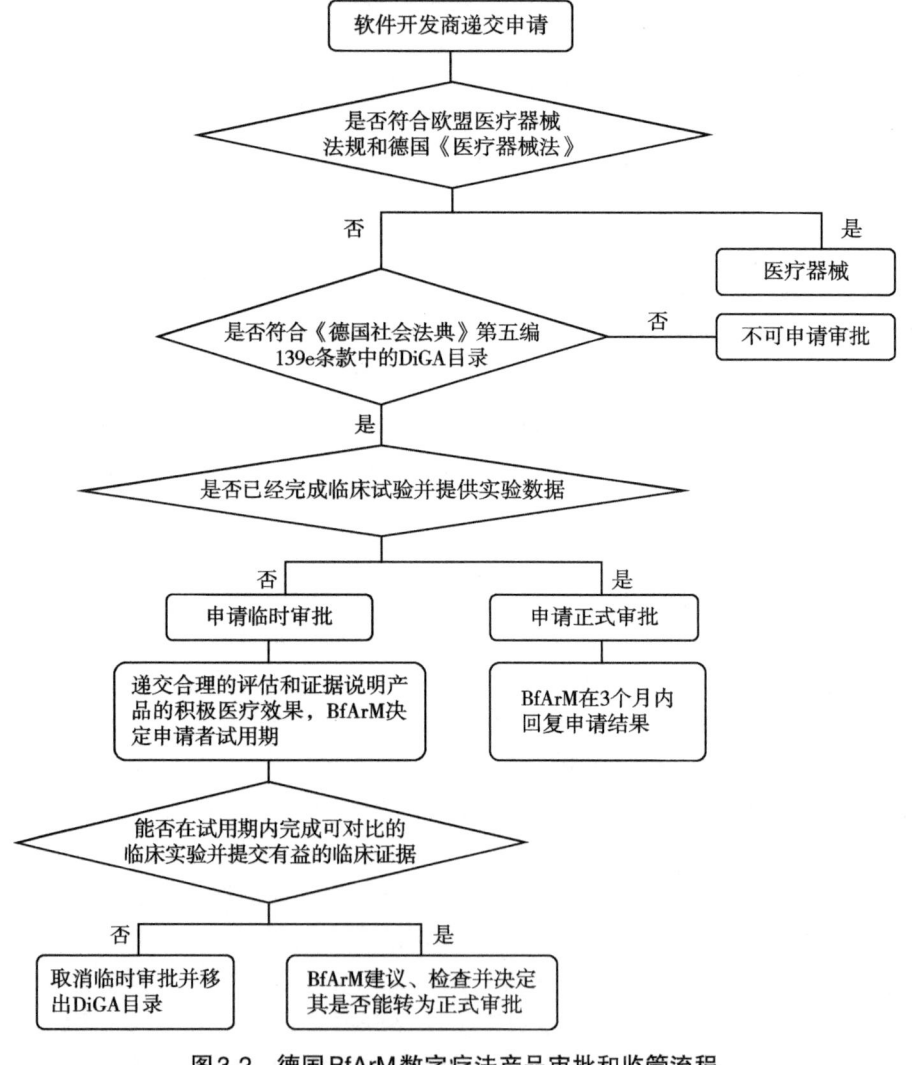

图3-2 德国BfArM数字疗法产品审批和监管流程

数字疗法目录中被列出，同时列出医疗、医疗保险支付、软件数据保护、医疗器械法规等方面的相关信息。2020年5月27日，德国数字疗法快速审批程序正式开始实施。截至2021年12月22日，共有114款应用通过快速审批程序提交了申请。

针对数字健康应用，德国采取强制性、专业性审批政策，由德国联邦卫生部下属独立高级机构BfArM全权负责。BfArM本就负责药品许可及安全改善、医疗器械检测和风险评估。医疗保健领域的数字化是其近年来的重要议题，BfArM发布了《共同数字化：医疗、护理的数字化战略》和《数字健康应用条例》，并在《数字医疗法案》中引入"处方应用程序"的概念，多次出台严格的数字医疗政策文件，加快了审批速度并逐步完善监管框架。德国将医疗保健应用程序审批划分为DiGA和数字护理应用程序（digitale pflegeanwendungen，DiPA），其中DiGA是德国医疗器械专门为数字疗法开设的审批目录，主要用于整合服务提供商和患者的医疗保健活动。BfArM认为DiGA为支持疾病的诊断、治疗、缓解和实现自主健康促进开辟了广泛的可能性，有望成为"患者手边的数字助理"。

BfArM针对数字健康应用设置快速审批流程，从制造商递交申请开始，在3个月内完成审批，检验从数据安全性到用户友好性的所有产品特性信息，并审查制造商提供的软件疗效证据。BfArM规定数字疗法产品只能包括符合欧盟医疗器械法规Ⅰ类、Ⅱa类医疗器械及满足德国《医疗器械法》的软件，并制定了详细的数字疗法软件界定范围。

BfArM认为，符合DiGA目录的数字健康应用程序的主要功能是基于数字技术实现的，可以支持疾病、伤害及残疾的识别、监测、治疗或缓解补偿；可以单独面向患者，也可以同时面向患者和医疗机构。虽然德国加快了数字疗法注册审批的速度，但是数字疗法涉及较多利益相关者，并存在网络安全和医患之间信息差等风险，所以审查和监管要求仍然严格。制造商在递交DiGA目录申请时需要决定申请正式审批还是临时审批。如果申请时能够提供已经完成的临床试验数据，且数据能够说明软件对医疗有益并具有可对比性，在此基础上若获得BfArM认可和正式审批，从申请之日起3个月内该产品即可列入DiGA目录。如果申请时尚未完成具有可比性的临床试验，则需申请临时审批，仍须递交合理的评估和证据说明产品的积极医疗效果，并在试用期内完成证据提交，再由BfArM确认其是否能转为正式审批。二者的区别在于，临时审批获得的医疗保险支付低于正式审批获得的支付。另外，一旦软件应用被BfArM认定为软件医疗器械，其在生产制造过程中需要满足的监管基本要求与传统的产研一体的医疗器械完全一致。

（三）韩国数字疗法产品审批和监管路径

韩国将数字疗法视为软件医疗器械，其资格认证流程见图3-3。韩国通过"韩国版数字新政"政策、医疗器械监管创新政策及政府机构的研发投资来支持数字健康市场。韩国食品药品安全部（Ministry of Food and Drug Safety，MFDS）根据《国际疾病分类》和《韩国疾病标准分类》概述了数字疗法的范围，并将其视为安装在一般硬件（如个人电脑和移动设备）上使用的程序。有些数字疗法需要医生处方，就像药品或医疗设备一样。虽然韩国尚未批准第一个专门的数字疗法，但其数字疗法临床试验早在2019年7月就已开始，MFDS当时批准了Nunaps旗下的Nunap Vision临床试验。

根据风险程度和前提条件，韩国的医疗器械分为Ⅰ级、Ⅱ级、Ⅲ级和Ⅳ级，其中大部分数字疗法产品被认定为Ⅲ级医疗器械，受到特殊管控。Ⅱ级、Ⅲ级和Ⅳ级器械需要现场审核，Ⅲ级和Ⅳ级器械需要提交技术文件，并进行临床试验审查，通常为70天。制造商的资格认证系统必须符合《医疗器械制造和质量管理标准》，并且每3年更新一次。

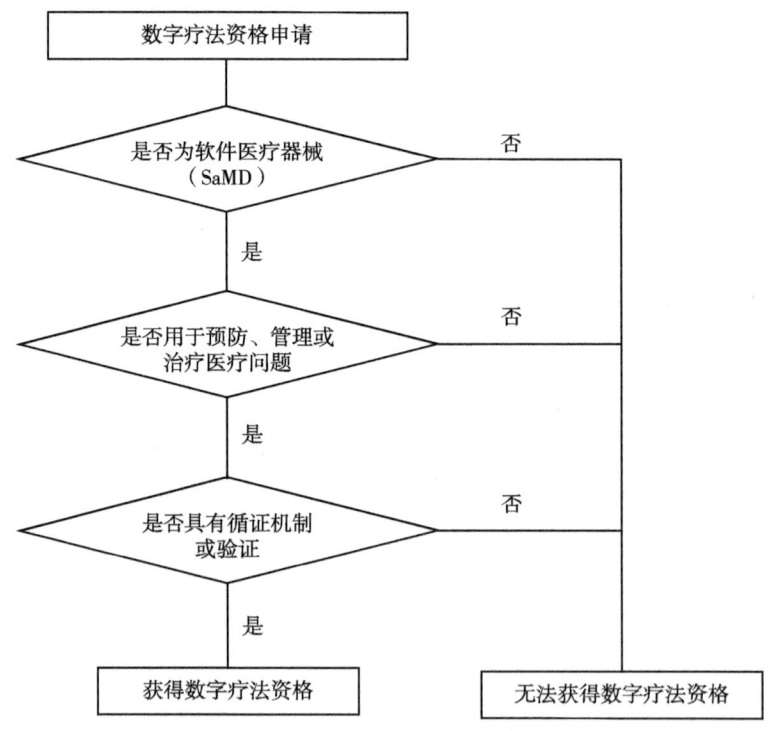

图3-3 韩国数字疗法资格认证流程

技术文件评估和临床试验计划审批的考虑因素包括产品的预期用途、作用机制、性能、开发、临床试验，以及在其他国家的使用情况。MFDS授权4家第三方机构进行质量体系审核。审查程序分为两类技术文件审查：一是通用技术文件审查，二是安全性和有效性技术文件审查。通用技术文件审查的目的是确认与以前批准的产品是否具有实质等同性，指的是有关医疗器械质量（如功能、安全）的文件，包括原材料、结构、使用目的、使用说明、功能原理、使用注意事项、测试标准等信息，不要求提供临床研究报告。安全性和有效性技术文件审查针对的是与当前批准产品不同的器械，这些器械具有新的发展、新的性能、新的结构或新的使用目的。审查过程的重点是这些新功能是否会影响安全性和有效性，通常需要临床研究报告。自2014年1月1日起，除体外诊断产品外，所有医疗器械均可使用技术文件摘要申请医疗器械许可证。此外，由MFDS成立的医疗器械信息技术援助中心负责开展与医疗器械认证有关的商业事务，提供有关医疗器械的信息和技术支持，包括提供用于改进医疗器械技术的国际规范研究及分析海内外相关信息。

韩国于2020年发布了数字疗法相关指南，规定产品上市后监测包括医疗器械跟踪、召回和不良事件报告，可接受ISO和国际电工委员会标准。制造商、分销商、维护和维修行业、租赁行业、医院/诊所等负责不良事件报告。此外，制造商或进口商还负责从市场上召回和下架器械。

在韩国，没有与数字疗法相关的保险覆盖确定的标准程序。与现有医疗器械申请方式相同，数字疗法可通过"创新保健技术"和"有条件批准保健技术"系统获得支持。"创新保健技术"是指已获得安全性批准，但经新保健技术评估认定疗效不足的保健技术。创新保健技术会被分配初步分类编码，以便在3～5年内申请韩国国民健康保险的临时覆盖，之后再重新评估临床疗效。"有条件批准保健技术"是指获得安全性批准且经新保健技术评估，被认定为研究阶段的保健技术。对于这类技术，政府会在一定期限内提供补贴。当证明承保范围的充分性和经济效率时，确定承保范围。目前，还没有数字疗法申请获得MFDS批准和健康保险承保范围确定的情况。

（四）日本数字疗法产品审批和监管路径

日本制定的《增长战略行动计划》，包括：①构建医学、护理和医疗保健的数字基础设施；②利用数字基础设施；③现场运营的高级数字化；④建立医疗和个人信息使用系统。以上内容构成了日本当前的数字健康和数字医疗环境。

日本厚生劳动省（Ministry of Health, Labor and Welfare, MHLW）将数字疗法作为软件医疗设备的指导方针，数字疗法被定义为有助于诊断、治疗和预防疾病的软件程序。任何此类应用程序都作为医疗设备受到监管。数字疗法产品大多可由专业医护人员使用，也可在专业医护人员的监督下由患者直接使用。

MHLW于2014年11月25日出台的《药品和医疗器械法》(Pharmaceuticals and Medical Devices Agency，PMDL)将医疗器械分为一般医疗器械（I类）、受控医疗器械（II类）和特别管制医疗器械（III类和IV类），其分类和认证模式见图3-4。数字疗法产品大多被认定为III类医疗器械，受到MHLW和医药品医疗器械综合机构（Pharmaceuticals and Medical Devices Agency，PMDA）联合监管。MHLW发布指南并提供证书申请的最终批准，PMDA负责评审医疗器械生产和经营质量，接受临床试验咨询。如CureApp是一种搭配一氧化碳探测仪的尼古丁成瘾治疗应用程序，是亚洲首款处方"数字疗法"，于2020年8月21日获得MHLW核准，可进行制造和销售。

根据PMDL要求，所有希望在日本推出产品的外国医疗器械制造商都必须指定一名上市许可持有人，该持有人需位于日本，负责医疗器械的上市前申请和

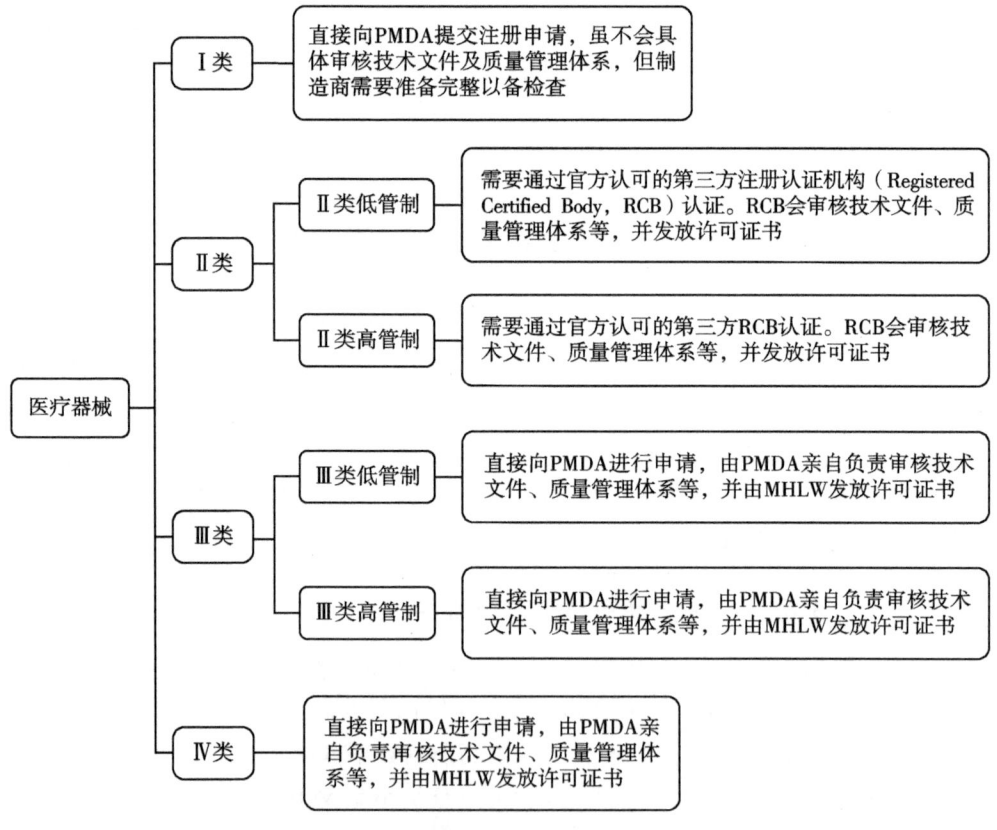

图3-4 日本医疗器械分类及认证模式

上市后监控。所有医疗器械制造商都必须注册其生产设施。外国制造商必须在PMDA注册并登录外国特别审批系统，国内制造商需要在当地县级机构注册。医疗器械制造商必须根据PMDL相关条例来建立医疗器械质量体系和质量管理体系，在获得MHLW的最终批准前，要通过PMDA进行初步的产品审查。新的创新产品需要通过临床试验获得更高水平的证据，与已上市医疗器械产品相似者，不需要提供同等程度的临床证据。流程的时间为4～12个月。

PMDL允许指定的Ⅱ类和部分Ⅲ类器械使用第三方认证，以便为制造商提供更快、更简单的产品发布流程，目前已有13家获得MHLW批准的注册认证机构。上市许可持有人必须向PMDA提交申请才能获得上市许可。此外，PMDL还要求上市许可持有人监督其名下注册制造商的质量管理体系实施情况。在医疗器械投放市场之前，上市许可持有人应代表制造商向PMDA或注册认证机构申请质量管理体系符合性评估，并在评估成功后获得PMDA或注册认证机构颁发的质量管理体系符合性证书。

从2009年开始，PMDA提供预先评估咨询，其审查人员在预提交阶段评估产品的质量、功效和安全性数据，一旦申请通过，咨询过程构成产品审查的一部分同时提交。自2015年6月以来，日本参与了医疗器械单一审核方案（Medical Device Single Audit Program，MDSAP）认证，允许医疗器械制造商只接受一次具有资质的第三方审核机构的审核，即可同时满足多国质量管理体系的要求。MDSAP是由IMDRF成员共同发起的项目，该项目已获得FDA、加拿大卫生部门、澳大利亚治疗品管理局（Therapeutic Goods Administration，TGA）、巴西卫生监督局和MHLW的认可，并在2017年1月1日正式实施，MDSAP同意对检查结果互认。目前，中国和欧盟以观察员的身份加入该项目，世界卫生组织也以观察员的身份正式加入。在提高产品审评效率方面，MHLW于2014年3月31日宣布实施加速医疗器械审评的合作计划，以期缩短自2014年起4年内的审评时间。

药品和器械上市后，PMDA从公司和医疗保健专业人员处收集药物不良反应数据、使用药品和医疗器械引起的感染，以及医疗器械引起的不良事件等安全信息。相关信息被存储在数据库中以供科学分析和调查，同时报告给MHLW，以便其采取行政措施，以确保药品和医疗设备等的安全使用。MHLW要求上市许可持有人实施上市后的监控程序，一旦发生任何不良事件，须直接向MHLW报告。PMDA负责上市后监测，包括不良事件的分析和调查。PMDA目前维护着MHLW的3个电子数据库，包括不良事件、器械召回和更新的产品包装说明书。

PMDA在网站上提供有关药品和医疗器械的信息，以促进其正确使用，包括药品说明书、产品召回、患者用药指南和其他紧急安全警示，还提供免费的电子邮件信息传递服务，为医疗保健专业人员提供最新的安全信息。此外，PMDA还将对利用积累数据对药物进行的风险-效益评估、产品使用安全情况等进行开发，有助于进行信息分析。例如，对发生率低的不良反应进行分析，或对每个种类的不良反应进行分析，将其作为未来药物安全措施的参考。日本于2013年4月实施风险管理计划，鼓励通过该计划提供信息。此外，医药信息数据库的药物流行病学方法，也被作为安全监测活动的方法之一。

在获得监管部门的审批后，MHLW每年对产品定价进行评估，以确定是否可以报销。日本是第一个采用算法进行"基于增量成本效果比"定价的国家。日本在2016—2019年临时实施卫生技术评估（health technology assessment，HTA），并于2019年4月起要求对选定的药品和医疗器械产品，生产企业必须向MHLW下属的中央社会保险医学委员会提交成本效益证据，并将质量调整后的生命年作为首选的结果衡量标准，价格可以根据增量成本效果比（incremental cost effectiveness ratio，ICER）预估的情况，进行向上和向下调整。

（五）中国数字疗法产品审批和监管路径

中国医疗器械卫生主管部门是国家药品监督管理局（NMPA），医疗器械的相关法规包括《医疗器械监督管理条例》《医疗器械经营监督管理办法》《医疗器械生产监督管理办法》《医疗器械注册与备案管理办法》。2017年12月出台的《移动医疗器械注册技术审查指导原则》指出，所有用于患者管理的移动医疗独立软件或软硬件都属于医疗器械。NMPA将医疗器械分为3类，低风险的医疗器械为Ⅰ类器械，其安全性和有效性可通过常规管理得到保证；中等风险的医疗器械属于Ⅱ类器械，需要进一步控制以确保其安全性和有效性。具有高风险的医疗器械是植入人体或用于维持生命，或对人体构成潜在风险的Ⅲ类器械，因此必须严格控制其安全性和有效性。

中国的数字疗法产品需通过NMPA批准，企业可选择不同的临床评估和临床试验路径，将数字疗法产品申报为Ⅱ类或Ⅲ类医疗器械。2019年11月，芝兰健康自主研发的"乙肝母婴阻断数字疗法"获批医疗器械注册许可证，2020年5月获批医疗器械生产许可证。目前，通过NMPA认证的产品主要集中在人工智能影像识别和诊断方向。2020年6月，安德医智旗下的"颅内肿瘤磁共振影像辅助诊断软件"获得了NMPA的Ⅲ类医疗器械注册批准，成为首个被NMPA审批的以"辅助诊断"命名的软件。2020年11月，术康App通过了NMPA批准。

根据风险评估情况，要求Ⅰ类医疗器械制造商应向当地卫生局申报。为了获得生产许可证，Ⅱ类和Ⅲ类医疗器械制造商应向当地卫生局提交申请，其中包括质量体系文件，并且必须接受药品生产质量管理规范合规性检查。医疗器械生产许可证有效期为5年。

"医疗器械不良事件监测和评估管理程序"要求医疗器械制造商必须建立和实施医疗器械不良事件监测和管理体系,并指定部门和专业人员负责不良事件监测,生产Ⅱ类、Ⅲ类医疗器械的企业应当建立产品追溯制度。此外,医疗器械制造商必须在"药品不良反应监测系统"中注册,并通过系统报告任何医疗器械不良事件。

"医疗器械不良事件监测和评估管理程序"要求制造商、进口商和器械用户在不良事件发生时向当地卫生局报告。当使用医疗器械而导致死亡时,应在5天内报告;若可能导致死亡或重伤,则应在15天内报告信息。医疗器械召回是指医疗器械生产企业将其具有特定类型、型号或批次的可能存在缺陷的产品从市场上撤出,并通过修复、标签补充警告、改进手册、软件升级、更换、销毁等方式纠正问题,以消除缺陷。医疗器械生产企业应当按照规定建立医疗器械召回制度,收集医疗器械安全信息。此外,制造商应对可能的原因进行调查和评估,以便及时召回有缺陷的医疗器械。

目前,中国基本医疗保险目录不包含数字疗法产品,商业保险中也并不常见,现有计划未覆盖数字疗法产品。

(六)其他国家对数字疗法产品的审批和监管路径

英国对数字健康产品有全面的规定,对数字疗法没有单独的定义,所有数字疗法产品都作为医疗器械进行监管。但"改善心理治疗计划"将数字疗法定义为"在临床医生指导下通过互联网提供的疗法",并将其作为辅助工具,用于辅助医疗保健专业人员提供的治疗。英国药品和健康产品管理局(Medicines and Healthcare Products Regulatory Agency,MHRA)负责英国医疗器械的注册。MHRA评估违规指控、执行法规并确保医疗器械的整体安全和质量。产品制造商需要向MHRA注册,并确保产品通过合格评定程序进行认证。2024年MHRA制定的最新规划报告要求更改某些产品分类,使其更好地符合IMDRF的要求。除此之外,MHRA的规划中还包括创建一个评估框架,用于认可已经符合其他国家或地区的相似或等效监管标准的医疗器械,并承认拥有MDSAP证书的产品,以便它们能更快进入英国市场。2020年,英国国家卫生与临床优化研究所(National Institute for Health and Care Excellence,NICE)建立了评估数字疗法的试点项目,Zio XT是第一个使用该框架进行评估的产品。产品审查要求对内容、临床效果和成本效益进行评估,并将评估结果作为进入收集真实世界数据和实证测试环节的依据。根据真实世界数据收集过程和评估结果,发布《改善心理治疗可及性实践评估报告》,内容涵盖了症状、可及性、患者等待时间、治疗率和患者满意度等因素。如果与现有相关技术相比,数字疗法被认为具有同等或更优越的效果,并且具有成本效益或显示出更优越的临床效果,则可获得承保。在英国,具有代表性的数字疗法支持政策包括英国国家医疗服务体系(National Health Service,NHS)测试床计划和医疗技术资助授权政策(MedTech Funding Mandate Policy,MTFM)。前者负责处理临床试验并收集数字医疗产品的真实世界测试数据,后者旨在减轻新技术的财务负担。就试验床计划而言,其资金由卫生和社会保健部、生命科学办公室、NHS等部门共同筹集,根据参与公司的规模提供不同程度的资金支持。MTFM要求产品价格为各参考价格中的最低价格,NHS专员为从制造商处购买适用产品的医疗服务提供者支付费用,提供为期4年的资金支持。

法国国家药品与健康产品安全局对数字疗法产品进行评估,评估程序与其他医疗器械相同。"Le forfait innovation"是法国的一种快速通道,用于促进创新成果的报销,可能会用于数字疗法产品的评估流程。除遵循法国《通用数据保护条例》要求外,数字疗法产品需符合关于患者隐私和产品安全的要求。

在澳大利亚,根据《澳大利亚治疗用品法案1989》《澳大利亚治疗用品条例》等文件,数字疗法被定义为"诊断、预防、监控、治疗和(或)缓解疾病与损伤,以及控制和(或)监控人体解剖或生理功能的软件"。任何此类应用均作为医疗器械(Ⅰ~Ⅲ类)进行监管。若数字疗法不通过医疗保健专业人员管理实施,其类别名称会降低一级,且上市前产品需要有CE标志。产品经过4~6个月的医疗服务咨询委员会评估后,如果其安全性、有效性和成本效用得到证实,澳大利亚卫生部将确定承保范围,但在政府层面上,数字疗法并没有获得明确的财政支持,也没有为确定数字疗法的覆盖范围制定单独的标准和程序。

新加坡卫生科学局(Health Sciences Authority,HSA)是医疗器械的监管机构。HSA成立于2001年4月,隶属于新加坡卫生部,负责监管化学药、医疗器械、辅助健康产品、化妆品等。新加坡实行与国际接轨的医疗器械分类管理制度,即按安全风险将医疗器械分为A~D类进行管理。根据新加坡《健康产品法令》及《健康产品(医疗器械)条例》规定,除了豁免产品,所有类别的医疗器械产品都必须经过HSA注册方可在新加坡上市销售。无菌A类医疗器械(含体外诊断器械)仍需进行注册。部分B类、C类和D类医疗器械如果已经获得美国、欧洲、澳大利亚和日本的上市批准,在提供相关证明文件后,可加快注册甚至立即注册。

三、完善数字疗法产品审批制度

目前,越来越多的企业用"数字疗法"相关的字眼宣传自己的产品,大量的"数字疗法"产品涌现于消费者的视野,然而这些产品是否满足相关标准却不得而知。迄今为止，仅有DTA等非官方组织对产品设定的标准，可帮助了解数字疗法，并能够将其与其他移动健康应用程序进行区分。各个国家的权威组织在数字疗法是否针对健康人群、是否需要医疗器械认证、是否需要完成临床试验等细节上并未达成统一，并且在审批流程与认证标准上存在着较大差异。为了保证数字疗法的安全性和有效性，建议从以下几方面出发进行考量，完善数字疗法产品审批制度，加快数字疗法产品标准建设。

（一）注重隐私安全，强调循证依据

常规的数字疗法产品区别于传统的医疗器械，主要采取温和的非介入式干预手段，但其使用过程中也可能存在一定的安全问题，在评估产品的安全性时应主要从用户隐私安全与循证依据的真实性两方面入手。

数字疗法的重要特征之一是"软件"，随着技术的不断推进，软件已成为所有医疗健康产品的重要组成部分，被广泛集成应用于医疗数字服务平台。按照用途的不同，与医疗器械相关的软件可分为3类：制造或维护医疗器械的软件、医疗器械集成软件及软件类医疗器械。数字疗法产品涉及的软件类型主要为软件医疗器械，用于加速医疗状况和疾病的诊断、管理和治疗。当用户在移动端使用以软件为载体的数字疗法产品时，势必会牵涉极为敏感的个人健康数据收集与处理问题。鉴于网络环境的特殊性，黑客攻击导致数据泄露、未经同意读取个人数据等侵犯患者隐私权的行为时有发生，并产生了一系列道德、伦理和法律问题。因此，应从数据抓取、数据存储、数据传输方面对数字疗法平台或应用的安全保障措施进行评估，以保证患者的个人信息得到有效的保护。

数字疗法需要非常严格的循证证据支持，循证证据不仅验证了治疗方法的有效性和长期影响，还可与传统疗法进行比较，为其在临床实践中的角色提供支持。但数字医疗和数字健康可能不需要太多的循证依据，因为其重点更多地放在信息管理、监测和健康促进方面，而不是直接的治疗干预。在实际应用中，这些术语常因概念相似而被混为一谈，从而导致在对这些领域进行评估和监管时出现混淆和不足。因此，需要明确界定并区分这些术语，并在认证框架中强调数字疗法对于临床证据的要求，规范临床试验指标的设置，以确保其在疾病领域的有效性和安全性。

（二）加快产品特殊审批渠道，保证数字疗法创新性。

根据DTA发布的《数字疗法价值评估和整合指南》，在判定产品是否为数字疗法时需遵循一系列流程，在流程中需要逐步确定产品是否由软件驱动，是否有医疗干预，医疗干预是否用于治疗、管理或预防某种疾病或症状等。但现有的医

疗器械监管审批机制过于烦琐，并不适合数字疗法产品，传统的监管审批可能会延迟对患者有显著获益产品的创新推广。

（三）扩大临床试验范围，增加真实世界研究比例。

随着循证医学的不断发展，单纯依靠临床试验数据评价产品的局限性逐渐显现。临床试验数据的样本量较小、研究人群单一、随访时间短，这些缺陷导致产品研发团队和监管部门很难通过临床试验数据很好地追踪产品在真实使用环境中的长期疗效表现。

对于数字疗法而言，不仅要验证短期疗效，更要观察长期疗效。真实世界研究的临床观察与随访时间更长，能更加客观地反映数字疗法的远期效应及其不良反应，对治疗结局有全面及客观真实的评价。

虽然数字疗法产品常被认为在收集真实世界数据方面具有独特优势，但是数字疗法行业尚处于发展早期，且受到监管部门认证的产品较少，因此鲜有数字疗法产品真实世界数据的披露。但真实世界证据对数字疗法的审批起到重要影响。《数字疗法价值评估和整合指南》中明确指出，根据行业核心原则，所有数字疗法产品都应该收集、分析和应用真实世界证据和（或）产品性能数据。

参考文献

[1] BAKKER D, KAZANTZIS N, RICKWOOD D, et al. Mental health smartphone Apps: review and evidence-based recommendations for future developments [J/OL]. JMIR Ment Health, 2016, 3（1）: e4984 [2024-05-11]. https://pubmed.ncbi.nlm.nih.gov/26932350/.

[2] No Authors. AMCP partnership forum: the evolving role of digital therapeutics [J]. J Manag Care Spec Ph, 2022, 28（7）: 804-810.

[3] HONG J S, WASDEN C, HAN D H. Introduction of digital therapeutics [J]. Comput Meth Prog Bio, 2021, 209: 106319.

[4] 陈杰, 李雪梅. 数字疗法的现状发展与挑战 [J]. 中国数字医学, 2021, 16（11）: 94-98.

[5] 张一帆, 牛道恒, 刘昱鑫, 等. 基于Web of Science数据库中基础研究论文的数字疗法领域研究分析 [J]. 中国医学装备, 2022, 19（11）: 29-35.

[6] LEWKOWICZ D, WOHLBRANDT A M, BOTTINGER E. Digital therapeutic care Apps with decision-support interventions for people with low back pain in germany: cost-effectiveness analysis [J/OL]. JMIR Mhealth Uhealth, 2022: 10（2）: e35042 [2024-05-11]. https://pubmed.ncbi.nlm.nih.gov/35129454/.

[7] NOMURA A, TANIGAWA T, KARIO K, et al. Cost-effectiveness of digital therapeutics for essential hypertension [J]. Hypertens Res, 2022: 45（10）: 1538-1548.

［8］刘少金，刘玉玲，朱子航，等. 数字疗法行业发展态势分析及建议［J］. 江西科学，2022，40（6）：1194-1202.

［9］国家卫生健康委员会. 中国居民营养与慢性病状况报告（2020年）［J］. 营养学报，2020，42（6）：521.

［10］DANG A, ARORA D, RANE P. Role of digital therapeutics and the changing future of healthcare［J］. J Family Med Prim Care, 2020: 9（5）: 2207-2213.

［11］徐宜蕙，张一帆，李杨，等. 美国FDA批准的数字疗法产品临床试验设计研究［J］. 中国医学装备，2022，19（11）：1-7.

［12］HUH K Y, OH J, LEE S, et al. Clinical evaluation of digital therapeutics: present and future［J］. Healthc Inform Res, 2022, 28（3）: 188-197.

［13］ESSÉN A, STERN A D, HAASE C B, et al. Health App policy: international comparison of nine countries' approaches［J］. NPJ Digit Med, 2022: 5（1）: 31.

［14］戎善奎，叶青，孙鹏，等. 数字疗法医疗器械技术监管标准探讨［J］. 中国医学装备，2022，19（11）：36-39.

［15］National Medical Products Administration. NMPA issued the administrative measures for sampling inspection of medical device quality［EB/OL］.（2020-03-13）［2024-10-09］. https://english.nmpa.gov.cn/2020-03/13/c_471396.htm.

［16］National Medical Products Administration. Provisions for supervision and administration of medical device manufacturing［EB/OL］.（2022-09-30）［2024-10-09］. https://english.nmpa.gov.cn/2022-09/30/c_817459.htm.

［17］WOLF J A, MOREAU J F, AKILOV O, et al. Diagnostic inaccuracy of smartphone applications for melanoma detection［J］. JAMA Dermatol, 2013, 149（4）: 422-426.

［18］YANG Y T, SILVERMAN R D. Mobile health applications: the patchwork of legal and liability issues suggests strategies to improve oversight［J］. Health Aff（Millwood）, 2014, 33（2）: 222-227.

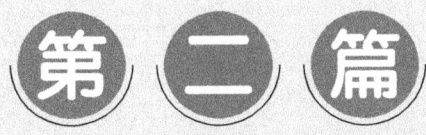

数字疗法的临床试验和价值评估方法

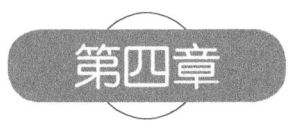

数字疗法临床试验概述

当前,数字疗法产品的研发已成为医药企业和相关医疗机构的重点发展领域,数字疗法临床试验的规范性和科学性对于确保产品的安全性和有效性至关重要。为确保其临床试验的合规性,必须严格遵守国家法规与伦理要求,同时加强科学设计,制定严谨的操作规程。然而,作为一种新兴的医疗干预手段,数字疗法尚处于探索阶段,全球范围内尚未形成统一、全面、详细的产品分类体系,对于不同类型和技术模式的数字疗法,也缺乏相应的临床试验规范和标准,这无疑为数字疗法的研发与应用带来了诸多挑战与障碍。本章从数字疗法临床试验的概念、数字疗法的循证证据类型和临床试验机构管理3个方面为数字疗法临床试验的健康有序发展提供参考。

一、数字疗法临床试验的概念

药物临床试验是以人体(患者或健康受试者)为受试对象,通过系统性研究来发现或验证试验药物在临床医学、药理学及其他药效学方面的作用。参与这一过程的主体涵盖临床研究者、药物临床试验机构、伦理委员会、申办方、合同研究组织(Contract Research Organization,CRO)及生物样本分析检测实验室等。同样,数字疗法的临床试验也基于循证医学,并借助软件程序进行。这种疗法旨在突破传统药物疗法的局限性,为患者提供有效的治疗、管理或预防手段。通过深入研究和揭示数字疗法在人体内的作用及不良反应等信息,评估其疗效与安全性。

广义的数字疗法临床试验指的是在人体上进行的以数字疗法为研究对象的科研活动,旨在揭示人体与数字疗法之间的相互作用规律及特点。这包括为产品注册而进行的临床评价研究和其他非注册目的的研究,如上市后数字疗法的再评价、循证医学研究,以及联合用药干预疾病新方法的探索与验证等。而狭义的数字疗法临床试验专指以产品注册为目的而进行的数字疗法临床评价研究。本章将重点讨论这一狭义概念。

二、数字疗法的循证证据类型

1. 随机对照试验　1992年，戈登·盖亚特博士引领成立了循证医学工作组，并在 JAMA 上发表了一篇重要文章，这一行动标志着循证医学的诞生。1996年，萨科特等对循证医学进行了定义，他们认为，循证医学是医生在医疗决策中慎重、准确、明智地运用当前可获得的最佳科学证据的过程。由此可见，临床试验在提供循证医学证据方面扮演着关键角色。为了验证数字疗法的应用效果并推动其在临床实践中的应用，需要进行标准化的临床研究以提供科学依据。循证医学的核心思想在于，在医疗决策过程中，要将临床证据、医生的个人经验，以及患者的实际状况和意愿相结合。其中，临床证据主要通过高质量的临床试验来体现，包括但不限于大样本随机对照试验（randomized controlled trial，RCT）、系统评价或荟萃分析。这些方法提供了科学、可靠的研究基础，以便更好地指导临床实践。根据循证医学的证据级别，RCT是级别最高的一类证据，因此数字疗法上市前一般要经过确证性的RCT评价，这是评价数字疗法研发效果的最终标准。

2. 真实世界研究　在临床实践中，联合用药、并发症、特殊人群用药等复杂情况屡见不鲜，这使得从RCT的研究结论推广到实际应用变得极具挑战性。为了解决这一问题，1993年，卡普兰等率先提出了"真实世界研究"的概念。真实世界研究是在实效性随机对照试验（pragmatic randomized controlled trial，PRCT）的基础上发展而来的，是对RCT的重要补充和验证手段。它利用真实世界样本反映真实世界总体，遵循临床实际情况，通常围绕病因、诊断、治疗、预后及临床预测等相关研究问题展开，通过系统性收集和分析临床常规产生的真实世界数据，旨在评估干预措施在真实医疗环境中的实际效果。近年来，国内外对真实世界研究的关注度不断上升。特别是2016年，美国通过了《21世纪治愈法案》，鼓励FDA开展研究，并利用真实世界证据来支持药物和其他医疗产品的监管决策。这一举措也引发了数字疗法领域在如何应用真实世界证据于数字疗法产品研发的广泛讨论。

真实世界研究在设计方法上不尽相同，类别上主要分为观察性研究和试验性研究。其中，观察性研究是目前真实世界研究使用最为广泛的设计方案，患者接受的干预措施是事先存在的，并且是由患者和医生根据患者的实际情况共同决定的，而不是由研究实施者随机分配的；PRCT和基于注册登记研究的随机对照试验（registry-based randomized controlled trial，RRCT），也可采用非随机对照、前后对照、自适应设计等其他试验性研究方案。相比于观察性研究，试验性研究结论更可靠，证据级别更高，实用性更强。

三、临床试验机构管理

1. 药物临床试验管理现状　随着药物临床试验学科的不断发展，其规范化、国际化趋势越来越明显，国际多中心药物临床试验越来越多，政府和国际组织制定的指导原则对药物临床试验设计与实施的影响越来越大，其中影响最大的是国际人用药品注册技术协调会（International Council for Harmonisation of Technical Requirements for Pharmaceuticals for Human Use，ICH）。ICH是美国、日本与欧盟的药品监督管理部门和制药工业协会共同组成的国际组织，其初衷是促进各国药物监管系统的统一和标准化，提高新药研发、注册和上市的效率。1996年5月，ICH制定了《药物临床试验质量管理规范》（Good Clinical Practice，GCP）指导原则。该指导原则的建立考虑到欧盟、日本、美国，以及澳大利亚、加拿大、北欧国家和世界卫生组织的现行GCP，是全球适用面最广的临床研究质量标准。其目的是确保在药物临床试验中受试者权益得到保护，试验过程规范及结果真实可靠，伦理性和科学性是GCP的两大核心理念。

我国颁布及实施GCP较晚，2001年2月颁布的《中华人民共和国药品管理法》首次以法律形式要求药物临床试验必须执行GCP。2003年6月4日，国家食品药品监督管理总局正式颁布《药物临床试验质量管理规范》，并于同年9月1日实施。2017年6月，国家食品药品监督管理总局以第8个监管机构成员国的身份正式加入ICH，意味着中国的药物临床试验将遵守和实施ICH的GCP原则。我国现行的GCP与国际现行的GCP大同小异，但在具体实施中结合我国国情做了相应的修改。为实现对受试者权益与安全的保护，我国GCP侧重药物临床研究机构资质的认定标准及对管理权的集中控制，规定临床试验应在具有相关资质的临床试验机构内进行，而ICH的GCP侧重于对研究实施过程中的监督管理，CRO及独立的研究机构也可以开展临床试验。

2. 医疗器械临床试验管理现状　医疗器械在临床诊断、治疗、疾病防控、公共卫生和健康保障中发挥着重要作用，临床试验也是医疗器械（含体外诊断试剂，下同）研发的关键环节。在申请医疗器械注册前，要在符合条件的医疗器械临床试验机构确认器械在正常使用条件下的安全性和有效性。作为医疗器械临床试验机构，要不断加强对医疗器械临床试验的管理，维护受试者权益和安全，保证临床试验过程规范，结果真实、准确、完整和可追溯。

发达国家、地区及国际机构经过长期的监管实践，逐步制定了一系列医疗器械临床试验标准或规范要求，如国际标准化组织制定的《医疗器械临床研究质量管理体系标准》。根据我国的实际情况，国家食品药品监督管理总局于2004年发布的《医疗器械临床试验规定》，对规范医疗器械临床试验发挥了积极的作用。随着对医疗器械临床试验认知的不断深入，国家食品药品监督管理总局会同国家卫生和计划生育委员会于2016年联合发布《医疗器械临床试验质量管理规范》（以下简称《规范》）。《规范》是对医疗器械临床试验全过程的基本要求，是医疗器械临床试验质量的制度保障。为进一步加强医疗器械临床试验管理工作，配合新修订的《医疗器械监督管理条例》《医疗器械注册与备案管理办法》《体外诊断试剂注册与备案管理办法》的实施，积极转化适用国际医疗器械监管协调文件，国家药品监督管理局会同国家卫生健康委员会组织修订了《医疗器械临床试验质量管理规范》，该规范自2022年5月1日起施行。

2018年，国家食品药品监督管理总局会同国家卫生和计划生育委员会联合发布的《医疗器械临床试验机构条件和备案管理办法》（以下简称《备案办法》）正式施行。《备案办法》的出台，明确了医疗器械临床试验申办者应当选取已在国家药品监督管理部门备案管理信息系统备案的医疗器械临床试验机构开展临床试验。对医疗器械临床试验机构实行备案管理，有利于深入推进医疗器械审评、审批制度改革，促进更多具有优质资源的医疗机构参与医疗器械临床试验，这也掀起了国内医疗器械临床试验机构备案的热潮。

3. 数字疗法临床试验管理路径分析　随着数字疗法产品的日益增多和行业的逐步成熟，其临床试验模式可能会从传统医疗器械类型的临床试验模式，逐渐转向药械结合的新型临床试验模式。现阶段，国内外的数字疗法临床试验和监管体系都是参照本地医疗器械的临床试验路径设计的，但是数字疗法的临床试验设计具有高度的特殊性，兼具药品和器械临床试验的特点，因此广泛参考药物临床试验设计和医疗器械临床试验设计是非常必要的。

从试验设计的角度来看，药品的临床试验设计相对复杂，涉及对照、双盲、随机等操作，并依赖成熟的中心实验室和中央随机系统。而器械的临床试验设计则因条件限制，往往难以找到对照组。对于涉及手术操作的医疗器械，双盲实验基本不可能实施，且手术方案的不一致也可能使随机对照不符合伦理标准。因此，多数器械产品的临床试验设计相对简单，部分产品选择进行单臂试验。此外，不同治疗领域药品的临床试验设计和操作的差异相对较小；而不同器械间的临床设计差异可能非常大，几乎每类产品都需要单独讨论，操作流程也各不相同。

数字疗法目前仍处于初期探索阶段，其临床设计大多为前瞻性单臂试验，设计相对简单。在国内，数字疗法的临床设计类似于医疗器械的"一品一策"模式，不同产品间的临床设计差异较大。数字疗法的作用媒介主要是软件，其临床设计未来可能会像药品一样形成统一的底层设计思路。同时，数字疗法的更新主要体现在算法的持续迭代上，因此，在产品上市后，特别是在大规模使用后，应建立新的持续上市后临床监测模式。

参考文献

［1］刘艺迪，何辉，周刚．美国FDA药物临床试验研发主体合规检查信息公开情况的介绍和启示［J］．中国新药杂志，2024，33（2）：124-130．

［2］徐宜蕙，张一帆，李杨，等．美国FDA批准的数字疗法产品临床试验设计研究［J］．中国医学装备，2022，19（11）：1-7．

［3］EBMW Group. Evidence-based health care: a new approach to teaching the practice of health care. Evidence-Based Medicine Working Group［J］. J Dent Educ，1994，58（8）：648-653．

［4］SACKETT D L，ROSENBERG W M，GRAY J A，et al. Evidence based medicine: what it is and what it isn't［J］. BMJ，1996，312（7023）：71-72．

［5］孙鑫，谭婧，唐立，等．重新认识真实世界研究［J］．中国循证医学杂志，2017，17（2）：126-130．

第五章

全球数字疗法临床试验的发展现状

ClinicalTrials.gov是美国国立医学图书馆（National Library of Medicine，NML）与FDA合作开发的临床试验资料库，于2002年2月正式运行。该网站主要是向患者、医疗卫生人员和社会大众提供临床试验信息的查询服务，同时也为医学科研人员和机构提供临床试验注册服务，是目前国际上最重要的临床试验注册机构之一，其注册和临床试验查询均免费，被誉为公开化、国际化临床试验注册的典范。在ClinicalTrials.gov网站上，用户可以查找涉及各种疾病或身体状况的临床研究信息，这些临床研究主要是临床试验，也包含了观察性研究及扩展适用范围研究（FDA监管下，制药企业向因严重疾病或其他情况无法参与临床试验的患者提供试验药物）。临床研究的主要研究者或赞助商在开始进行临床研究时，可以在该网站进行注册，并随着研究进展对研究信息进行更新。本章通过对ClinicalTrials.gov网站上截至2023年8月8日注册的所有临床试验信息的详尽检索，旨在通过对全球数字疗法临床试验的注册信息的分析，透视数字疗法的全球发展进程。

一、数字疗法临床试验的检索与信息收集

尽管数字疗法的正式定义是在2017年提出的，但本章的检索策略扩展了资格标准，以包括使用以下术语的试验。Intervention/Treatment："digital therapeutics"（1329）OR "digital intervention"（1712）OR "digital medicine"（549）OR "DTx"（25）；Other terms："digital therapeutics"（6952）OR "DTx"（44）。这些策略旨在全面捕捉符合数字疗法特征的临床试验。

临床试验的纳入标准：①已完成的试验，包括使用不同方法测试相同数字疗法产品的独立试验；②通过软件提供医疗健康干预的试验；③干预手段由软件通过技术平台、医疗器械或药物提供的试验；④干预手段用于治疗、管理或预防某种疾病或症状的试验。

临床试验的排除标准：①通过两种搜索策略发现的重复试验；②信息不完

整的试验，如积极未招募、可用、通过邀请招募、不再可用、尚未招募、正在招募、暂停、终止、未知或已撤销的试验；③不使用软件作为干预手段的试验；④仅由临床医生实施和仅提供通知、监测或诊断信息的试验。

将所获得的研究以逗号分隔值文件形式下载，成功转换为Excel工作簿后初步筛选干预措施属于"数字健康"类别的试验，并在"数字健康"类试验中进行二次筛选，初步确定符合"数字疗法"定义的试验。在数字健康类试验中，约有17.7%的数字健康研究符合筛选标准，可纳入分析。将所纳入的全部数字疗法临床试验关键信息进行摘录、提取，包括NCT编号、研究条件、干预措施、主要和次要结果测量、其他结果测量、赞助商、合作者、注册用户数、资助方类型、研究类型、研究设计、开始和完成日期及研究地点。此外，研究还摘录了试验的标题和摘要，并据此总结了试验所关注的数字疗法的主要功能，如疾病治疗、疾病管理和特定健康功能的改善等。在收集试验注册条件时，记录了试验开始的年份、以研究天数计算的持续时间及相应的国家，同时提取了试验条件中提及的主要疾病和症状，并与ICD-10进行比对，以确定每种疾病的对应ICD-10章节代码。这一比对过程由研究人员手动完成，并考虑了原始"病症"的名称、规格及其在层次结构中的位置。此外，研究人员通过DTA上市产品网站、美国FDA和欧洲药品管理局（European Medicines Agency，EMA）网站等渠道，提取并确认临床试验的产品名称和列表信息，同时结合互联网检索的结果。这一步骤确保了数据的准确性和完整性。

经过上述筛选，研究者对7822个符合条件的试验进行了细致的过滤，检索过程见图5-1。首先，移除了试验状态为"active not recruiting"（429项）、"available"（2项）、"enrolling by invitation"（119项）、"no longer available"（1项）、"not yet recruiting"（675项）、"recruiting"（1889项）、"suspended"（26项）、"terminated"（316项）、"unknown"（813项）、"withdrawn"（162项）及"others"（4项）的试验，确保仅保留已完成的试验，共计纳入了3386项。随后进一步剔除了不涉及数字疗法干预措施的试验，共计排除了1806项。通过审查试验标题，继续排除了不属于数字健康领域的试验，剩余757项。最后，在仔细研读试验简介后，保留280项试验作为最终的研究对象，见表5-1。

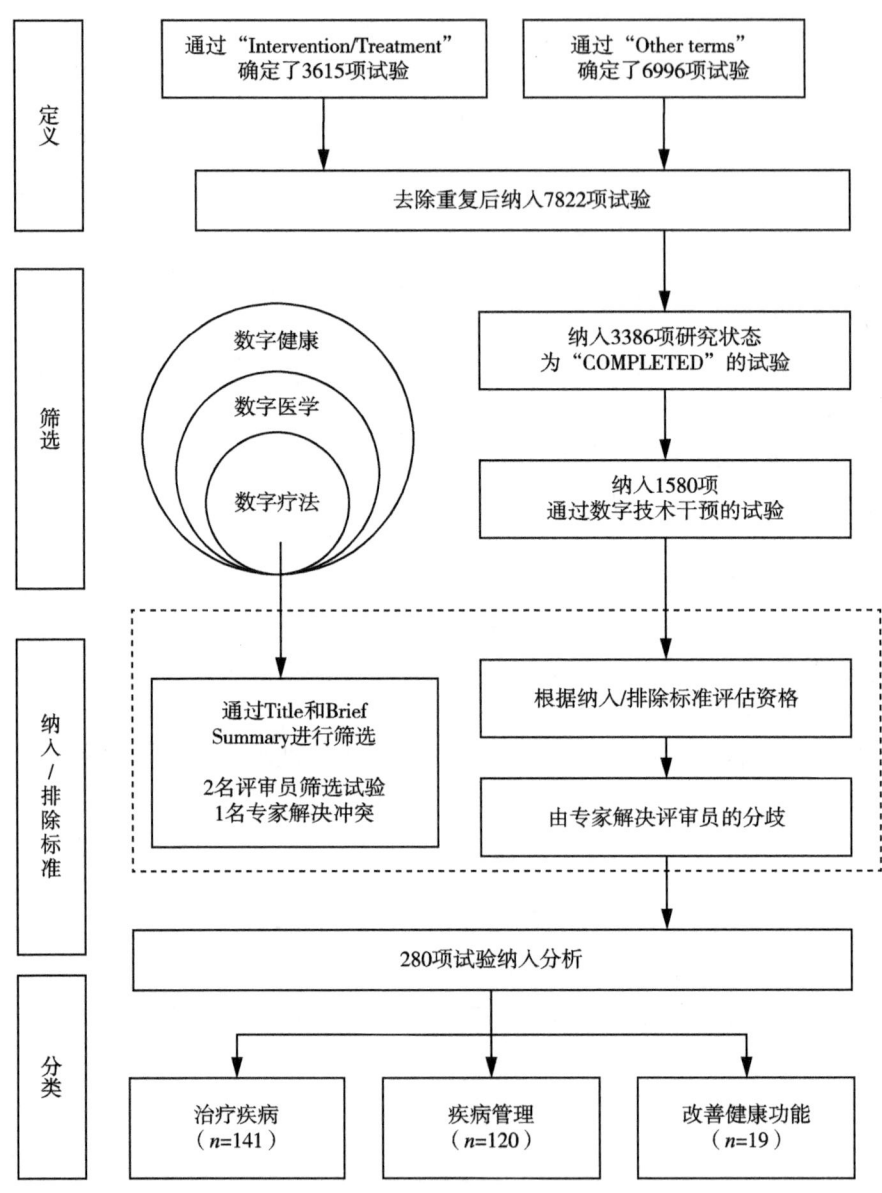

图5-1 数字疗法临床试验纳入和排除流程

第五章 全球数字疗法临床试验的发展现状

表5-1 纳入的临床试验编号

NCT编号	NCT编号	NCT编号	NCT编号	NCT编号	NCT编号
NCT00629304	NCT04173897	NCT03429465	NCT05016050	NCT02869958	NCT04652622	NCT03795987	NCT05360901
NCT01085968	NCT04263974	NCT03430570	NCT05016492	NCT02899468	NCT04669704	NCT03798288	NCT05372913
NCT01221090	NCT04277793	NCT03438539	NCT05018572	NCT02944032	NCT04678661	NCT03799393	NCT05373329
NCT01249742	NCT04299165	NCT03445507	NCT05027113	NCT02949817	NCT04708899	NCT03809104	NCT05375500
NCT01283607	NCT04307446	NCT03446729	NCT05034276	NCT02955303	NCT04713384	NCT03820609	NCT05416346
NCT01375413	NCT04308915	NCT03465306	NCT05037630	NCT02969954	NCT04728555	NCT03838380	NCT05426382
NCT01393353	NCT04310475	NCT03483727	NCT05047627	NCT02990676	NCT04738032	NCT03839017	NCT05438147
NCT01598220	NCT04316130	NCT03512522	NCT05059353	NCT03022266	NCT04738084	NCT03868761	NCT05438160
NCT01603862	NCT04323215	NCT03516019	NCT05061966	NCT03025607	NCT04741529	NCT03874507	NCT05440279
NCT01736124	NCT04323267	NCT03524716	NCT05064527	NCT03050840	NCT04771234	NCT03875768	NCT05483829
NCT01804257	NCT04345575	NCT03527303	NCT05069948	NCT03069716	NCT04779372	NCT03933475	NCT05492526
NCT01895595	NCT04393090	NCT03554564	NCT05071495	NCT03090464	NCT04786080	NCT03934658	NCT05496647
NCT01897467	NCT04394754	NCT03569176	NCT05085132	NCT03130699	NCT04812665	NCT03945214	NCT05510479
NCT01956162	NCT04401215	NCT03569605	NCT05110521	NCT03133143	NCT04814524	NCT03947983	NCT05515510
NCT02090491	NCT04450641	NCT03569618	NCT05131490	NCT03138447	NCT04843930	NCT03955120	NCT05546463
NCT02327975	NCT04476667	NCT03595254	NCT05150132	NCT03139799	NCT04844567	NCT03963570	NCT05550493
NCT02356718	NCT04478526	NCT03620630	NCT05167383	NCT03151083	NCT04861597	NCT03968952	NCT05563909

63

续表

NCT编号	NCT编号	NCT编号	NCT编号	NCT编号	NCT编号
NCT02413996	NCT04488029	NCT03632447	NCT05170100	NCT03167996	NCT03986710	NCT05573685
NCT02425527	NCT04505761	NCT03633825	NCT05183919	NCT03179696	NCT03996876	NCT05617248
NCT02474524	NCT04518683	NCT03645941	NCT05215028	NCT03187132	NCT04010981	NCT05631171
NCT02490826	NCT04522141	NCT03649074	NCT05227027	NCT03197454	NCT04018794	NCT05634291
NCT02554474	NCT04524598	NCT03650088	NCT05230056	NCT03206619	NCT04025749	NCT05638516
NCT02580396	NCT04542642	NCT03651050	NCT05243511	NCT03209557	NCT04033185	NCT05689541
NCT02596412	NCT04551976	NCT03654599	NCT05249062	NCT03215472	NCT04059393	NCT05692375
NCT02602730	NCT04553848	NCT03665844	NCT05249582	NCT03234439	NCT04080167	NCT05710965
NCT02678819	NCT04566081	NCT03677323	NCT05264155	NCT03249077	NCT04082195	NCT05762562
NCT02679300	NCT04576416	NCT03683472	NCT05274152	NCT03260127	NCT04098016	NCT05770869
NCT02717910	NCT04580953	NCT03694327	NCT05289596	NCT03278756	NCT04108988	NCT05809544
NCT02735525	NCT04595955	NCT03695627	NCT05290103	NCT03310281	NCT04109599	NCT05822999
NCT02750241	NCT04605601	NCT03700736	NCT05290142	NCT03337139	NCT04117737	NCT05830552
NCT02767440	NCT04606953	NCT03720938	NCT05300906	NCT03343249	NCT04125823	NCT05832632
NCT02782117	NCT04611399	NCT03727685	NCT05330234	NCT03363256	NCT04137081	NCT05845957
NCT02782442	NCT04612868	NCT03730701	NCT05343468	NCT03369626	NCT04152590	NCT05852795
NCT02828644	NCT04615169	NCT03760796	NCT05345288	NCT03384550	NCT04161625	NCT05930847
NCT02857803	NCT04634331	NCT03763344	NCT05345977	NCT03403491	NCT04164381	NCT05972226

二、数字疗法临床试验发展的3个阶段

图5-2清晰地展示了2002—2023年注册与完成的数字疗法临床试验数量,揭示了数字疗法的发展历程。从整体来看,数字疗法的发展经历了萌芽期、探索期、快速发展期3个阶段,每个阶段都有其独特的特点和重要的转折点。

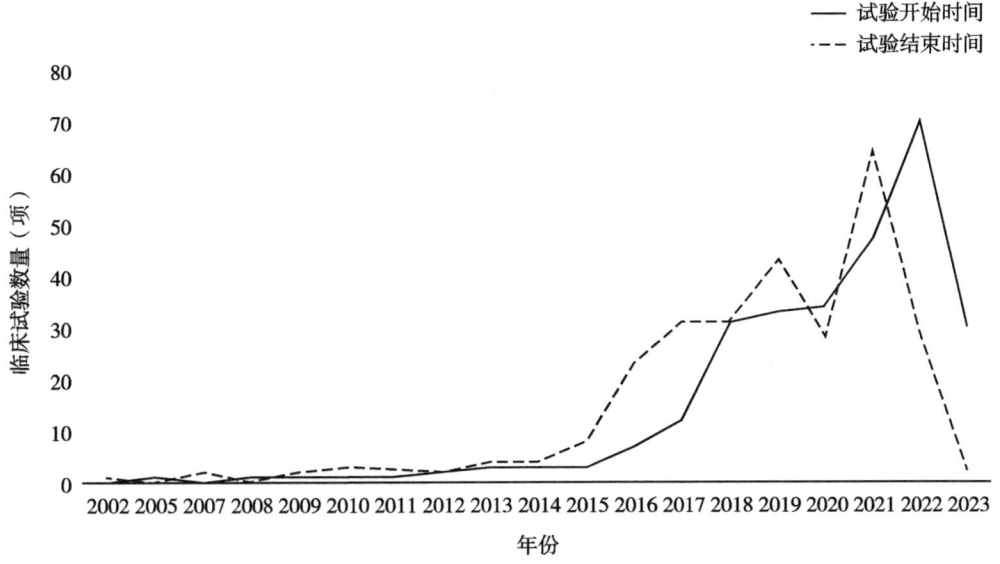

图5-2　2002—2023年注册与完成的数字疗法临床试验折线分布

第一阶段——"萌芽期"(2002—2016年):在这个阶段,数字疗法的概念开始崭露头角,虽然人们尚未完全意识到它的巨大潜力,但已经开始了相关的研究和开发工作。这一时期的标志是人们对数字技术在医疗领域的应用产生了初步的认识和兴趣,开始探索数字疗法在医疗实践中的可能性。该阶段是数字疗法概念的雏形阶段,这时候人们还未意识到数字疗法的可能性,但已开始进行相关的研究和开发。

第二阶段——"探索期"(2017—2019年):在这个阶段,数字疗法开始正式提出并逐渐受到广泛关注。数字疗法的应用领域不断拓宽,不再局限于某些特定的医疗领域,而是开始渗透到心理健康、慢性病管理等多个方面。这一时期的研究者和开发者们积极探索数字疗法在各种疾病治疗中的效果和应用方式,为其后续的快速发展奠定了坚实的基础。

第三阶段——"快速发展期"(2020年至今):目前,人们越来越依赖于在线

问诊和远程诊疗，数字疗法因此迅速崭露头角，成为一种备受欢迎的治疗选择。在这个时期，数字疗法的技术也得到了快速的发展和完善，包括虚拟现实技术等先进技术被广泛应用于数字疗法中，极大地提升了治疗效果和用户体验。这个阶段大概从2020年开始，至今仍在持续。

总体来说，数字疗法的发展经历了从概念雏形到广泛应用的过程，其独特的治疗方式和广泛的应用领域使其在医疗领域中具有广阔的前景和巨大的潜力。随着技术的不断进步和应用领域的扩大，数字疗法也产生了更多创新和突破。

三、数字疗法临床试验的各国分布

随着科技的飞速发展，数字疗法作为一种新型的医疗服务模式，正逐渐受到全球的关注。表5-2展示了数字疗法临床试验在各国的数量分布，凸显了数字疗法领域在不同地区的活跃程度，同时也揭示了明显的地理差异。

表5-2 各国已注册的数字疗法临床试验数量

国家	临床试验数（项）
美国	136
英国	16
西班牙	13
土耳其	12
法国	11
韩国	10
加拿大	9
瑞典	9
中国	8
比利时	7
瑞士	7
意大利	6
德国	5
荷兰	5

续表

国家	临床试验数（项）
印度	4
丹麦	3
芬兰	3
以色列	3
葡萄牙	3
爱尔兰	2
新加坡	2
澳大利亚	1
巴西	1
埃及	1
冰岛	1
肯尼亚	1
挪威	1
合计	280

从地域分布来看，北美和欧洲地区是数字疗法临床试验的主要阵地。北美地区的试验数量最多，高达145例，占据了总数的近一半。其中，美国的试验数量更是达到了136例，占比高达48.6%，位居全球首位。这既体现了美国在医疗科技领域的领先地位，又反映了其对于数字疗法的高度认可和投入。英国、西班牙、土耳其、法国等国家的数字疗法临床试验数也在其中占据了重要的地位。这些国家不仅在医疗技术方面有着深厚的积累，还对数字疗法的发展给予了高度的关注和支持。

相比之下，亚洲地区的试验数量较少。尽管亚洲在人口数量和经济发展上均占有重要地位，但在数字疗法领域的探索和应用上似乎稍显滞后。这可能与亚洲各国的医疗体系、科技发展水平和政策导向等因素有关。值得注意的是，虽然亚洲地区的试验数量相对较少，但其中一些国家如韩国和中国等，也在数字疗法领域做出了积极的探索。韩国的试验数量占到了已注册总数的3.6%，而中国则以2.9%的比例紧随其后，这显示了亚洲国家在数字疗法领域的潜力和发展空间。

此外，数字疗法临床试验的地理分布也可能受到多种因素的影响。例如，一个地区的经济发展水平和医疗体系完善程度可能直接影响其在数字疗法领域的投入和发展。同时，政府对于数字疗法的政策导向和资金支持也是决定该地区试验数量的重要因素。此外，科研机构和医疗机构的积极参与也是推动数字疗法试验数量增长的关键。随着科技的不断进步和政策的持续支持，数字疗法将在全球范围内得到更广泛的应用和推广。

四、数字疗法临床试验的疾病领域分布

图5-3揭示了数字疗法临床试验的主要集中领域，其中包括精神疾病与行为障碍、神经系统疾病，以及内分泌、营养与代谢疾病，这3类疾病占据了总试验数量的59.3%。这一数据反映了数字疗法在多个医学领域的广泛应用和潜在价值。

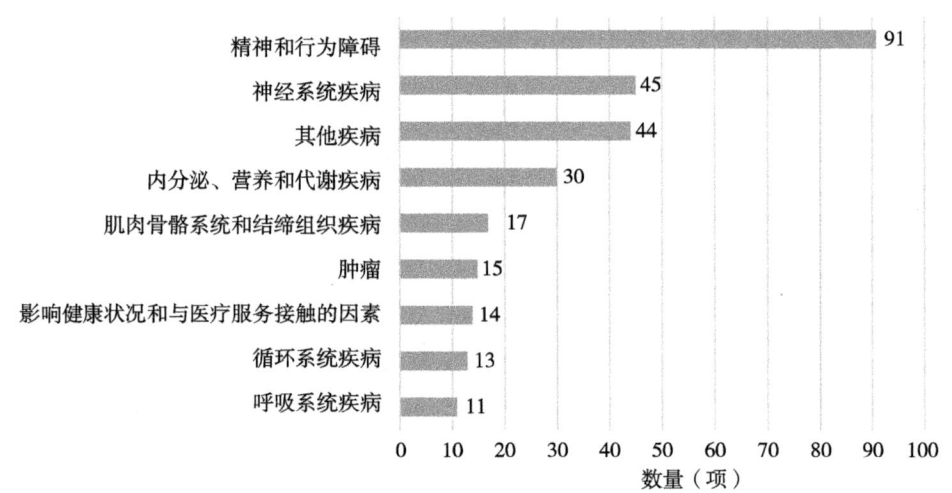

图5-3 数字疗法临床试验的主要疾病领域数量分布

在精神疾病与行为障碍方面，数字疗法以其独特的优势，在抑郁症、焦虑障碍、精神分裂症、双相情感障碍和睡眠障碍等领域展现出了巨大的潜力。这些疗法通过提供视觉刺激、眼球运动、精细目力等训练功能，帮助患者改善精神状态，提高生活质量。例如，虚拟现实技术被广泛应用于精神疾病的康复训练中，通过模拟真实环境，帮助患者重建社会功能。

神经系统疾病方面，数字疗法在脑卒中、脑功能损伤、帕金森病等导致的轻度认知功能障碍的治疗中发挥了重要作用，可辅助患者进行认知康复训练，提高患者的认知能力和生活质量。例如，一些数字疗法平台通过提供认知训练游戏和

记忆训练等功能，帮助患者逐步恢复认知功能。

在内分泌、营养与代谢疾病领域，数字疗法为糖尿病、高血压、肥胖症等慢性病患者提供了生理指标采集、监测预警、计算及管理等功能，不仅方便了患者的自我管理和监测，还为医生提供了远程观察患者指标的机会，使医生能够及时了解患者病情，并根据需要进行方案的调整。这种数字化的管理方式不仅提高了医疗效率，还增强了医患之间的沟通和信任。

参考文献

［1］YAO H，LIAO Z，ZHANG X，et al. A comprehensive survey of the clinical trial Landscape on digital therapeutics［J］. Heliyon，2024，10（16）：e36115.

［2］MAKIN S. The emerging world of digital therapeutics［J］. Nature，2019，573（7775）：S106-S109.

［3］RECCHIA G，CAPUANO D M，MISTRI N，et al. Digital therapeutics-what they are，what they will be［J］. ASMS，2020，4（3）：1-9.

［4］PALANICA A，DOCKTOR M J，LIEBERMAN M，et al. The need for artificial intelligence in digital therapeutics［J］. Digit Biomark，2020，4（1）：21-25.

［5］PATEL N A，BUTTE A J. Characteristics and challenges of the clinical pipeline of digital therapeutics［J］. NPJ Digit Med，2020，3（1）：159.

第六章

数字疗法临床试验的研究设计特征

在数字疗法领域，产品上市尤其是临床试验阶段，需要投入大量的时间、精力和经费，以满足日益严格的法规管理要求。因此，科学地设计数字疗法临床试验并严格按照规定的时限实施，是确保试验成功的关键。发现并及时解决临床试验环节中出现的各种问题，对于试验的成功至关重要。本章将深入探讨数字疗法临床试验研究设计的特征，包括不同的临床试验类型、规模、主要终点结局等。为了更精准地分析这些特征，本章继续使用ClinicalTrials.gov数据库进行分析，具体筛选方法详见第五章。这些分析旨在为数字疗法临床试验的设计与实施提供科学依据和实践指导，助力该领域健康、有序发展。

一、临床试验的研究设计类型

根据DTA的2021分类标准，数字疗法被划分为治疗疾病、控制疾病和改善健康功能3类。治疗疾病类别中共有141项研究，占据了总数的50.4%，显示出数字疗法在疾病治疗领域具有广泛的应用前景。控制疾病类别中共120项研究，占比为42.9%，说明数字疗法在疾病的控制和管理方面也发挥着重要作用。而改善健康功能类别虽然只有19项研究，占比仅为6.8%，但也体现了数字疗法在提升个人健康水平、预防疾病方面的潜力。表6-1呈现了一个详尽的数字疗法试验设计特征概览，从中可以洞察到这一领域的多元性和丰富性。结合图6-1中展示的ClinicalTrials.gov网站注册的临床研究桑基图，可以更加清晰地了解数字疗法在不同研究阶段、不同疾病领域的应用情况。

在试验类型方面，多数属于干预性试验。干预性试验共264项，占比高达94.3%，这表明数字疗法的研究往往需要通过干预来观察其效果；在分配方式方面，多数属于随机化分组，共189项，占比为67.5%，这显示了研究者在设计试验时倾向于采用随机化的方法，以提高研究的可靠性和有效性。在干预模式中，平行设计占比最高，共179项，占比为63.9%。平行设计被认为是评估治疗效果的"金标准"，其在数字疗法研究中的广泛应用进一步证明了数字疗法的科学性和可靠性。单组设计紧随其后，总计64项，占比为22.9%，其在数字疗法研究中也发挥着不可或缺的作用。值得注意的是，这些试验的资助方中，76.4%来自学术机构或医院，这体现了学术界和医院在数字疗法研究中的主导地位。行业赞助商发起的试验占19.6%，显示出商业力量对数字疗法研究的支持和投入。而政府及相关机构发起的仅占3.9%，这可能意味着在数字疗法领域，政府和相关机构的角色还有待加强。

表6-1 在ClinicalTrials.gov注册的3类数字疗法试验设计对比 [n（%）]

分类	治疗疾病（n=141）	控制疾病（n=120）	改善健康功能（n=19）	合计（n=280）
试验类型				
干预性试验	138（97.9）	109（90.8）	17（89.5）	264（94.3）
观察性试验	3（2.1）	11（9.2）	2（10.5）	16（5.7）
分配方式				
随机化	97（68.8）	80（66.7）	12（63.2）	189（67.5）
非随机化	41（29.1）	29（24.2）	5（26.3）	75（26.8）
观察性研究	3（2.1）	11（9.2）	2（10.5）	16（5.7）
疾病类型				
循环系统疾病	2（1.4）	10（8.3）	1（5.3）	13（4.6）
肌肉骨骼系统和结缔组织疾病	12（8.5）	4（3.3）	1（5.3）	17（6.1）
神经系统疾病	30（21.3）	11（9.2）	4（21.1）	45（16.1）
影响健康状况和接触卫生服务的因素	4（2.8）	9（7.5）	1（5.3）	14（5.0）
精神和行为障碍	54（38.3）	33（27.5）	4（21.1）	91（32.5）
肿瘤	0（0）	8（6.7）	7（36.8）	15（5.4）
呼吸系统疾病	5（3.5）	6（5.0）	0（0）	11（3.9）
内分泌、营养和代谢疾病	15（10.6）	15（12.5）	0（0）	30（10.7）
其他*	19（13.5）	24（20.0）	1（5.3）	44（15.7）
干预模式				
平行设计	94（66.7）	74（61.7）	11（57.9）	179（63.9）
单组设计	36（25.5）	24（20.0）	4（21.1）	64（22.9）

续表

分类	治疗疾病 ($n=141$)	控制疾病 ($n=120$)	改善健康功能 ($n=19$)	合计 ($n=280$)
其他	8（5.7）	11（9.2）	2（10.5）	21（7.5）
观察性研究	3（2.1）	11（9.2）	2（10.5）	16（5.7）
盲法				
四盲	4（2.8）	1（0.8）	0（0）	5（1.8）
三盲	8（5.7）	3（2.5）	0（0）	11（3.9）
双盲	18（12.8）	11（9.2）	1（5.3）	30（10.7）
单盲	33（23.4）	31（25.8）	4（21.1）	68（24.3）
非盲	75（53.2）	63（52.5）	12（63.2）	150（53.6）
观察性研究	3（2.1）	11（9.2）	2（10.5）	16（5.7）
参与试验人数				
<50人	52（36.9）	44（36.7）	7（36.8）	103（36.8）
50～100人	45（31.9）	29（24.2）	5（26.3）	79（28.2）
101～150人	15（10.6）	12（10.0）	2（10.5）	29（10.4）
>150人	29（20.6）	35（29.2）	5（26.3）	69（24.6）
地区				
亚洲	20（14.2）	17（14.2）	2（10.5）	39（13.9）
欧洲	39（27.7）	46（38.3）	7（36.8）	92（32.9）
北美洲	79（56.0）	56（46.7）	10（52.6）	145（51.8）
其他[#]	3（2.1）	1（0.8）	0（0）	4（1.5）
资助方类型				
政府及相关机构	5（3.5）	6（5.0）	0（0）	11（3.9）
行业赞助商	37（26.2）	16（13.3）	2（10.5）	55（19.6）
学术机构或医院	99（70.2）	98（81.7）	17（89.5）	214（76.4）

注：*包括泌尿生殖系统疾病，消化系统疾病，外伤，中毒，其他外部因素引起的某些后果，血液、造血器官及涉及免疫机制的某些疾病，眼和眼附属器疾病、症状、体征，其他未归类的异常临床和实验室发现，起源于围产期的某些疾病，艾滋病，妊娠、分娩和产褥期疾病。

[#]包括非洲（$n=2$）、大洋洲（$n=1$）和南美洲（$n=1$）。

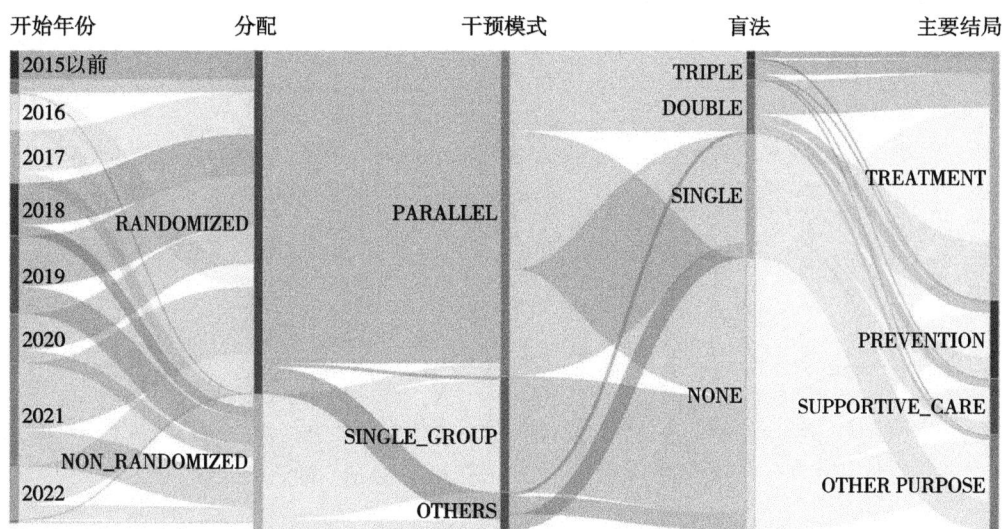

图6-1 数字疗法临床试验研究的桑基图

二、数字疗法的临床试验规模

图6-2详细展示了纳入的280项数字疗法临床试验的注册患者人数，反映了该领域临床试验的规模和分布情况。图中数据显示，这些试验的入组患者人数存在差异，中位数为68人，四分位距（interquartile range，IQR）为34～147人。这说明尽管大多数试验样本量相对较小，但仍有部分试验规模较大或较小。这可能是由于数字疗法尚处于发展阶段，其疗效和安全性尚未得到广泛认可，因此难以吸引大量患者参与。同时，数字疗法的特性使其更适合在小规模样本中进行精确测试，以便更好地评估其治疗效果和潜在不良反应。

对于数字疗法这一新兴治疗手段，临床试验的规模和时长对于评估其有效性和安全性具有重要意义。除了患者人数外，试验的持续时间也是一个关键指标。根据纳入的临床试验数据，从开始到结束的中位时间为327.5天，IQR为176.5～562.75天。这说明大多数试验需要约一年时间才能完成。这个时间长度对于全面评估数字疗法的长期疗效和安全性至关重要。其中部分试验时间较短，这可能与研究目的、治疗方法或患者群体等因素有关。因此，在解读这些试验结果时，需要保持谨慎态度，以免误导对数字疗法长期效果的评估。

数字疗法：政策、证据与评价

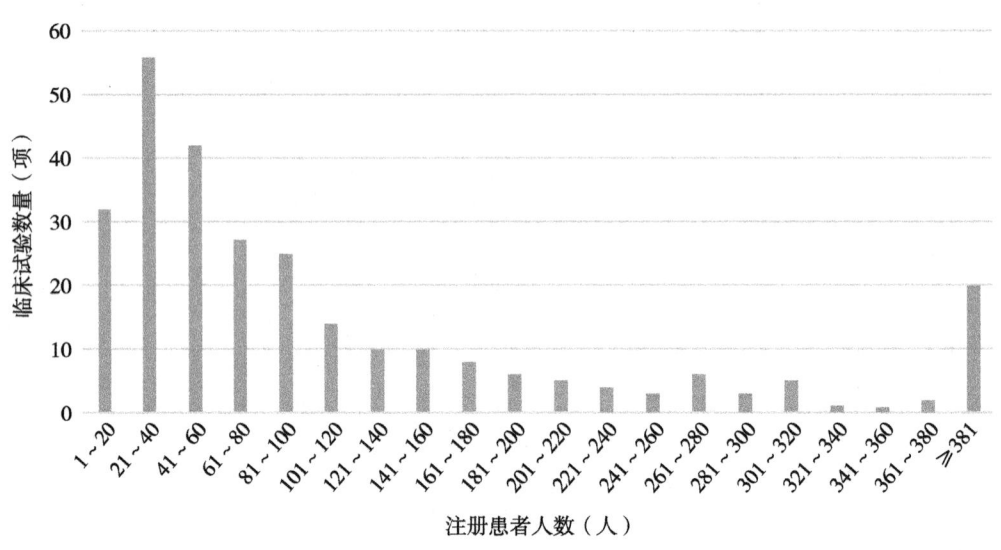

图6-2 临床试验注册患者人数的柱状分布

三、全球数字疗法临床试验的结局分类

通过对以上数字疗法临床试验的深入分析，可以将目前数字疗法临床试验所关注的主要观测终点归纳为以下8个类别。①生物学和药理学终点结局：主要关注数字疗法对生物学和药理学指标的影响，例如生理参数、生化指标、药代动力学参数等；②患者依从性：关注患者是否按照医嘱正确使用或接受数字疗法的程度，以及是否遵守预定的治疗计划；③患者报告结局：通过患者的主观报告来评估数字疗法的效果，如治疗满意度、疼痛评估等方面的反馈；④主要疗效改善情况：关注数字疗法对疾病主要症状或临床指标的改善程度；⑤生活质量：评估数字疗法对患者日常生活质量和心理健康等方面的影响；⑥安全性：关注数字疗法对患者的安全性，包括不良事件、不良反应等方面的影响；⑦系统可用性：评估数字疗法设备或系统的易用性和用户体验，以确保其在临床实践中的有效性和便利性；⑧技术性能：关注数字疗法设备或技术的性能表现，例如准确性、稳定性、灵敏度等方面的评估。

以上8个类别又可进一步归纳为临床疗效相关、患者报告相关、技术相关的结局3个方面。与临床疗效相关的包括生物与药物、主要疗效改善、患者依从性/坚持性和安全性；患者报告相关包括患者报告结果和生活质量；技术相关包括系统可用性和技术性能。

图6-3展示了数字疗法在各发展阶段的临床终点选择分布情况，清晰地揭示

了在数字疗法的发展历程中,研究者们所关注的临床终点的演变趋势。本研究提取了3个临床终点指标。①生活质量:是一个综合性的指标,它涵盖了患者的身体健康状况、心理健康状态、社交关系和支持、日常生活功能和满意度等多个方面;②患者报告结局:更多地关注患者个人的主观感受,如疼痛程度、活动能力和情绪状态等,这些数据通常通过患者自述的量表或问卷来收集;③主要疗效改善:通过临床观察、医学影像检查、实验室检测等手段来客观评估数字疗法的临床疗效。

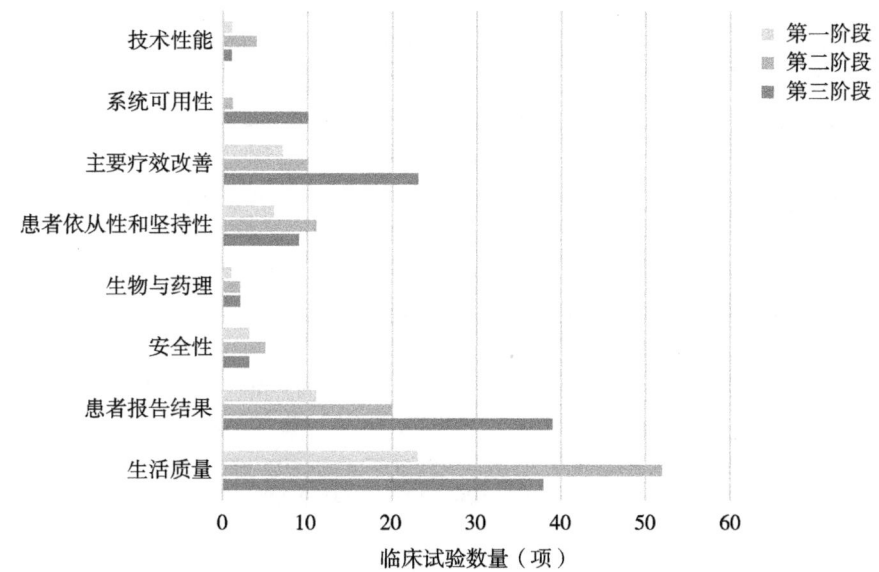

图6-3 数字疗法各发展阶段的临床试验终点结局分布

从图6-3可知,在数字疗法的不同发展阶段,这些临床终点的使用率发生了显著变化。生活质量作为临床终点的使用率呈现下降趋势,而患者报告的结果和主要疗效改善的使用率则呈现上升趋势。这一变化说明数字疗法在临床研究中的关注点逐渐从患者的主观感受转向更为客观和具体的疗效评估。

此外,与传统的临床试验相比,近年来的数字疗法临床试验开始引入系统可用性和技术性能这两个新的评估指标。系统可用性主要关注患者与软件的交互体验和易用性,通过收集患者的反馈和交互数据来评估数字疗法的用户友好程度。而技术性能则从技术层面出发,通过系统日志、数据一致性检查等手段来评估数字疗法在系统稳定性、数据准确性、安全性等方面的表现。这两个指标共同构成了数字疗法评估体系的重要组成部分,为数字疗法的进一步优化和在临床上的广泛应用提供了有力的支持。

综上可知，数字疗法在临床终点的选择和使用上呈现出明显的阶段性特征。随着技术的不断进步和研究的深入，数字疗法在关注患者主观感受的同时，更加注重客观疗效的评估及用户体验、技术性能的考量。这一趋势不仅体现了数字疗法在临床研究中的科学性和严谨性，也为其在未来的广泛应用和持续创新奠定了坚实的基础。

参考文献

［1］ YAO H, LIAO Z, ZHANG X, et al. A comprehensive survey of the clinical trial Landscape on digital therapeutics［J］. Heliyon, 2024, 10（16）: e36115.

［2］ SANTORO E, BOSCHERINI L, CAIANI E G. Digital therapeutics: a systematic review of clinical trials characteristics［J］. Eur Heart J, 2021, 42: 724.

［3］ SEPAH S C, JIANG L, PETERS A L. Long-term outcomes of a Web-based diabetes prevention program: 2-year results of a single-arm longitudinal study［J/OL］. J Med Internet Res, 2015, 17（4）: e92［2024-05-10］. https: //pubmed.ncbi.nlm.nih.gov/25863515/.

［4］ PATEL N A, BUTTE A J. Characteristics and challenges of the clinical pipeline of digital therapeutics［J］. NPJ Digit Med, 2020, 3（1）: 159.

［5］ DANG A, ARORA D, RANE P. Role of digital therapeutics and the changing future of healthcare［J］. J Family Med Prim Care, 2020, 9（5）: 2207-2213.

［6］ KARIO K, HARADA N, OKURA A. Digital therapeutics in hypertension: evidence and perspectives［J］. Hypertension, 2022, 79（10）: 2148-2158.

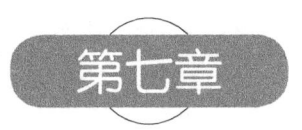

数字疗法临床试验后的产品上市与展望

在对数字疗法临床试验的深入探讨基础上,本章将聚焦于已成功上市的数字疗法产品。通过对比已上市与未上市数字疗法产品的设计特点,细致剖析其在市场中的表现及应用现状,从而更好地理解数字疗法在临床实践中的实际效果,以及其在不同医疗领域的应用潜力。此外,本章还将展望数字疗法的未来发展趋势,深入探讨其在医疗创新浪潮中的关键角色与面临的挑战,为相关研究和实践提供指导和参考。

一、数字疗法上市产品的特点

深入研究数字疗法在临床实践中的应用及其未来发展潜力时,不得不聚焦于 ClinicalTrials.gov 网站提供的详尽数据。统计数据显示,在已纳入研究的数字疗法临床试验中,有36项试验涉及的产品已经成功获得市场准入,并在预防、治疗及康复等医疗领域均有涉足,见表7-1、表7-2。这不仅凸显了数字疗法在市场上的活跃度和普及程度,更预示了其在医疗领域的广泛应用前景。

对已上市的产品进行分析,可以观察到一种明显的趋势:越来越多的产品开始注重系统可用性和技术性能等系统性能指标。这充分体现了数字疗法行业对技术创新的重视和追求。然而,相较于对技术性能的重视,对患者报告的结果和安全性的关注似乎稍显不足,这可能会在一定限度上影响数字疗法的治疗效果和用户满意度。因此,在未来的研发过程中,需要在关注技术性能的同时,更加注重患者的实际需求和反馈,以确保数字疗法能够更好地服务于广大患者。

此外,由行业驱动的数字疗法产品通常享有率先上市的优势。这主要得益于这些产品在技术研发、市场推广等方面的领先地位,但这也意味着这些产品可能面临更多的竞争和挑战。为了保持其市场领先地位,行业驱动的数字疗法产品需要不断进行创新和优化,以满足患者不断变化的需求和期望。

表7-1 已上市和未上市数字疗法试验涉及产品的设计特点比较 [n（%）]

分类	已上市数字疗法 （n=36）	未上市数字疗法 （n=244）	合计 （n=280）
试验类型			
改善健康功能	4（11.1）	15（6.1）	19（6.8）
控制疾病	20（55.6）	100（41.0）	120（42.9）
治疗疾病	12（33.3）	129（52.9）	141（50.4）
研究类型			
干预性研究	35（97.2）	229（93.9）	264（94.3）
观察性研究	1（2.8）	15（6.1）	16（5.7）
试验开始时间			
2002—2016年	4（11.1）	48（19.7）	52（18.6）
2017—2019年	14（38.9）	91（37.3）	105（37.5）
2020—2023年	18（50.0）	105（43.0）	123（43.9）
地区			
北美洲	18（50.0）	127（52.0）	145（51.8）
欧洲	15（41.7）	77（31.6）	92（32.9）
亚洲和其他地区*	3（8.3）	40（16.4）	43（15.4）
资助方类型			
学术机构和医院	21（58.3）	193（79.1）	214（76.4）
政府及相关机构	0（0）	11（4.5）	11（3.9）
行业赞助商	15（41.7）	40（16.4）	55（19.6）
疾病类型			
循环系统疾病	3（8.3）	10（4.1）	13（4.6）
肌肉骨骼系统及结缔组织疾病	1（2.8）	16（6.6）	17（6.1）
神经系统疾病	4（11.1）	41（16.8）	45（16.1）
呼吸系统疾病	3（8.3）	8（3.3）	11（3.9）
内分泌、营养和代谢疾病	4（11.1）	26（10.7）	30（10.7）
影响健康状况和接触卫生服务的因素	0（0）	14（5.7）	14（5.0）
精神和行为障碍	8（22.2）	83（34.0）	91（32.5）

第七章 数字疗法临床试验后的产品上市与展望

续表

分类	已上市数字疗法 ($n=36$)	未上市数字疗法 ($n=244$)	合计 ($n=280$)
肿瘤	4（11.1）	11（4.5）	15（5.4）
其他#	9（25.0）	35（14.3）	44（15.7）
参与试验人数			
＜50人	14（38.9）	89（36.5）	103（36.8）
50～100人	9（25.0）	70（28.7）	79（28.2）
101～150人	4（11.1）	25（10.2）	29（10.4）
＞150人	9（25.0）	60（24.6）	69（24.6）
分配方式			
非随机化	18（50.0）	73（29.9）	91（32.5）
随机化	18（50.0）	171（70.1）	189（67.5）
干预模式			
观察性研究和其他	3（8.3）	34（13.9）	37（13.2）
平行设计	20（55.6）	159（65.2）	179（63.9）
单组设计	13（36.1）	51（20.9）	64（22.9）
结局△			
临床疗效相关	10（27.8）	71（29.1）	81（28.9）
患者报告结果相关	19（52.8）	163（66.8）	182（65.0）
技术相关	7（19.4）	10（4.1）	17（6.1）
盲法			
双盲、三盲、四盲	3（8.3）	43（17.6）	46（16.4）
非盲	27（75.0）	139（57.0）	166（59.3）
单盲	6（16.7）	62（25.4）	68（24.3）

注：*包括非洲（$n=2$）、大洋洲（$n=1$）和南美洲（$n=1$）。

#包括泌尿生殖系统疾病，消化系统疾病，外伤，中毒，其他外部因素引起的某些后果，血液、造血器官及涉及免疫机制的某些疾病，眼和眼附属器疾病、症状、体征，其他未归类的异常临床和实验室发现，起源于围产期的某些疾病，艾滋病，妊娠、分娩和产褥期疾病。

△临床疗效相关包括生物学、药理学、主要疗效改善、患者依从性和安全性；患者报告相关包括患者报告的结果和生活质量；技术相关包括系统可用性和技术性能。

表7-2　已上市数字疗法产品的临床试验编号和名称

NCT编号	数字疗法产品名称
NCT01897467	a Wii Fit Intervention
NCT02490826	Table to Tablet（T2T）
NCT02580396	CanADVICE＋M-Health System
NCT02782117	the Luminopia One digital therapeutic
NCT03022266	a CleverCap Lite BLE C035 smart pill bottle（electronic monitoring, device）
NCT03209557	SmokeBeat
NCT03403491	Self-monitoring of Weight & Blood Pressure（Via patientMpower Platform）
NCT03620630	Clinical Efficacy and Cost Effectiveness of MYCOPD
NCT03665844	SleepMapper App
NCT03727685	a Digital ACP Platform（Our Care Wishes）
NCT03955120	the Dayzz Digital Sleep Training App
NCT04098016	a digital intervention（"Healthy Roots"）
NCT04299165	a mobile medical application Kaia COPD-App
NCT04450641	the mobile App and game, GuessWhat
NCT04524598	Limbix Spark
NCT04566081	iTALKBetter
NCT04580953	RR2 Wearable Home Care Neuromodulation System
NCT04595955	a Digital Patient Platform（CMyLife）
NCT04612868	AEYE-DS Software Device
NCT04678661	My Dose Coach Mobile App
NCT04713384	the BrightBrainer G（grasp）
NCT04741529	the Healthy Minds Program（HMP）App
NCT04843930	AKL-T01
NCT04886388	BT-001
NCT04902404	The First Pathways Game
NCT04947228	the TENALEA software
NCT04950257	a new self-help mobile phone application（called MyMoodCoach）

续表

NCT编号	数字疗法产品名称
NCT05011279	Sit Less, Move More App
NCT05069948	HeadOn
NCT05085132	the MindFi App
NCT05330234	the MapHabit system
NCT05343468	the MapHabit system
NCT05483829	Adhera Fatigue Self-management
NCT05631171	Adhera Fatigue Digital Program
NCT05770869	the ALIBIRD platform
NCT05972226	Asthma+me

数字疗法因其严格遵循医疗指南和经过科学验证的有效性，在众多健康管理方式中脱颖而出，具备显著的发展优势。然而，数字疗法的临床试验设计亦面临一系列挑战。相较于传统的RCT，数字疗法在盲法和随机化方面的实施更具难度。这主要源于数字疗法自身的特性，如患者与技术间的交互、数据的实时收集与分析等，均增加了盲法和随机化实施的复杂性。

目前对于纳入研究的已获批数字疗法产品，有50%采用RCT进行临床评估，另一半则依赖现有或回顾性真实世界数据。这一发现凸显了真实世界数据在评估数字疗法有效性方面不可或缺的价值。借助这些数据，能更全面地了解数字疗法在实际应用中的效能，为其后续的优化与发展提供坚实支撑。

当前，数字疗法行业仍处于初级阶段，尚未形成统一的临床设计标准，这使得不同产品在治疗领域和临床重点上呈现较大差异，增加了行业内部比较与评估的难度。因此，建立一套科学、统一的临床设计标准对于推动数字疗法行业的健康发展具有至关重要的意义。

二、总结与展望

（一）数字疗法临床试验正在加速发展

自2017年正式引入"数字疗法"概念以来，该领域的临床注册试验数量呈稳步增长态势。值得关注的是，当前注册于临床试验中的数字疗法，其应用范围主要集中在精神健康与慢性病管理两大领域,但其中仍有相当一部分临床试验的样本规模偏小。尽管数字疗法作为一种新兴医疗器械在应用层面取得了显著进步,但仍面临着一系列挑战,包括物种分类定义的整合、临床试验设计及营销法规的遵循等。为了确保数字疗法的安全性与有效性,其必须遵循严格的循证方法,并基于所涉及的风险级别提供相应的医学证据。

在此过程中,设计高质量的临床试验显得尤为重要。其中,RCT被广泛认为是提供最高级别证据的方法。因此,为了评估数字疗法的有效性和安全性,设计合理的RCT至关重要。尽管数字疗法与其他数字健康产品均可作为移动应用程序使用,但数字疗法的主要目标是特定的医疗状况。在规划数字疗法的RCT时,必须清晰地界定试验目的、预期效果,并选择合适的对照组,如标准治疗、安慰剂或其他已知有效的治疗方法。同时,确保试验遵循严格的随机化原则,以保证各组参与者的均衡分布。此外,还需明确界定结果指标、试验持续时间和观察期,以及数据收集和分析的具体方法。然而,鉴于数字疗法产品的特殊性,RCT可能并不适用于所有场景,可能会遭遇伦理或实施方面的限制。据本研究统计,仅有67.5%(189项)的临床试验采用了RCT设计。因此,在规划数字疗法的临床试验时,需根据具体情况灵活选择其他试验设计,并进行综合考量。

(二)亟须制定数字疗法临床试验统一指南

目前,数字疗法产品的临床试验尚缺乏统一的指导原则。尽管已有相关规范和指南,但其所提供的内容多限于试验设计、数据收集和分析等方面的一般性建议。鉴于数字疗法产品的多样性与复杂性,这些建议的实际应用需视具体情况灵活调整。因此,学术界与监管机构需携手合作,共同制定一套适用于数字疗法的统一标准化试验方法。

这些指南或规范应涵盖以下几个方面。①临床试验设计标准:应确立明确的数字疗法临床试验设计原则与方法,包括但不限于样本量确定、对照组选择、随机方法运用、盲法实施及其他关键因素的考量。②试验实施标准:应明确数字疗法临床试验的流程与方法,详细阐述每个阶段的具体操作,如受试者招募、筛选程序、给药方案和随访要求等。③数据分析和结果报告标准:应确立数字疗法临床试验的标准化数据分析方法,具体涵盖数据处理、统计分析和结果报告的要求。通过制定这些指南或规范,可确保数字疗法临床试验的一致性与标准化,从而提高数字疗法研发的效率和成功率。此外,这些准则还将为监管机构提供有效的监督与评估工具,以保障患者的安全与权益。

（三）数字疗法商业化进程充满挑战

数字疗法通过临床试验后，其商业化之路仍然充满挑战。数字疗法利用数字技术对传统医疗服务进行改造和创新，旨在提供更加精准、便捷和个性化的医疗服务。在这一过程中，临床试验扮演着举足轻重的角色，它不仅为产品的安全性和有效性提供了科学依据，还为产品的上市铺平了道路。

目前，数字疗法产品大多是由企业推动的。这是因为数字疗法的研发和商业化需要庞大的资金和资源支持，而企业通常在这方面更具优势。此外，随着技术的发展，扩展现实（extended reality，XR）和人机交互技术在临床试验中的应用日益广泛。XR数字疗法通过构建虚拟世界，与现实世界进行无缝连接，为患者提供沉浸式的评估和治疗体验，尤其在精神障碍治疗、康复训练、疼痛缓解和视力障碍等领域展现出巨大潜力。而人机交互数字疗法则通过整合、分析和利用医疗保健数据，为患者和医疗专业人员提供科学的决策支持。这两种技术的结合，为数字疗法的发展创造了更多可能性，如开发应用程序、可穿戴设备、AR/VR游戏等。然而，这些技术的发展仍处于初级阶段。部分临床试验的技术门槛相对较低，主要依赖于简单的游戏或动画，缺乏足够的技术创新性。因此，加强医学、技术和营销领域的跨学科合作，对于推动数字治疗产品的开发和商业化至关重要。

参考文献

［1］YAO H, LIAO Z, ZHANG X, et al. A comprehensive survey of the clinical trial Landscape on digital therapeutics［J］. Heliyon, 2024, 10（16）: e36115.

［2］PATEL N A, BUTTE A J. Characteristics and challenges of the clinical pipeline of digital therapeutics［J］. NPJ Digit Med, 2020, 3（1）: 159.

［3］PHAN P, MITRAGOTRI S, ZHAO Z. Digital therapeutics in the clinic［J/OL］. Bioeng Transl Med, 2023, 8（4）: e10536［2024-03-03］. https: //pubmed.ncbi.nlm.nih.gov/37476062/.

［4］DANG A, ARORA D, RANE P. Role of digital therapeutics and the changing future of healthcare［J］. J Family Med Prim Care, 2020: 9（5）: 2207-2213.

［5］KARIO K, HARADA N, OKURA A. Digital therapeutics in hypertension: evidence and perspectives［J］. Hypertension, 2022, 79（10）: 2148-2158.

［6］BOTHWELL L E, GREENE J A, PODOLSKY S H, et al. Assessing the gold standard lessons from the history of RCTs［J］. N Engl J Med, 2016, 374（22）: 2175-2181.

［7］HONG J S, WASDEN C, HAN D H. Introduction of digital therapeutics［J］. Comput Meth

Prog Bio, 2021, 209: 106319.

[8] WIEDERHOLD B K. Data-driven digital therapeutics: the path forward [J]. Cyberpsychol Behav Soc Netw, 2021, 24 (10): 631-632.

[9] CARL J R, JONES D J, LINDHIEM O J, et al. Regulating digital therapeutics for mental health: opportunities, challenges, and the essential role of psychologists [J]. Br J Clin Psychol, 2022, 61 (Suppl 1): 130-135.

[10] WANG C, LEE C, SHIN H. Digital therapeutics from bench to bedside [J]. NPJ Digit Med, 2023, 6 (1): 38.

[11] BEAVINS E. Digital Therapeutics Alliance to launch accreditation program to help DTx products gain uptake with payers [EB/OL]. (2024-06-06) [2024-07-08]. https://www.fiercehealthcare.com/digital-health/digital-therapeutics-alliance-launch-accreditation-program-digital-therapeutics.

[12] CHO C H, LEE T, LEE J B, et al. Effectiveness of a smartphone app with a wearable activity tracker in preventing the recurrence of mood disorders: prospective case-control study [J]. JMIR Ment Health, 2020, 7 (8): e21283.

[13] VALENTINE L, D'ALFONSO S, LEDERMAN R. Recommender systems for mental health apps: advantages and ethical challenges [J]. Ai Soc, 2022: 1-12.

[14] MERLOT B, DISPERSYN G, HUSSON Z, et al. Pain reduction with an immersive digital therapeutic tool in women living with endometriosis-related pelvic pain: randomized controlled trial [J]. J Med Internet Res, 2022, 24 (9): e39531.

[15] GIRAVI H Y, BISKUPIAK Z, TYLER L S, et al. Adjunct digital interventions improve opioid-based pain management: impact of virtual reality and mobile applications on patient-centered pharmacy care [J]. Front Digit Health, 2022, 4: 884047.

[16] CHOI M J, KIM H, NAH H W, et al. Digital therapeutics: emerging new therapy for neurologic deficits after stroke [J]. J Stroke, 2019, 21 (3): 242-258.

[17] CHOI E, YOON E H, PARK M H. Game-based digital therapeutics for children and adolescents: their therapeutic effects on mental health problems, the sustainability of the therapeutic effects and the transfer of cognitive functions [J]. Front Psychiatry, 2022, 13: 986687.

[18] SOLOMON D H, RUDIN R S. Digital health technologies: opportunities and challenges in rheumatology [J]. Nat Rev Rheumatol, 2020, 16 (9): 525-535.

数字疗法产品价值评估的方法学

随着数字疗法产业的快速发展,如何准确评估数字疗法产品的价值已成为行业内关注的焦点。在进行数字疗法产品价值评估之前,需要明确评估目的和范围。这包括确定评估的主要目标,如评估产品的治疗效果、用户体验、市场潜力等,以及评估所涉及的具体内容,如产品的功能、性能、安全性等。明确评估目的和范围有助于为后续评估工作提供清晰的方向。另外,需要选择合适的评估方法。数字疗法产品价值评估的方法多种多样,可根据具体需求进行选择。常见的评估方法包括成本效益分析、用户满意度调查和市场调研。在选择了合适的评估方法后,需要收集与整理产品的功能、性能、安全性等方面的数据,以及用户反馈、市场调研等信息开始进行价值评估分析。根据所选的评估方法,对数据进行分析和处理,得出产品的价值评估结果。在选择数字疗法产品价值评估的方法学时,需要综合考虑评估目的、范围、方法、数据等因素。通过科学、合理的评估方法学,可以更准确地评估数字疗法产品的价值。因此,本章将探讨数字疗法产品价值评估的方法学,为相关从业者提供参考。

一、数字疗法产品价值评估的内容

卫生技术评估(HTA)是国际上常用的一种政策分析工具,综合运用多学科方法,用以评价卫生技术(包括药品、设备、临床诊疗技术、医疗支撑体系和组织与管理体系等)应用所产生的临床、经济、伦理和社会等多方面的效果和影响,特别是对这些技术的应用可能产生的间接影响和远期社会影响进行系统研究,为优先政策领域确定提供循证证据。因此,全面准确的评估是循证决策的基础。但与药物、临床诊疗和传统医疗器械等不同,对数字疗法产品进行全面评估存在着一定难度。通过卫生技术评估框架,将循证决策理论引入对数字疗法产品价值的评估,即基于循证决策理念,准确、慎重地运用已有的最佳研究证据,强调证据的科学性、高质量及价值,对数字疗法产品的可用性、临床有效性、安全性、经济性和社会价值等方面进行综合评价,可为数字疗法的循证决策提供证据基础。国际上的HTA组织形式包括政府机构、营利和非营利研究组织、医疗保险公司、医学企业、卫生行业机构、医院和学校学术项目等。尽管HTA在我国卫生决策中的作用越发重要，但在数字疗法这一领域的应用仍存在许多挑战。一是目前尚未形成独立的评估机构体系；二是缺乏权威性的HTA指南和规范性流程；三是目前HTA机构提供的报告很少被政府采纳和转化为政策，其政策影响力仍然有限。因此，完善HTA在数字疗法领域的理论研究框架和流程，利用循证医学、卫生经济学、公共政策分析、管理学和伦理学等多学科知识，从临床效果、经济性和社会伦理公平性等多个维度评估数字疗法，并为有关技术和产品的应用、管理决策提供证据是未来研究的重点方向。对于数字疗法的卫生技术评估，可以参考药品技术评估，提炼为以下6个方面的内容。

（一）安全性评价

对数字疗法产品上市前后的安全性信息进行综合评价的依据主要来源于以下方面。

1. 上市前产品的安全性评价　主要参考数字疗法产品的使用说明书内容，同时将其与同类产品或传统疗法进行相对安全性的对比分析。

2. 上市后产品的安全性评价　主要基于不良事件及不良反应的监测结果、使用差错及事故的记录、各国药监部门发布的警告、撤市及说明书修改信息，以及厂家产品召回的相关信息。同样，也对上市后产品与同类产品或传统疗法的相对安全性进行对比分析。

3. 产品质量及稳定性评价　包括生物等效性等一致性评价结果，以确保产品在使用过程中的安全性和有效性。

4. 产品在使用过程中可能存在的安全风险　包括数据隐私、信息安全、网络攻击等。

（二）有效性评价

利用可获得的数据（包括一手临床应用效果真实数据及二手文献数据等）和信息开展有效性评价，重点关注数字疗法在治疗或管理特定疾病或健康问题上的效果，以及生存、复发、死亡等临床远期结局指标。通过临床试验数据、实际使用情况的真实数据，结合二手数据及信息分析结果，进行效果综合评价。二手数据收集、整理及分析应包括建立检索策略、文献纳入、数据提取、质量评价、阐释结果等环节。

（三）经济性评价

结合流行病学、决策学和生物统计学等学科，比较分析不同数字疗法产品或同类传统治疗方案的成本、效果、效用、效益及预算影响等，综合判断数字疗法的临床应用经济学价值。应综合考虑决策问题、关注的疾病及数据可获得性等因素，选择适宜的评价方法。常用的方法为成本效果分析、成本效用分析、成本效益分析和最小成本分析，既可基于原始数据和疾病自然史构建模型开展经济学评价，又可根据实际需要开展基于二手经济学研究的系统评价。经济学评价的关键要素应包括明确的决策问题、背景信息、评价角度、目标人群、干预与对照、评价类型、研究时限、成本和健康产出的测量、成本效果分析、成本效用分析、成本效益分析、敏感性分析及预算影响分析等。评价的实施应参考现有的相关数字疗法的评价指南，如DTA发布的《数字疗法价值评估和整合指南》。

（四）创新性评价

综合数字疗法产品研发生产及临床应用价值等信息，对产品创新性进行判断，主要依据如下：①在治疗方案、适应证和治疗效果方面存在技术创新（如改善此领域技术短缺现状）；②在疾病或伤痛治疗方面有更高的安全性、有效性和实用性；③对重大或紧急公共卫生事件具有突出贡献；④产品纳入专利范畴；⑤具有商业转化潜质；⑥能够带动健康产业发展等。

（五）适宜性评价

产品适宜性评价包括与疾病谱和居民用药需求相符、与临床使用方式方法相切合的（数字疗法技术、使用条件），以及与当前我国医疗卫生服务体系相适应的适宜性等方面内容。此外，还需从政府的视角研判数字疗法产品进入市场后对公共资金的影响。

（六）可及性评价

数字疗法产品可及性评价主要涉及产品价格水平、可接受性、可获得性和可负担性。产品价格水平可通过对比传统疗法，或与最近一年的同类产品药品价格进行比较获得；产品可接受性通过医疗机构、医生和患者的接受程度、技术支持、培训情况等指标反映；产品可获得性通过医疗机构的数字疗法配备率等指标反映。产品可负担性通过产品单个治疗周期的治疗费与家庭灾难性支出比较获得。此外，相关支持信息可根据评价需要从不同渠道获得，如产品生产、供应相关信息，医疗机构产品使用数据，居民和患者代表意见等。

二、数字疗法产品价值评估的方法

(一) 效益-风险评估

所有的药物都有风险,数字疗法作为一种广义的药物,评估其效益总是需要权衡其相应的风险。在过去的数十年间,效益-风险评估一直都是一种重要的药品监管手段,用于支持影响群体患者的监管和临床决策,对于数字疗法安全性的评估具有借鉴意义。

1. 定性方法

(1) 效益-风险行动小组框架(Benefit-Risk Action Team,BRAT):是由美国药物研究和制造商协会(Pharmaceutical Research and Manufacturers of America,PhRMA)发起的。PhRMA BRAT于2005年启动,通过6个步骤(定义决策背景、确定结果、确定数据源、自定义框架、评估结果重要性、显示和解释效益-风险关键参数)在制药公司和监管部门间起到桥梁作用,促进双方效益-风险评估的决策和沟通,使其标准化。BRAT框架强调价值树的确立、数据选择和数据准备。在此框架中,效益和风险没有被整合在一起,而是分开单独评价,这样可避免将综合数据纳入复杂的统计模型。BRAT提倡使用"数据来源表",一个数据来源表中包含了效益-风险评估模型中需要的关键信息。在应用BRAT框架的最后一步,给出了每个标准的效果"森林图"及"关键效益汇总表"。使用此方法在依法利珠单抗、那他珠单抗、利莫那班、泰利霉素和华法林等案例研究中进行了测试。研究结论显示,该框架为相关信息(包括结果的异质性、数据的质量和不确定性程度)提供了一个组织、解释和沟通的结构,有助于效益-风险决策的制定。

(2) PrOACT-URL框架:属于通用的决策指南,共分为问题、目标、替代方案、结果、权衡取舍、不确定性、风险承受度和相关决策8个步骤。PrOACT-URL框架涵盖构建决策问题的重要方面。作为一个通用框架,PrOACT-URL可应用于任何决策问题。PrOACT-URL提倡使用效果表,一个效果表中包含了效益-风险评估模型中用到的关键信息。此方法在依法利珠单抗、那他珠单抗、利莫那班、罗格列酮和泰利霉素等案例研究中进行了测试。研究者发现,结构化效益-风险评估分析如PrOACT-URL等,为药品相关效益和安全性的结构化、量化和交流提供了一个透明、合理和一致的有效工具。

2. 定量方法

(1) 需要治疗的数量(number needed to treat,NNT)和需要危害的数量

(number needed to harm,NNH):NNT表示需要接受治疗的人数,以便使1个患者受益。理想的NNT为1,即治疗组中的所有患者都受益,而对照组中没有任何患者受益。从理论上讲,NNT越高,治疗效果越差,意味着1个患者获益时,需要接受治疗的患者数更多。NNT是绝对风险差的倒数——活性治疗干预组中事件的比例或比率[proportion(or rate)of events in the active treatment intervention group,Pa]与对照组中事件的比例或比率[proportion(or rate)of events in the control group,Pc]之间的差:NNT = 1/(Pa-Pc)。NNT是一种有效且直观的表示治疗有效性的方法,因为医生和患者都很容易理解诸如"需要对20名患者进行治疗,以避免1名患者在1年内患脑卒中"的含义。NNT取决于比较的条件是实验药物与对照组(安慰剂,或更多、更少有效的替代治疗方案)。所有NNT都是有特定时间的,因为治疗的效果可能会持续超出研究的时间范围。

NNH与NNT相似,但NNH用于衡量需要接受治疗的患者人数会导致1个患者发生不良事件或伤害的指标。NNH为1,意味着每个接受治疗的患者都会发生不良事件或受到伤害。NNH越大,对所考虑的不良事件或伤害干预的危害越小。与NNT一样,对于不同的干预或治疗的NNH,必须在类似的条件下进行比较。

(2)多标准决策分析(multi-criteria decision analysis,MCDA):既是一种方法,又是一组技术,其目的是提供从最优到最劣选项的整体排序。这些方案在实现若干目标的程度上可能有所不同,因为没有一个方案能实现所有目标。应用MCDA的详细步骤包括建立决策情境,确定要评估的选项,确定目标和标准,得分、加权、组合每个选项的权重和分数,以导出总体值、检查结果,进行敏感性分析。

MCDA为涉及价值权衡的复杂决策问题的系统和可复制分析提供了一个框架。MCDA提供结构化的步骤说明,具有评估和整合多个效益和风险标准并比较不同选择的能力。MCDA也是可以同时处理多个目标的方法之一。MCDA的另一个特点是可以通过几个软件来执行分析,例如随机多属性可接受性分析(stochastic multi-attribute acceptability analysis,SMAA),SMAA能够考虑到实验设计类型产生的抽样变化,以及缺少偏好值的信息,可能是标准MCDA的主要潜在竞争者。但与MCDA相比,SMAA的复杂性可能是现实生活中效益-风险医疗决策应用的主要障碍,因此应进一步探讨SMAA在医疗决策中的应用,因为相同的SMAA模型存在解决不同利益相关者问题的潜力。

(3)质量调整生命年(quality-adjusted life year,QALY):是一种疾病负担的标准化测量,将生存和健康相关的生活质量结合为单一指数。QALY主要用于成本效益分析,以指导卫生保健资源在感兴趣人群的竞争性卫生计划或干预措施中的分配决定,但也被用于辅助临床管理和个体患者护理的决策制定。在概念上，QALY基于预期效用理论对卫生资源配置进行合理决策。QALY包含数量和患者生活质量，因此，对于个人作为特定健康计划或干预结果（健康益处）可能经历的有质量的时间，QALY提供了量的合理估计。此外，可以对单病种和跨病种进行项目或干预之间的比较。

QALY的计算要求各种健康状态被分配$0\sim1$的值，其中0代表死亡，1代表理想的健康状态。若存在被认为比死亡更糟的健康状态（健康状态估值<0），则该健康状态将被分配负值。为了确定每个特定健康状态的值，要求受访者相对于彼此进行评价，或使用诸如死亡的锚点。评估者可以使用多种方法来确定估值，包括偏好测量技术，例如标准的评估、时间权衡，或通过使用评级量表（如欧洲五维健康量表、健康效用指数、健康质量量表和六维健康状态分类系统）完成。

QALY的测量和计算具有许多局限性。QALY在预防性健康计划（当健康效应可能在一段时间内没有实现）或慢性病（生活质量可能比存活更重要）存在的情况下可能不太适用。但QALY仍是疾病负担的直接、直观的衡量标准，依然是卫生保健决策的重要工具。

（4）质量调整后的无疾病或毒性症状时间（quality-adjusted time without symptoms and toxicity，Q-TWiST）：Q-TWiST原则上是QALY定量，其中明确定义癌症治疗中的离散健康状态：疾病进展前出现$3\sim4$级不良反应时的时间（TOX）、无症状或无不良反应的时间（TWiST）和肿瘤进展或复发后的时间（REL）。将偏好权重（或效用）分配给这些健康状态，计算生活质量调整的加权和每个健康状态的平均持续时间，以创建整体Q-TWiST得分。每个健康状态的效用可由医生、患者或临床研究者评定，范围为0（代表死亡）~1（代表完全健康）。在治疗开始后，毒性状态定义为在TOX之前用3/4度不良事件（AE）消耗的时间。然后对于AE的时间每个患者求和，具有多个事件的1天仅计数1次。毒性状态仅代表用于AE的时间，而不代表事件发生的时间。疾病进展后发生的任何AE均排除在分析之外，需要确定在疾病进展前无疾病或毒性症状的时间段（TWiST）。无进展生存的判定基于实体肿瘤的反应评价标准，对于没有报告先前进展而死亡的患者，可认为在其死亡日期已经进展。对未接受研究治疗或未进行放射学评估的患者应进行随机审查。Q-TWiST分数计算如下：

$$Q\text{-}TWiST = (\mu TOX \times TOX) + TWiST + (\mu REL \times REL)。$$

（二）成本-效用评估

1. 成本效用分析（cost utility analysis，CUA）是考察一项或多项干预措施的成本和健康结果的方法。它将一项与另一项干预措施（或现状）进行比较，估计获得一个单位的健康结果需要多少成本。在CUA中，健康结果通常采用QALY以增强分析结果的可比较性和可解读性。在分析中必须考虑两个及以上的医疗介入手段。开展CUA时，需要收集研究中医疗介入的费用和患者获得医疗服务后的结局。费用信息同时包含数字疗法临床使用产生的各种费用和因为医疗介入所节省的费用。对于是否在成本效用计算中纳入社会成本和社会收益，目前尚无明确的统一结论，通常根据评估产品与社会价值的紧密程度来决定。许多用于人群筛查的检测创新项目，其社会收益也是数字疗法价值中不可分割的一部分。同样，数字疗法在增强患者自理能力的同时也会大幅度减轻陪护人员的心理负担和经济负担。CUA中可以计算不同疗法之间的总费用差值和患者QALY差值。分析的计算结果通常使用费用差值与QALY差值的比值，即增量成本效果比（ICER）来展示。

2. 最小成本分析　数字疗法的创新特点之一就是存在快速多样的微创新。例如，某些软件仅改变外形设计就可以提高其临床使用的舒适性和便捷性，但临床效果并没有显著改善，患者获益也就基本相同。在患者获益接近的情况下，QALY增量接近于零，CUA中以QALY增量作为分母的ICER计算会变得相当不稳定。

最小成本分析（cost minimization analysis，CMA）是指在两种或多种治疗方法的结果几乎相同时，选择成本最低的替代方案。与CUA相比，CMA的适用范围相对较小，但是CMA更简洁、易操作。CMA不等同于产品间的简单价格对比，其成本计算还涉及使用产品时所必需的其他配置资源价格，它需要反映治疗和评估期间的总管理成本，所以这种方法只能用于比较两种已被证明治疗效果相当的产品。

3. 预算影响分析（budget impact analysis，BIA）　是一种分析工具，用来评估采用创新医疗产品后，医疗服务购买方医疗支出的预期变化。如果CUA和CMA是用来选择是否使用某个创新数字疗法产品，那么BIA则需要回答支付方（医疗保障或整个医疗健康体系）是否可以承担创新产品所带来的经济压力。BIA可以单独进行，也可以与CUA、CMA等卫生经济评估一起进行，帮助决策者计算医疗系统纳入推荐产品后带来的财务后果。在医保总体资金相对紧张的条件下，BIA通常是医保最重要和最优先使用的经济学评估工具。

BIA通常包括以下步骤。首先，需要明确目标人群，即受到新技术影响的人群，并对相应的人群规模进行估算。一般情况下，这一步骤相当于对相关适应证的流行病学信息（如患病率、发病率等）进行总结。在适当的场景下，可能需要按照疾病的严重程度进一步细分。其次，设定BIA的时间范围，也就是要衡量卫生支出和成本节约变化的时间段。时间段的选择取决于医疗保险报销预算规划时间段，通常为3～5年。值得注意的是，这个时间段往往与疾病的持续时间无关。BIA必须计算支出和成本节约在这个设定时间段内的变化。再次，确定疗法组合，也就是由于创新产品而导致的对目标人群使用的疗法组合的变化。这个变化取决于创新产品与现有疗法的关系和预期市场对创新产品的接纳程度。最后，需要估算与产品和疾病相关的成本。BIA的成本估算应当遵循卫生经济评价中衡量成本的一般循证原则，但BIA通常采用医疗保险视角，因此，BIA的成本计算有可能不包含医保不提供报销的费用，例如患者的自付部分。

4. **经济学模型** 模型可以简化复杂的研究问题，常被用于药物经济学评价。药物经济学评价模型通常采用图形结构或公式等方式，评估疾病的自然转归过程和干预措施对该疾病转归过程的影响，进行抽象模拟，重点关注此过程中发生的干预措施和重要临床事件，以及由此产生的健康变化和资源消耗情况，最终在不同干预方案之间进行经济性比较。

（1）决策树模型：是一种用于模拟干预措施对疾病影响的静态模型。评价者可以根据研究问题的逻辑关系和路径绘制树形图，并将可能发生的各种事件和相应概率在树形图的各个分支中呈现，计算成本和健康产出，为临床决策提供依据。决策树模型主要适用于研究时限较短的疾病的药物经济学评价，如急性感染等。

决策树模型的构成要素通常包括节点、分支、分支概率、路径、路径概率、路径成本和期望值。节点可分为3种类型，包括决策节点、机会节点和最终节点。决策节点是决策树的起点，通常用"□"表示，从它引出的分支表示不同的干预方案，有几个分支就有几个干预方案。图8-1中共有两个干预方案，分别是干预方案1和干预方案2。机会节点又称概率节点，通常用"○"表示，这个节点展开的分支代表采用这个方案后可能出现的事件，有几个分支就存在几个可能的事件。分支上标注的相应事件发生概率即为分支概率。例如，图8-1中干预方案1，发生事件1的分支概率为P_1。最终节点是决策树的末端节点，用"◁"表示，表示每个分支路径的最终结果。

路径由决策树前后的连续分支组成，患者通过每条路径的概率称为路径概率，每个干预方案不同路径的概率之和为1。每条路径都有相应的成本和健康产出，相应的值标注在最终节点的右侧。根据路径概率与相应的成本和健康产出，可以计算出不同干预方案的期望值并用于决策。

（2）马尔可夫模型：是一种动态模型，其将临床事件和相关干预实施的时间因素纳入模型，主要适用于分析疾病事件可能重复发生的临床问题。马尔可夫模型主要包括马尔可夫状态、周期长度和转移概率3个要素。

马尔可夫状态是指根据疾病的特点把疾病的不同阶段或不同严重程度划分为

第八章　数字疗法产品价值评估的方法学

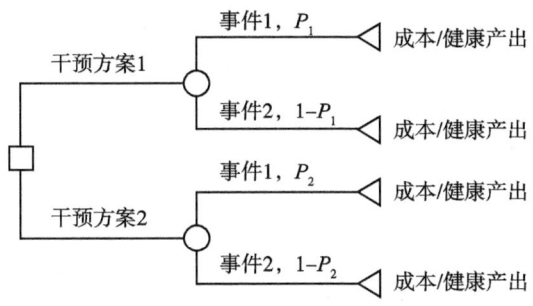

图 8-1　决策树模型

若干个相互离散并互斥的状态。图 8-2 模拟了某疾病的 3 个状态，即健康、伤残和死亡。处于健康状态的患者既可以转移到伤残状态，又可以转移到死亡状态，还可以维持健康状态不变；处于伤残状态的患者，可以转移到死亡状态，也可以维持伤残状态不变。为了使马尔可夫过程能够终止，模型中必须至少包括一个使患者不能继续发生转移的状态，该状态被称为吸收态。图 8-2 中的死亡状态即为吸收态，进入死亡状态的患者不能转移到健康或伤残状态。

周期长度是指从一个健康状态转移到下一个健康状态的时间。周期长度的设定通常需要考虑事件发生的频率，事件发生频率较高，则周期长度可以较短。反之，事件发生频率较低，则周期长度可以较长。此外，周期长度的设定还取决于概率数据的可获得性。转移概率是指患者从某一个状态转移到另一个状态时所依据的概率。图 8-2 中每个周期长度，从健康状态转移到伤残状态的转移概率是 P_1，从健康状态转移到死亡状态的转移概率是 P_2，维持在健康状态的转移概率是 P_3。

马尔可夫模型的计算方法主要有 3 种，包括队列模拟法、蒙特卡罗模拟法和矩阵法，以前两者应用较多。队列模拟法先将一个假设的患者队列分配给初始状

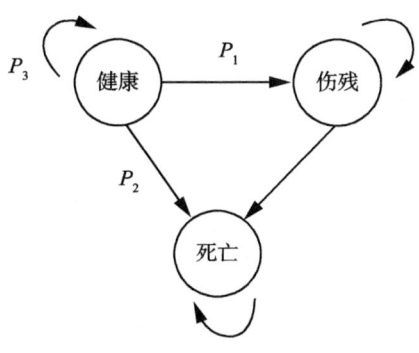

图 8-2　马尔可夫模型

态,然后在每次循环结束时,根据转移概率,该队列患者从初始的每个状态被重新分配到其他各状态。经过多次循环,各状态中就产生了新的队列分布。马尔可夫模型运行到所有患者都处于吸收态为止。与队列模拟法不同,蒙特卡罗模拟法每次只模拟整个样本人群中的一位患者,即一个时间只有一位患者发生状态转移,因此可以将蒙特卡罗模拟视作个体化的队列模拟。

(3)分区生存模型:其与马尔可夫模型有许多相似之处,均由多个健康状态、循环周期、成本及产出等因素构成。分区生存模型常被应用于肿瘤领域的经济性评价,该模型通常将疾病划分为3种状态,即无进展生存、疾病进展和死亡。肿瘤临床试验通常会有总生存和无进展生存两条生存曲线,分区生存模型可以利用这两条生存曲线计算患者在某确定时间点上的各状态人数比例,并据此计算模拟时间范围内的成本和健康产出。

(4)离散事件模拟(discrete event simulation,DES)模型:是一种模拟个体行为、个体与个体、个体与群体,以及个体与环境之间互动关系的模型,具有较好的灵活性。DES模型的基本构成要素包括主体、属性、事件、结果、时间、资源和队列,其中前5个要素是模型的核心组成部分。主体是指模拟的对象,通常为患者;属性是指模型中每个个体的特性,如年龄、性别、健康状况等,常被用于确定事件的发生风险;事件是指在模拟过程中主体可能经历的所有事件,如不良反应、住院、剂量调整等;结果是指成本与健康结果。时间是指运行模型所需的各种时间,如治疗时间、症状持续时间、生存时间等;资源是指为主体提供的医疗服务,通常包括医生、药品和手术等;队列是指当个体需要的资源被占用时,个体就会形成等待队列。

DES模型主要适用于以下情况中的模型构建,包括资源约束或受限,个体之间或个体与环境之间存在相互影响关系,事件发生时间不固定,个体特征对模拟过程影响较大,研究者关注个体经历的事件等。与其他模型一样,DES模型也存在不足。与马尔可夫模型比较,DES模型更加费时,需要大量的临床数据且对数据质量要求很高。

(三)可负担性评价

对于数字疗法产品而言,可负担性不仅关乎患者的经济负担,还涉及产品的普及率和接受度。从2008年起,在药品评价领域,WHO和国际健康行动机构(Health Action International,HAI)通过WHO/HAI基本药物可及性标准调查法(简称"WHO/HAI标准调查法")来衡量药品的价格、可及性和可负担性,但对于数字疗法产品作为广义药品或疗法的可负担性尚无统一评价指南。目前,我国还没有数字疗法相关产品被纳入基本医疗保险及建立明确的定价策略,但可负担性评价是数字疗法作为医疗产品或服务项目支付的重要评价领域。

1. 可负担性评价的概念框架　可负担性是指个人、家庭或社会在支付医疗产品或服务费用时不会对基本生活产生重大负面影响的能力。评估数字疗法产品的可负担性需要考虑多个方面的因素，主要分为以下几类。

（1）经济因素：①价格水平，产品或服务的定价应在合理范围内，使多数人能够支付得起。②收入水平，考虑目标人群的收入情况，评估产品价格相对于收入的比例。③支出分配，分析家庭或个人在医疗支出中的比例，确保不会因医疗费用而削减其他基本生活支出。

（2）社会因素：①健康保险覆盖，评估健康保险在医疗费用中的覆盖率，确定患者自付比例。②政府补贴和援助，考虑政府提供的医疗补贴和援助计划对可负担性的影响。③社会经济背景，不同社会经济背景下的可负担性差异，如低收入群体和高收入群体之间的支付能力差异。

（3）患者因素：①支付能力，评估患者或家庭在不影响基本生活需求的前提下支付医疗费用的能力。②医疗需求，考虑患者的具体医疗需求和费用，评估这些需求是否可负担。③财务安全网，分析患者在面临重大医疗支出时的财务安全网，如储蓄、保险等。

（4）数字疗法产品的特殊性：数字疗法产品结合了医疗保健与信息技术，因此在可负担性评价中需要考虑一些特殊因素，如技术接受度、数据隐私和安全性、用户界面的易用性以及技术维护和升级的成本。①技术接受度，评估患者和医疗提供者对数字疗法产品的接受度和使用习惯。②数据隐私和安全性，确保患者数据在使用过程中的隐私和安全。③用户界面的易用性，数字疗法产品的设计是否便于患者使用，提升患者的依从性和满意度。④技术维护和升级的成本，评估产品在使用过程中的维护和升级费用。

2. 可负担性评价的常用方法

（1）价格水平评价：参照 WHO/HAI 标准调查法，常采用中位价格比值（median price ratio，MPR）评价药品价格水平。数字疗法产品作为一种新型疗法，定价时应参考国际价格。计算公式如下：

$$MPR = 单位剂量药品价格/国际参考价。$$

当 MPR 值大于1时，表明药品价格水平高于国际平均标准。

在药品价格评价中，国际参考价格需要保证不同层次药品价格水平的覆盖性，可借鉴欧美发达国家、周边邻国、欧洲中等经济体量国家，或中国台湾地区和中国香港地区的药品价格，来参考定价。因此，数字疗法产品也应参考这种策略进行价格可负担性评价。

（2）WHO/HAI标准调查法：是国际上最常用的医疗支出可负担性评价的方法，其将药品可负担性定义为"使用该药品标准剂量治疗某一疾病1个治疗期内所花费的药品总费用相当于政府部门中非技术人员最低日薪标准的倍数。"在使用WHO/HAI标准调查法评价患者对于药物的可负担性时，通常设定倍数＝1为阈值，当数值＜1时，代表居民对某药品的治疗费用具有良好的可负担性。有学者也将该方法在我国进行了本土化修订，以城镇居民人均年可支配收入和农村居民年人均纯收入代替政府部门非技术人员最低日薪。对于数字疗法产品来说，可以参考该评价方法进行产品的患者可负担性评价。

（3）灾难性支出评价法：在评价药品或医疗服务的可负担性时，提出了"灾难性支出"的概念，WHO将"家庭医疗卫生费用在家庭可支配收入中占比超过40%"定义为发生灾难性支出。由于数字疗法产品具有长期管理和使用的特性，需要根据其单价、使用疗程、定价策略进行年费用的计算，并与家庭可支配收入情况进行比较，以确定其是否造成患者家庭的灾难性支出。

（4）患者支付能力的评估：指在不影响基本生活需求的前提下，患者能够支付医疗费用的能力。除了宏观的社会经济数据评价外，还应该通过广泛的渠道收集关于患者经济状况的数据，包括但不限于患者的收入水平、医疗费用支出、保险覆盖范围及可能的医疗补贴或援助。通过问卷调查、面对面访谈或利用现有的医疗记录，可以获取这些信息。重要的是要确保数据收集的方法尊重患者的隐私并符合当地法律法规。

通过分析患者的经济状况，可以确定他们为数字疗法产品支付的意愿和能力。这不仅包括他们的当前收入和储蓄，还包括他们对未来医疗支出的预期和计划。此外，还应考虑患者的债务水平和其他财务责任，因为这些因素也会影响他们的支付能力。在评估过程中，还应考虑不同患者群体的特定需求。例如，低收入家庭、老年人、慢性病患者或偏远地区患者可能面临的不同经济挑战。这些群体需要定制化的支付计划或补贴政策，以确保他们能够获得所需的数字疗法产品。

支付能力评估还应考虑医疗产品的价格弹性。也就是说，患者对价格变化的敏感度。通过分析不同价格点上的需求量变化，可以更好地理解患者对数字疗法产品价格调整的反应。支付能力评估的结果应该用于指导数字疗法产品的定价策略，这可能包括提供分层定价模型，其中不同收入水平的患者可以根据自己的支付能力选择合适的服务套餐。此外，还可以考虑引入分期付款计划或与保险公司合作，以降低患者的即时支付负担。

总之，患者支付能力的评估是一个多维度的过程，它要求对患者的经济状况进行全面了解，基于这些信息制定合理的定价和支付策略，以此确保数字疗法产品对所有患者都是可访问和可负担的，从而提高医疗服务的普及率和效果。

三、数字疗法价值评估的研究设计

（一）随机对照试验设计

随机对照试验（RCT）是采用随机分配的方法，将符合条件的研究主体分配到试验组和对照组，然后进行相应的干预措施，并控制条件和环境一致，进行研究和观测试验效应，用客观的效应指标对试验结果进行科学的测量和评价。RCT结果是评估医疗干预效果的"金标准"，也是证明数字疗法产品效果的有效方法。

1. 研究目的与设计原则　RCT一般是在数字疗法产品上市前进行的疗效研究，其通过随机化、盲法、对照原则，验证该产品是否能达到预期效果，以此来协助其获得在某一国家或地区的上市许可。RCT设计模式见图8-3。

RCT用于临床疗效研究时，大致有以下两种情况。①用于数字疗法与标准疗法的比较：应用前提是目前尚不能肯定数字疗法的疗效比已有疗法好，列入对照组的患者也得到治疗，此时通常需要较长的随访期。②用于暂且不予治疗也不影响愈后的疾病：即治疗与否得失相当的疾病。这种情况通常是将研究对象随机分为两组后，对照组暂且不予治疗，即采用空白对照。对于这类疾病，一定是目前尚未发现或无法肯定存在有一定疗效的治疗方法，采用新疗法的患者可能受益，也可能有一定的危险，而不予治疗则疾病自行缓解的可能性很小，多数或早或晚预后不良。

RCT研究因采用随机化、盲法和对照原则，极大限度地避免了试验实施过程中可能出现的偏倚，从而成为临床研究中评价因果效应的"金标准"。随机化原则是RCT研究的最基本原则，即通过随机化方法将研究人群以平等的机会分配到试验组和对照组，并同时接受相应的干预措施，通过这一原则可极大程度地消除组间及组内差异，平衡各种混杂因素并消除选择偏倚，提高统计学检验的有效性；盲法原则是指研究者和受试人群均不知晓分组结果，从最大限度上消除研究参与者对于试验组和对照组可能出现的测量偏倚和实施偏倚；对照原则是指通过设置对照组来评价干预措施的有效性，通过对照原则来消除各种非试验因素（如时间因素等）引起的因果效应。

2. 研究对象与样本量估算　RCT的研究对象通常采用多中心研究来完成受试者的招募，能够保证受试者的覆盖面，避免单一研究单位可能存在的局限性。由于受经费、资源和时间等多方面限制，RCT的研究样本量较小，通常会采用由统计学公式估算出的最小样本量；同时，为了保证研究质量，RCT研究通常会设

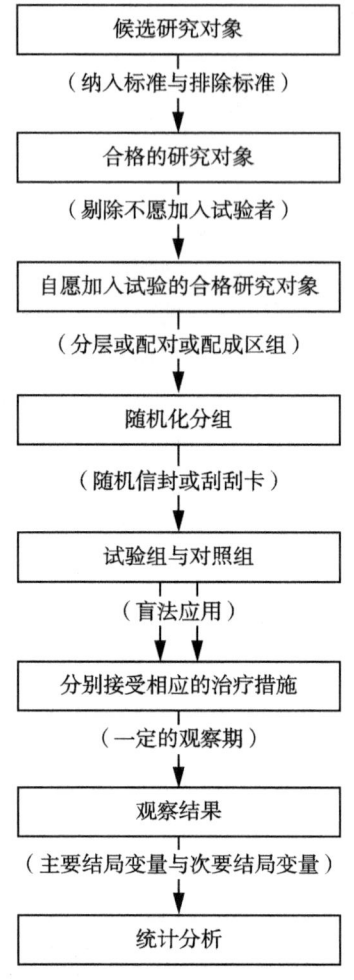

图 8-3　RCT 设计模式

定较为严格的纳入标准与排除标准，比如研究人群的年龄、病情严重程度、合并的慢性病等，以尽可能地提高研究人群的同质性。

样本量估算是指为满足统计的准确性和可靠性（Ⅰ类错误的控制和检验效能的保证）计算出所需的最小样本量，是临床研究设计中一个极为重要的环节，直接关系到研究结论的可靠性、可重复性及研究效率的高低。临床研究中，样本量的估算要根据研究目的、设计方法、假设检验类型、主要评价指标等，选择合理的统计学公式进行计算。样本量过小，则统计效能不高；样本量过大，则造成资源浪费。RCT 方案的样本量推算需要通过文献查新或预试验先确定对照组与病例组某因素的暴露概率（p_0、p_1）或平均数与标准差（μ_1，μ_2，σ），预先设定检验水准(一般确定双侧检验水准为0.05)和统计功效(一般设定统计功效为80%或90%),然后代入公式进行推算。结局变量为分类变量时,样本量可代入以下公式推算:

$$n=\left(\frac{Z_\alpha\sqrt{2\overline{p}\,\overline{q}}+Z_\beta\sqrt{2p_0q_0+p_1q_1}}{p_1-p_0}\right)^2,$$

式中,p_0、p_1分别表示对照组与病例组某因素的暴露概率。$q_0=1-p_0$,$q_1=1-p_1$、$\overline{p}=(p_0+p_1)/2$,$\overline{q}=1-\overline{p}$。$Z_\alpha$与$Z_\beta$分别为对应于$\alpha$和$\beta$的标准正态界值。$Z_{0.05}=1.64$,$Z_{0.20}=0.84$。

结局变量为连续变量,对于两独立样本,经文献查新确定两组治疗效果的平均数与标准差估计记为μ_1、μ_2、σ,双侧检验水准为5%时,当统计功效为80%时,$C=7.9$;统计功效为90%时,$C=10.5$。样本量可代入以下公式推算:

$$n=\frac{2C}{p_1-p_0}+1,\quad \delta=\frac{|\mu_1-\mu_2|}{\sigma}。$$

结局变量为连续变量,对于配对样本,双侧检验水准为5%时,当统计功效为80%时,$C=7.9$;统计功效为90%时,$C=10.5$。样本量可代入以下公式推算:

$$n=\frac{2C}{\delta^2}+2。$$

3. **随机分组与干预措施** 在具体的数字疗法RCT研究实施过程中,研究者根据具体情况可采用完全随机分配的方法,也可将相近的受试对象配成对子或区组,然后随机分入各组。有时还可以按对疾病预后有重要影响的因素(如病型、病情、病程、年龄等)将研究对象进行分层,然后再进行随机分组。

RCT研究的目的是验证数字疗法的有效性和安全性,因此对照组的干预措施通常为常规护理对照,少量为空白对照,且RCT研究需要严格控制联合用药、治疗强度、患者依从性等内容。

4. **随机对照试验的结果变量** 可分为计数资料、计量资料和等级资料。计数资料的比较分析通常转化为率。如果是两组间的率比较,则采用四格表χ^2检验或四格表χ^2检验的校正公式;如果是多组间的率比较,则要采用行×列表资料χ^2检验;若要进一步分析每组间的差别,还要把行×列表进行分割,使之成为非独立的四格表,再进行两两比较的χ^2检验。计量资料的比较常用两组间均数比较的t检验;多组间均数比较常用方差分析及Q检验。如果资料呈非正态分布或方差不齐时,也可用秩和检验等非参数检验法。等级资料的分析可采用Ridit分析及秩和检验。

如果疗效的发生与某种因素有关，如疗效与药物的剂量、疗效与疗程的长短、疗效与患者年龄的大小等，可采用线性相关与线性回归分析。如果疗效与多种因素有关，如患者的病情、病程、治疗的强度、疗程、有无合并症等，可采用 Logistic 回归、COX 回归等多因素分析方法。

5. 随机对照试验方案的主要内容　是用于注册和具体实施的可执行文件，主要包括以下方面内容：①研究背景和主要目的；②患者入选和排除标准；③随机化方案；④盲法应用与干预实施的具体流程；⑤主要分析指标和次要分析指标；⑥样本量推算；⑦统计分析计划；⑧病例报告表和数据收集方法；⑨其他，如方案违反的处理、脱落患者的处理等。

6. 随机对照试验研究报告的范式　为了规范研究流程，提高研究质量，20世纪90年代中期由国际多领域方法学专家组拟定并于2010年更新修订以后一直沿用至今的报告试验综合标准（Consolidated Standards of Reporting Trials，CONSORT）声明，对RCT研究报告的范式以声明的形式进行了公布。CONSORT声明共有25条，由题目和摘要、引言、方法、结果、讨论、其他信息6个部分组成。

（二）真实世界研究设计

真实世界研究，即在真实世界环境下收集与患者有关的数据，通过分析获得数字疗法产品的使用价值及潜在获益或风险的临床证据。围绕科学问题，综合运用流行病学、生物统计学、循证医学等多学科方法技术，利用真实世界数据开展的研究统称为真实世界研究。

1. 真实世界数据来源和要求　真实世界数据是指真实世界环境中患者群体的健康信息，以及诊断、治疗、保健等相关数据。数字疗法的真实世界数据来源可包括数字疗法软件产生的信息数据、医保支付数据、疾病登记数据、公共卫生监测数据、产品使用人群队列数据等。满足基本分析要求的数据至少应具备以下条件。

（1）数字疗法产品数据库处于活动状态且数据可及：在研究期限内，所记录的数据均是可及的，即具有数据的使用权限，并且可被第三方特别是监管机构评估。

（2）符合伦理和安全性要求：数据的使用应通过伦理审查，符合法规要求，符合数据安全与隐私保护要求。

（3）纵向数据：数据应是纵向的，而不是横断面的。

（4）关键变量的覆盖度：用于评估的真实世界数据应具有一定的覆盖度，至少应包括与研究目的相关的结局变量、暴露/干预变量、人口学变量和重要的协变量。

（5）具有一定的数据完整性：数字疗法产生的数据通常是不完整的，但应确保一定的完整性，即数据治理后，保证在人群有代表性的前提下，即使样本量减少，仍能满足统计分析所需的足够检验效能。

（6）样本量足够：样本量应足够大，并充分考虑患者在使用数字疗法产品时的依从性，在例数明显减少的情况下需要保证统计分析所需的样本量。

2. 真实世界研究常见设计类型

（1）试验性研究：实用临床试验（pragmatic clinical trial，PCT）是指在常规或尽可能接近常规的临床实践中开展的临床试验，是介于RCT和观察性研究之间的一种研究类型，它与RCT的不同之处如下。①PCT干预既可以是标准化的，又可以是非标准化的；②PCT既可以采用随机分组方式，又可以自然选择入组；③受试病例的入选标准较宽泛，对目标人群更具代表性；④对干预结局的评价不局限于临床有效性和安全性，通常选择对患者或研究结果使用者有重要临床意义的指标，如可以选择治疗依从性、卫生经济性等；⑤PCT一般使用临床终点，而避免使用传统RCT中可能使用的替代终点；⑥可以同时考虑多个对照组，以反映临床实践中不同的标准化治疗；⑦一般不设安慰剂对照；⑧在大多数情况下不采用盲法，但对如何估计和纠正由此产生的测量偏倚，需给予足够的重视；⑨数据的收集通常依赖于患者日常诊疗记录；⑩注重评价远期结局，随访时间较长，随访频率通常与常规临床随访一致。与观察性研究的不同之处是，PCT是干预性研究，尽管其干预的设计具有相当的灵活性。

PCT纳入真实世界患者的限制相对少，但异质性相对较大；实施过程相对灵活，更符合日常医疗实际，更能被患者所接受；采用随机化方法减少混杂因素的影响，可以提高组间可比性，从而提供稳健的因果推断；在更接近真实临床实践环境下开展的研究，PCT所获得的证据在多数情况下被视为较好的真实世界证据，结果外推性较好；但PCT的局限性在于需要考虑所有可能潜在因素的影响，包括各种偏倚和混杂因素的影响，故其研究设计和统计分析较为复杂，所需的样本量通常远超RCT设计。

（2）观察性研究

1）横断面研究：是研究特定时间与特定空间内人群有关变量与疾病或健康状况的关系。由于所获得的资料是在某一特定时间内收集的，好似时间的一个横断面，故称为横断面研究，又称现况调查。横断面研究常用于描述疾病（或症状、体征）等的自然转归、诊断、治疗、预后等方面的人群特征，以便找出规律，指导临床实践。研究方法一般包括普查和抽样调查。横断面研究操作方便简单、成本低；调查人群中有自然形成的同期对照，具有可比性；同时观察多种因素，反映调查当时个体的暴露和结局状况，有助于病因假设的提出，研究结果有较强的推广意义。局限性在于疾病与因素同时存在，难以推断因果关系；只能获得患病率，无发病率资料；潜伏期或缓解期患者易被误诊而产生偏倚；一般只适用于对慢性病的研究；可产生选择性偏倚和信息偏倚。作为一项描述性研究，横断面研究可以通过收集与药品相关事件的时间、地点和人群方面的基本分布特征等客观资料，经过整理、分析，建立假设性结论，并将假设性结论作为药品临床综合评价研究的起点，为进一步的研究提供线索和打下基础。

2）队列研究：是将某一特定人群按是否暴露于某可疑因素或暴露程度分为不同的亚组，追踪观察两组或多组成员结局发生的情况，比较各组之间结局发生率的差异，从而判定这些因素与该结局之间有无因果关联及关联程度的一种观察性研究方法。队列研究的基本原理是在一个特定人群中选择所需的研究对象，根据某个时期是否暴露于某个待研究的危险因素，或根据其不同的暴露水平，将研究对象分成不同的组，如暴露组和非暴露组、高剂量暴露组和低剂量暴露组等，随访观察一段时间，检查并登记各组人群待研究的预期结局的发生情况，比较各组结局的发生率，从而评价和检验危险因素与结局的关系。其研究设计主要包括研究因素、研究结局、样本量、研究现场和研究人群。根据研究对象进入队列时间及观察的时间不同，队列研究可分为前瞻性队列研究、回顾性队列研究和双向性队列研究。将数字疗法干预作为暴露因素进行队列研究，开展数字疗法临床综合评价是上市后产品安全性、有效性研究最常用的设计方法。

3）病例对照研究：是一种回顾性的由结果探索病因的流行病学方法，即在健康阳性事件发生之后去追溯假定病因因素的方法。该研究是以某人群内一组患有某种健康阳性事件的人（称为病例组）和同一人群内没有这种健康阳性事件的人（称为对照组）作为研究对象，调查他们过去对某个或某些暴露因素的暴露情况和（或）暴露水平的差异，以判断暴露因素与某种健康阳性事件有无关联的一种观察性研究方法，探讨健康阳性事件与危险因素的关联。通过初步分析因果关系，为确证性研究提供线索。健康阳性事件包括发病、死亡、伤残等不良事件，也包括良性临床结局（如客观缓解情况、有效性情况）等，还包括关于健康行为、态度、意愿等结局。暴露因素是指影响结局、能够改变结局的相关因素，通常就是所谓的病因，更广泛来说是能够预测阳性结局的有关指标，其中也包括药物干预。病例对照研究有多种研究设计类型，如巢式病例对照研究、病例队列研究、病例交叉研究等。病例对照研究的简单关联性方法往往是从差异性角度进行探讨（差异即相关）。病例对照研究的差异性比较是按照病例组/对照组分组，即各个暴露因素在病例组和对照组中的分布差异有无统计学意义。

（三）系统评价与荟萃分析

循证医学证据评价方法主要包括系统评价和荟萃分析。系统评价是对某一问题的所有相关研究进行全面、系统评估和综合的证据汇总。荟萃分析则是系统评价中的一种定量分析方法，用于确定有效量、进行异质性检验、选择效应模型和统计方法，并进行敏感性分析，因此荟萃分析是对多个独立研究的结果进行统计学的合并和量化分析的方法。

与传统文献综述不同，系统评价是针对某一具体临床问题（如疾病的病因、诊断、治疗、预后），系统、全面地收集现有已发表和未发表的临床研究文献，进而采用临床流行病学严格评价的原则和方法，对筛选出的符合质量标准的原始研究结果进行定性或定量合成（例如荟萃分析），从而得出可靠的综合结论。系统评价是一种科学、客观、系统地总结和整合原始研究结果的研究方法，具有规范、透明和可重复性的特点，可为医疗卫生决策提供较为完整、可靠、权威的证据。随着循证医学及其理念的不断发展，系统综述已广泛应用于临床医学、公共卫生和卫生政策决策之中。

荟萃分析又称综合分析或Meta分析，是一种统计学方法，主要用来合并基于所选主题的所有相似研究的结果，进行定量系统评价。它通常用于评估某一问题的总体效果，具有许多优点，例如，可以通过综合多种研究结果，消除单一研究结果的局限性，从而提高结论的准确性和可靠性，同时可以汇集大量数据，使得研究的可行性和可操作性得到提高。

1. **系统评价的步骤**　系统评价通常是一项耗时且需要团队合作开展的研究工作。因此，在开始前，应充分评估选题、团队资源和成员时间，并制定详细的研究计划。一般来说，系统评价包括以下8个步骤。

（1）明确研究问题：清晰明了地定义研究问题的范围和目标，才能确保研究焦点明确。明确的研究问题或假设将指导后续的文献搜索和筛选工作。

（2）制定文献搜索策略：根据研究问题，制定系统的文献搜索策略。这包括选择适当的数据库、确定搜索关键词、设定筛选条件等。为了更全面地收集相关文献，还可以使用适当的搜索工具和引文网络来扩展搜索范围。

（3）收集文献：按照制定的策略，全面收集相关文献。确保不漏掉任何重要研究，以便为后续的综述提供充分的资料支持。

（4）筛选文献：根据预设的纳入和排除标准，对收集到的文献进行筛选，包括基于标题和摘要内容的初筛，以及全文审阅进一步筛选，确保只纳入高质量的文献进行分析。

（5）评价文献质量：采用科学的评价标准和方法，对纳入的文献进行质量评价。需要评估的维度包括文献的可靠性、有效性和适用性等，以确保所使用的研究资料具有足够的可信度。

（6）提取数据和信息：从纳入的文献中提取关键数据和信息，包括研究方法、样本量、研究结果等需要用到的指标和统计量。这些数据和信息将为后续的综合分析提供基础。

（7）数据分析和综合：对提取的数据和信息进行综合分析，评估研究结果的一致性和差异性。通过对比不同研究的结果，可以得出综合结论，并对研究问题进行深入的探讨。

（8）撰写综述：将上述步骤的结果整理成一篇结构清晰、逻辑严谨的综述文章。综述文章应包括引言、方法、结果、讨论和结论等部分。在撰写过程中，要确保文章的内容准确、完整，并符合学术规范。

2. **荟萃分析的步骤** 荟萃分析的基本流程包括构建循证问题、证据检索与收集、严格评价证据、应用最佳证据、经验总结与后效评价，这里主要介绍数据分析步骤，包括数据提取及汇总、异质性检验、合并效应量估计与假设检验，以及效应量估计模型的选择等内容。

（1）数据提取：准确可靠的数据是荟萃分析的基础，数据本身的缺陷是无法弥补的。所以在收集与提取数据时，应广开渠道，通过多种途径收集，确保数据全面完整；同时，采取有效的质控措施，如多人同步提取数据，防止测量偏倚；最后要对数据资料的真实性进行严格评价。数据提取要按照统一的表格，将所纳入研究的重要信息进行汇总，如样本量、分析方法、主要结果变量、设计方案、发表年份、具体实施时间及地点、质量控制措施等。

（2）异质性检验：在系统评价过程中，尽管纳入的多个研究都具有相同的研究假设，但其在研究设计、研究对象、干预措施、测量结果上可能存在变异，这些在不同研究间存在的各种变异称为异质性。Cochrane协作网将异质性分为以下几类：①临床异质性，即参与者、干预措施、结局指标差异所致的偏倚；②方法学异质性，由试验设计和研究质量不同引起；③统计学异质性，是临床异质性及方法学异质性联合作用的结果。荟萃分析的核心思想是合并（相加）多个研究的统计量，而只有同质的资料才能进行合并或统计分析。因此在进行荟萃分析之前必须进行异质性检验，以判断其是否具有同质性，用假设检验的方法检验多个独立研究的异质性是否具有统计学意义。

异质性检验的方法主要有目测图形法和统计学检验法。目测图形法包括森林图、拉贝图、Galbrain星状图、Z分值图等，优点是简单明了，如通过目测森林图中的点估计值的变异及可信区间重叠程度，初步判断是否存在异质性。若可信区间大部分重叠，点估计值中无明显异常值，一般可认定同质性较高。其缺点是主观判定性比较强，即同一张图不同的研究者可能有不同的解读，故目测图形法只能初步判定是否存在异质性。统计学检验评价异质性的方法包括Q检验及I^2统计量、H统计量等。

（3）合并效应量估计及其假设检验：通常包括以下步骤。

1）数据类型及合并效应量：可用于荟萃分析的数据主要包括以下5类。①二分类变量资料，按照某种属性分为互不相容的两类，如描述临床结局时，选用存活、死亡，复发或不复发等。②数值变量/连续性变量资料，如血压值、糖化血红蛋白值等，往往有度量衡单位，且能够精确测量。③等级资料/有序多分类变量资料，按照某种属性分为多类，类与类之间有程度或等级上的差异，例如疗效判定用痊愈、显效、有效、无效等表示。以上3种数据类型比较常见。④计数数据，即同一个体在一定观察时间内可发生多次不良事件，如心肌梗死、骨折、多次入院等。⑤生存资料，同时观察两类数据，即是否发生不良事件及发生不良事件的时间。

数据类型不同决定了效应量的表达方式有所不同。效应量常被定义为临床上有意义的值或改变量。当结局观察指标为二分类变量资料时，常用的效应量表达有相对危险度（relative risk，RR）、比值比（odds ratio，OR）、危险差（risk difference，RD）、绝对危险度（absolute risk，AR）或NNT等。选择OR或RR作为合并统计量，其结果解释与单个研究的效应量相同，选择RD作为合并统计量，其解释为两个率的绝对差值。

当结局观察指标为定量变量资料或连续性变量资料时，效应量采用均数差（mean difference，MD）或标准化均数差（standardized mean difference，SMD）等表达方式。MD即为两均数的差值，以原有单位真实地反映了试验效应，消除了多个研究之间绝对值大小的影响。有些目的相同的研究可能采用不同的检测方法，获得的指标无法进行直接比较，可以把这些效应指标进行标准化（SMD）后再进行合并统计分析。SMD适用于单位不同或均数较大的资料的汇总分析，但SMD没有单位，所以在结果解释时要慎重。

对于等级资料或计数数据，可根据实际情况转换化为二分类变量资料或当作连续性变量资料进行处理，选用相应的效应量。对于生存资料，效应量表达可用风险比（hazard ratio，HR）。

2）合并效应量估计：荟萃分析是对多个同类研究的结果进行合并获得一个单一效应量或效应尺度，通过合并后的统计量来评价多个同类研究的综合效应。荟萃分析常用的合并效应量估计方法有Mantel-Haenszel（M-H）法、Peto法、方差倒数（inverse variance，IV）法、DerSimonian-Laird（D-L）法等。前3种方法适用于固定效应模型，后一种方法适用于随机效应模型。近年还出现了最大似然估计法（maximum likelihood，ML）及非参数策略等一些较新的统计分析方法。

当异质性检验无统计学意义时，选择固定效应模型。如果是分类资料，可选择M-H法或Peto法，主要用于小概率事件的合并效应量计算。M-H法适用于纳入数量较少或事件发生率较低的研究。Peto法是M-H法的改良，仅适用于OR值的分析。如果是数值变量资料，采用IV法计算其合并效应量。IV法同样适用于分类资料，但当数据较小时没有M-H法得到的结果稳定。当异质性检验有统计学意义或$I^2 > 50\%$，可选择随机效应模型，多采用D-L法，它既可用于分类资料，又可用于数值变量资料合并效应量的校正。D-L法通过权重对效应量进行校正，它通过增大小样本研究的权重、减小大样本研究的权重，来处理研究间的异质性。但该方法可能增大了质量较差的小样本信息，降低了研究质量较好的大样本的信息，因此，对随机效应模型的结论应慎重解释。

3）固定效应模型和随机效应模型：模型的选择取决于异质性检验结果和对理论效应量的假设。如果异质性检验无统计学意义，而且异质性小到可以忽略，此时可认为理论效应量是固定的，原始研究间的效应量若有差别，也是由于抽样误差造成的，可直接选用固定效应模型，估计合并效应量；反之，如果异质性较大，且假定理论效应量变化呈正态分布，则应选用随机效应模型。随机效应模型因将研究间的变异因子作为校正权重，其结果比固定效应模型结果更稳健。

固定效应模型指当异质性检验$P > 0.10$，即各研究结果具同质性时，使用固定效应模型计算合并统计量。以二分类变量资料为例，适用于固定效应模型的荟萃分析方法有M-H法、Peto法、方差倒数法等。其中M-H法是分类变量固定效应模型最常用的统计分析方法，可用于OR、RR、RD等效应指标的合并统计分析。

随机效应模型指当多个研究不具有同质性，且进行异质性分析和处理后仍无法解决异质性时，可使用随机效应模型计算合并统计量。随机效应模型只是一种对异质性资料进行荟萃分析的统计学方法，不能控制混杂、校正偏倚和消除异质性产生的原因。目前随机效应模型多采用D-L法，该方法同时适用于二分类变量和数值变量，主要是对权重进行校正。

4）合并效应量的假设检验：采用上述方法计算获得合并效应量后，需要通过假设检验来判定是否具有统计学上的显著性差异，常用Z检验。使用森林图进行统计描述，可以展示全部纳入研究统计分析的内容。

3. 个体病例数据的荟萃分析（individual patient data meta-analysis，IPD-MA）

IPD-MA是一种特殊类型的荟萃分析方法，通过与试验研究者联系，获取文献的原始数据，进而对个体病例数据进行荟萃分析。与常规荟萃分析相比，IPD-MA收集的是每个试验的个体病例数据，即每个受试者的数据。这些数据不限于已发表的数据，而是获取最原始的数据，此方法的一个关键优势是能够进行更深入和细致的分析，包括患者层面的亚组分析、调整潜在的混杂因素及探索不同治疗或干预措施对患者群体的异质性影响。这有助于极大地减少常规荟萃分析中的发表偏倚和异质性。通过IPD-MA可以确认受试者实际分配方案，保证数据的准确性和完整性。这种方法旨在增加样本量、提高统计效能，并得出更可靠和精确的结论。

在进行IPD-MA时，研究者需要先收集来自多个研究的单个病理患者数据，再对这些数据进行清理、标准化和整合，确保数据的一致性和可比性。然后使用适当的统计方法来分析和合并数据，以得出关于研究问题的综合结论。但IPD-MA也面临一些挑战和限制。例如，数据收集和整合可能涉及多个研究机构和伦理审查的问题。此外，由于数据的复杂性和异质性，分析过程可能需要更高级和复杂的统计技术。

4. 网状荟萃分析（network meta-analysis，NMA） NMA是一种基于多个研究的方法，用于分析两个以上干预措施之间的直接和间接比较结果。这种方法利用包含3种及以上干预措施构成的证据体里的所有研究，结合直接比较和间接比较，基于荟萃分析技术进行加权合并分析。网状荟萃分析涉及调整间接比较和混合治疗效应。其主要特点是强调在相同条件下比较多种干预措施，从而提供更全面和准确的治疗效应估计。这种方法可以同时比较多个干预措施之间的治疗效果差异，并按效果大小进行排序，为决策者制定临床指南提供重要参考依据。

在进行网状荟萃分析时，有几个重要的假设需要满足。首先是同质性假设，其与传统直接比较荟萃分析相同，需要检验干预措施和试验质量的同质性。其次是相似性假设，包括临床相似性和方法学相似性，这有助于平衡试验集的偏倚。当有直接比较和间接比较结果时，还需要进行一致性检验，以判断比较结果是否差异小，符合一致性假设。

网状荟萃分析可以通过以下几种方式进行：①间接比较荟萃分析，当不存在直接比较时，基于共同对照对多个干预措施进行比较的荟萃分析。②混合治疗效应荟萃分析：当同时存在直接比较和间接比较时，基于间接结果与直接结果的合并结果，同时分析多个干预措施的荟萃分析。

网状荟萃分析的优势在于能够使用间接比较的方法去评价无直接临床试验比较的两种治疗方案的优劣。然而，这种方法也存在一些假设和限制，例如同质性假设、网络连接性假设、传递性假设和一致性假设等。

参考文献

[1] 于彤，刘秀荣. 我国公共卫生技术评估的现状及思考[J]. 卫生软科学，2023，37（7）：

38-41.

[2] 李静,李幼平,刘鸣. 卫生技术评估与循证医学[J]. 华西医学,2000(1):6-9.

[3] 曾华堂,柯夏童,黄存瑞等. 基于复杂适应系统理论的我国卫生技术评估实施机制研究[J]. 中国卫生经济,2023,42(5):1-4,40.

[4] World Health Organization. Measuring medicine prices, availability, affordability and price components, 2nd edition[EB/OL].(2012-06-17)[2024-04-12]. https://www.who.int/publications/i/item/WHO-PSM-PAR-2008.3.

[5] 信枭雄,管晓东,史录文. 基于5种罕见病可负担性评价的我国罕见病保障机制研究[J]. 中国药房,2014,25(5):404.

[6] World Health Organization. Designing health financing systems to reduce catastrophic health expenditure[EB/OL].(2002-02-08)[2024-04-15]. https://www.who.int/publications/i/item/WHO-EIP-HSF-PB-05.02.

[7] 刘萍,谢雁鸣. 中西医结合临床研究方法学[M]. 北京:人民卫生出版社,2016.

[8] 刘丹,周吉银. 临床科研项目样本量的要求[J]. 中国医学伦理学,2019,32(6):716-718,723.

[9] ZWARENSTEIN M, TREWEEK S, GAGNIER J J, et al. Improving the reporting of pragmatic trials: an extension of the CONSORT statement[J]. J Chinese Integr Med, 2009, 7(4):392-397.

第三篇

数字疗法在疾病治疗管理中的应用

第九章

数字疗法在糖尿病患者管理中的应用

糖尿病作为一类重要慢性病，起病隐匿，病情迁延不愈，患病人口基数大，疾病经济负担重。针对全球疾病经济负担的研究发现，2型糖尿病所导致的76.5%伤残调整生命年可归因于危险因素，因此，亟须对影响糖尿病患者健康的危险因素施加干预，以延缓疾病发展进程、降低疾病负担。糖尿病患病人群基数大，基层医疗机构缺乏经济高效的管理手段，发掘具有成本效益并且安全有效的糖尿病管理工具，对于提高患者生活质量、降低卫生系统经济负担具有重要意义。数字疗法是由高质量软件程序驱动的循证治疗干预措施，用于预防、管理或治疗医疗紊乱或疾病。作为数字健康的一个子集，数字疗法的根本特点是基于循证医学对疾病进行治疗和干预，相对于传统治疗方式，其具有成本更低、应用场景自由、提高患者依从性等优点。近年来，数字疗法在慢性病健康管理领域中的应用逐渐引起人们的注意。本章重点对糖尿病数字疗法技术的应用现状进行概述，同时对糖尿病数字疗法产品的临床试验开展荟萃分析，为促进数字疗法产品推广应用于糖尿病健康管理提供科学参考。

一、数字疗法在糖尿病领域的应用前景概述

根据国际糖尿病联盟测算，2021年全球20～70岁人口糖尿病患病率约为10.5%，患病总人数约为5.366亿人，预计2025年全球患病人数将达7.832亿人。2021年，全球糖尿病相关卫生支出估计为9660亿美元，预计2045年将达到10 540亿美元。糖尿病不仅会增加感染、心血管疾病、卒中、慢性肾病、慢性肝病和癌症的死亡率，还会增加卫生支出，2020—2030年，预计我国糖尿病相关卫生总支出将从2502亿美元增加到4604亿美元。越来越多的研究证据表明，吸烟、饮酒、缺乏运动、不合理饮食等不健康的生活方式均与糖尿病关联密切。由此可见，合理干预糖尿病人群健康危险因素，预防轻中症转化为危重症，延缓患者病情进展，降低我国居民糖尿病疾病经济负担迫在眉睫。

当前我国糖尿病患者的管理和随访主要由乡镇卫生院和社区卫生服务中心

等基层医疗卫生机构负责，截至2019年，全国在册管理的2型糖尿病患者数约为3135.71万人，规范管理率为73.55%，被管人群的血糖控制率为63.55%。《基层医疗卫生机构糖尿病规范化管理中心建设标准（试行）》要求每名医生管理糖尿病患者数至少100例/年。相较于数量庞大的糖尿病现患人群，纳入国家基本公共卫生服务在册管理的比例不足30%。同时，基层医疗机构面临人力资源质量和数量的现实问题，全科医生数量远远不够，2022年，每万人口全科医生数仅为3.28人，每万人口专业公共卫生机构人员为6.94人，因此急需新方法降本增效解决我国糖尿病患者管理问题。数字疗法赋能糖尿病规范管理就是一个节省人力和经济成本的重要手段。

目前糖尿病尚无根治的方法，一般通过综合治疗手段控制糖尿病进展，包括促进糖尿病患者的自我管理和自我血糖监测，通过饮食治疗和运动治疗干预糖尿病患者的生活方式，以及口服降糖药或注射胰岛素制剂等药物治疗。而数字疗法通过血糖监测和预警、健康教育干预、促进医患沟通、引导精准用药，能够直接作用于糖尿病患者，提高患者血糖管理效果和依从性，减轻基层医疗工作者的负担，提升工作效率。

二、数字疗法管理糖尿病患者的产品与功能

（一）用于糖尿病管理的数字疗法产品

数字疗法可综合、全面地进行糖尿病管理，除了血糖控制和用药管理外，数字疗法还有助于改善患者其他健康指标，如生命质量和满意度等。通过综合性的健康管理服务，数字疗法可以帮助患者全面改善身体状况，提高生活质量，增强对医疗服务的信任度和满意度。表9-1梳理了国外比较成熟的糖尿病数字疗法产品。

表9-1 主要糖尿病数字疗法产品信息梳理

产品名称	公司名称	审批分类	核心功能	产品分类	适用人群
Dario（美国）	LabStyle Innovations	FDA Ⅱ类医疗器械	血糖监测和预警系统	综合干预	1型糖尿病、2型糖尿病患者
Insulia（美国）	Voluntis	FDA Ⅱ类医疗器械	根据血糖监测和患者生活习惯计算胰岛素剂量	药物干预	1型糖尿病、2型糖尿病患者

第九章　数字疗法在糖尿病患者管理中的应用

续表

产品名称	公司名称	审批分类	核心功能	产品分类	适用人群
d-Nav（美国）	HYGIEIA	FDA Ⅱ类医疗器械	使用算法计算并自动调整胰岛素剂量以适应患者需求，同时预防低血糖	药物干预	1型糖尿病、2型糖尿病患者
Blue Star（美国）	Welldoc	FDA Ⅱ类医疗器械	根据患者填写的基线健康状况、每日血糖读数、运动活动和食物摄入量，实时提供定制的、基于证据的健康行为	综合干预	1型糖尿病、2型糖尿病患者
Welldoc（美国）	Welldoc	FDA Ⅱ类医疗器械	使用探针传感器+发射器+接收器连续性监测血糖，将24小时结果传递给医生，新增胰岛素实时补充给药功能	综合干预	1型糖尿病、2型糖尿病、糖尿病前期患者
Viterion 100 TeleHealth Monitor（美国）	Viterion Corporation	FDA Ⅱ类医疗器械	通过系统开展健康教育，持续监测自我血糖、血压和体重，并传输给执业护士。执业护士审查风险分层报告，并进行电话随访，开展管理教育	综合干预	糖尿病及心血管疾病患者
AspyreRx（原BT-001，美国）	Better Therapeutics	FDA Ⅱ类医疗器械	通过智能手机为2型糖尿病患者提供认知行为疗法	综合干预	2型糖尿病患者
Vitadio（德国）	Vitadio Health Technologies GmbH	CE认证Ⅰ类医疗器械	通过智能提醒帮助用户制定个性化控糖方案，使用AI算法向用户提供饮食反馈建议	综合干预	2型糖尿病患者
Diabeloop Generation 1（法国）	Diabeloop	CE认证	使用连续型血糖传感器+蓝牙，监测用户24小时血糖，记录饮食和锻炼情况，个性化设置胰岛素接种剂量	药物干预	1型糖尿病患者

(二)糖尿病数字疗法产品的功能

1. **血糖监测与及时预警** 糖尿病患者需长期服药控制饮食,传统的血糖监测要求患者定期前往医疗机构进行检查,医生无法随时监测患者的血糖变化,也无法为患者提供及时的答疑解惑。这一方面增加了患者的生理、心理、经济、时间负担,导致患者药物依从性差,使得治疗效果降低;另一方面由于人体血糖值变化较快,传统监测无法提供精准的实时监测数据,这会导致无法及时预警和不能精确地调整用药。而当前随着数字化智能血糖监测设备和连续性血糖监测系统的发展,上述问题能够得以解决,糖尿病患者可以更方便地监测自身血糖水平,及时做出治疗计划的调整,减少了传统手动监测的不便。

家庭监测远程监护设备可持续、实时监测患者血糖变化,并能发送带有提醒和教育性质的信息。这一设备能够做到对患者血糖的连续性检测,使得医生能够为患者提供更加及时有效的治疗调整方案。此外,由麻省理工学院开发的糖尿病管理程序能够通过自我追踪工具、患者和医务人员共享决策界面,进行血糖监测数据的实时同步,并提供药物依从性、饮食、运动等相关数据,患者和医生可通过程序所提供的可视化数据来决定胰岛素注射方案。通过智能检测设备和平台对患者血糖实施随时随地的监测并及时做出预警,可使患者以一种更加动态且精确的方式知晓自身血糖变化,能够及时应对各种可能发生的风险。对于糖尿病患者来说,应用数字疗法连续监测血糖是未来生活场景下管理血糖的新趋势。

2. **辅助患者自我管理和健康教育功能** 数字化平台和应用程序为糖尿病患者提供了个性化的治疗方案和健康管理建议,有助于他们更好地控制血糖水平。数字疗法基于算法、大数据模型及循证证据,区别于普通医疗软件的健康教育,数字疗法干预是可靠且个性化的,其手段是"治疗"。例如BT-001应用程序包含一种新型的2型糖尿病行为干预手段,其核心技术是通过提供知识模块和技能模块,帮助患者准确识别当前网络中的错误信息,减少其消极的治疗想法和态度,使得患者能够运用正确科学的知识并形成理性的思维模式,坚定地执行治疗计划。此外,Buddy Diabetes这一糖尿病管理应用程序同样也设计有一个内置算法,可自动评估患者饮食是否适合当前治疗计划,并结合患者体重、性别、年龄和活动水平等指标进行综合评估,设定当日能量和糖类的可摄入范围,并生成比当前更加健康的饮食计划。数字疗法可通过算法及大数据模型,结合患者身体各指标,生成有利于糖尿病患者控制血糖的个性化方案,为糖尿病患者提供从药量调整、食物摄入、行为选择等多方面综合性的治疗计划。

通过个性化的运动计划和饮食指导,数字疗法可以帮助患者建立健康的生活方式,改善身体状况,提高生活质量。这种干预方式不仅适用于糖尿病患者,也适用于其他慢性病患者和亚健康人群。

3. 引导患者精准用药　治疗药物监测是以药物动力学与药效动力学原理为基础，通过运用各种灵敏的现代分析手段，定量分析生物样品（血液、尿液等）中的药物及代谢物浓度，探讨患者体内血药浓度与疗效、毒性之间的关系，确定个体的最佳治疗剂量及用药方案，从而提高疗效和减少不良反应。

通过智能算法和数据分析，数字疗法可以根据患者的个体特征和病情状况，为其制定个性化的用药方案，并提供用药提醒和剂量调整建议。例如，Voluntis公司生产的智能胰岛素泵可以通过智能血糖仪来监测用户体内血糖水平，记录用药情况，并根据用户当日血糖水平精准调整胰岛素用量，实现引导患者精准用药的效果。更多的数字疗法软件产品是通过记录用户运动、心率、饮食摄入等影响血糖水平的指标，以及植入式连续性血糖监测仪的精准记录，向用户提供个性化建议，帮助其调整用药剂量和生活方式，这有助于患者更好地掌握用药知识，提高用药效果，减少不良反应的发生。

4. 提高患者的药物依从性　糖尿病管理面临的最大问题是患者的糖尿病相关健康意识不够，改变自身行为的动力不足，对各类干预的依从性差。影响用药依从性的主要因素包括患者本人对按时用药的意识、医生的提示对患者是否权威有效和患者本人对用药的认知态度。而糖尿病数字疗法软件产品最基本的功能就是通过软件消息、短信提醒等方式，持续监测和预警患者的健康状况和用药情况，帮助患者坚持用药，达到最佳治疗效果。

从个体角度上来看，糖尿病管理最重要的是能够及时反馈，从药物、饮食、运动上进行综合干预；从群体角度上，糖尿病管理最重要的是防止糖尿病患者出现严重并发症，避免出现重症患者，预防高危人群的发病，同时提高一般人群的健康意识。

当前已开发了多个基于数字健康技术的工具来辅助糖尿病患者进行自我管理和健康教育。Vitadio基于多模式治疗方法，通过将交互式教育、跟踪功能和通信功能相结合，进行个性化目标设定，能够使患者有效地进行自我管理，同时改变其生活方式。BlueStar移动应用程序可直接下载至患者的智能手机上，患者可在应用中输入与糖尿病管理相关的信息和数据。例如，基本身体健康状况、每日血糖数值、运动情况、食物摄入情况等，该应用程序可提供定制的教育内容，帮助患者实现自我管理，提高患者依从性。TMC系统和Switch应用程序相结合，医务人员可通过该系统和应用向患者提供有关糖尿病健康教育信息、糖尿病患者行为建议及个性化治疗计划的通知，患者可通过该方法接收最新的自我管理方案，实行自我健康教育及自我管理。

数字疗法的产品功能与糖尿病的特点相结合，能够为患者提供更加科学权威的糖尿病管理知识及管理方案，提升患者健康意识，增强患者自我管理能力，使患者主动践行个性化治疗方案。

5. **支持临床决策** 数字疗法平台对患者糖尿病信息的记录，可以为患者就医提供客观、详细的说明，供医生参考。当前国外还有一些数字疗法产品已经接入信息化医患互动平台，可将患者的血糖监测数据纳入系统数据库，进行数据对比分析，有助于医生更好地了解患者的血糖变化规律，并及时给予个性化的指导和干预。有些数字疗法软件设置了患者版本和医生版本，其自身就为医患沟通提供了平台。此外，数字疗法平台的健康科普和教育培训课程，帮助患者了解糖尿病的管理知识和药物使用方法，使患者能够更好地理解治疗的重要性，并增强自我管理的信心和能力，提高依从性。

数字疗法不仅能够提高糖尿病患者的自我管理能力，还能增强医患之间的互动，从而提升患者的依从性。随着基本公共卫生服务项目的推进，未来利用数字疗法平台对基层糖尿病患者进行随访、全周期管理也有望实现。

6. **降低糖尿病治疗和管理成本** 糖尿病病程长、进展慢、治疗周期长且成本高，糖尿病本身及其所致的并发症为患者和社会均带来了巨大的经济损失。当前，我国糖尿病患者更偏向于门诊治疗，以口服降糖药和胰岛素注射为主要治疗方案，治疗费用高，给患者造成了严重的经济、生理和心理负担。探索降低糖尿病管理成本的手段，对于糖尿病患者自身健康恢复和社会发展均十分有益。

当前数字疗法的发展为解决这一问题提供了一个新思路。戴维森证明了一种名为BT-001的数字疗法产品具有成本效益，其QALY增益为0.101，每位患者在生命周期内可节省7343美元。解决了传统医疗模式（门诊单次治疗）治疗慢性病的限制，为医生提供可靠依据，可联合家庭医生使用。

相比于传统的看诊，数字疗法可随时对患者进行监测，了解患者饮食、运动、睡眠信息，突破了时空限制，客观地收集患者数据，避免了因患者提供信息有限造成医生诊治存在信息差的问题。例如DIABEO系统以血浆葡萄糖为检测对象进行实时监测，可利用分组无线电服务和网站将糖尿病患者数据直接传输至医疗系统中，医生和患者能够同步获取最新数据，达到低成本的远程监测和远程会诊的目的，极大地降低了患者前往医疗机构就医的时间成本和经济成本，且医生可做出及时有效的临床决策，进行治疗计划的动态调整，减少并发症的发生概率并延缓病情进展，降低糖尿病管理成本。

三、数字疗法用于糖尿病治疗与管理的效果：RCT试验的荟萃分析

本部分研究检索了国内外文献数据库，对现有RCT研究证据进行系统评价和荟

萃分析，明确数字疗法产品对糖尿病患者治疗改善的效果，包括对空腹血糖、血压、糖化血红蛋白的改善，以及其他健康危险因素改善的效果。具体方法和结果如下。

（一）研究资料与方法

1. 检索对象　研究共检索了4个电子数据库，分别是MEDLINE数据库（从建库到2023年7月28日）、考克兰图书馆（Cochrane Library）（从建库到2023年7月29日）、Web of Science数据库（从建库到2023年7月30日）和Embase数据库（从建库到2023年7月29日）。

2. 检索策略　本研究检索方法遵循PICO原则［P（研究对象）：1型或2型糖尿病或糖尿病前期患者；I（干预）：数字疗法干预；C（对照）：常规临床护理；O（结局）：糖尿病健康管理效果］，以"telemedicine, Diabetes Mellitus, randomized controlled trial"为关键词在以上4个数据库中进行检索。

由于各国对数字治疗产品的监管框架各不相同，在系统检索之后，研究团队于美国FDA网站、德国BfArM和DTA的产品库中进行了额外的检索，以补充包括注册和已批准的数字治疗产品类别，搜索支持这些数字治疗产品疗效的文献并纳入符合纳入标准分析的相关出版物。还从美国临床试验注册中心检索了与数字疗法相关的RCT研究，并通过从PubMed网站上检索临床试验证据的文献来补充这些研究。

3. 数据筛选和提取　为了与临床糖尿病分类和诊断标准的变化保持一致，本次荟萃分析纳入的研究必须在试验开始时对研究对象的糖尿病患病情况做出解释。必要时使用笔者对糖尿病的定义。

文献的纳入、排除过程见图9-1。最终确定纳入标准如下：①随机对照临床试验；②成年糖尿病患者，即18岁及以上的患者；包括糖尿病前期、1型糖尿病、2型糖尿病患者；③干预方案是使用数字疗法。排除标准如下：①涉及18岁以下的受试者（包括对成年人和儿童混合人群的研究）；②数字产品仅用于患者与专业人员之间的交流；③数字产品仅为提供通识教育而设计；④排除采用类试验设计的研究，如前后研究或缺乏对照组的研究；⑤排除综述、信件、编辑评论、病例报告、会议摘要、未发表的文章；⑥英文以外的其他语言研究。两位研究人员检索文献并独立评估。任何分歧都通过与第3位研究人员的讨论得到解决。最终，19项随机对照临床试验被纳入分析。

4. 结局分类　根据糖尿病诊断的关键指标、试验持续时间导致的指标变化的可获得性及各种随机对照试验的结果指标选择频率，主要结果指标如下：糖化血红蛋白（glycosylated hemoglobin，HbA1c）、空腹血糖（fasting blood glucose，FBG）、体重、体重指数（body mass index，BMI）。其余的次要指标根据干预效

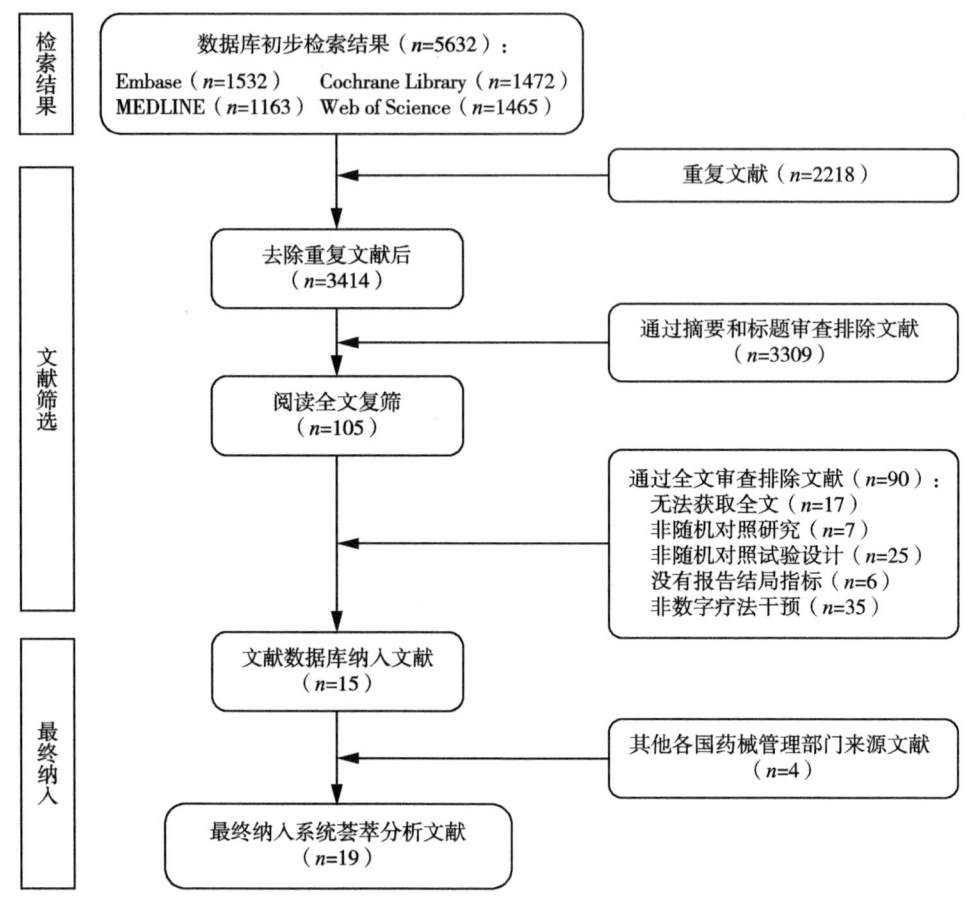

图9-1　数字疗法对糖尿病治疗效果干预文献筛选流程

果进行分类，包括认知和行为的变化、与人口健康结果相关的指标、与生活质量相关的指标、与不良事件发生相关的指标和患者满意度。

与人口健康结果相关的指标包括收缩压（systolic blood pressure，SBP）、舒张压（diastolic blood pressure，DBP）、餐后2小时血糖（two-hour postprandial plasma glucose，2hPG，PBG）、总胆固醇（total cholesterol，TC）、高密度脂蛋白胆固醇（high-density lipoprotein cholesterol，HDL-C）、低密度脂蛋白胆固醇（low-density lipoprotein cholesterol，LDL-C）、甘油三酯（triglycerides，TG）、平均体重百分比变化、血清肌酐、腰围、肌肉质量、体脂、达到HbA1c目标的个体百分比（%）。研究还纳入了自我管理问卷评分、不良事件发生率和患者满意度的测量。根据受试者的平均年龄、受试者人数、干预模式、干预持续时间、研究场景、不同类型的糖尿病、数字治疗软件是否注册，对主要发现进行了亚组分析。

5. 质量评价　使用Cochrane随机试验偏倚风险评估工具2.0（Risk of Bias 2.0，RoB 2.0）评估随机试验的偏倚风险，对随机化过程产生的偏倚、偏离预期干预措施导致的偏倚、缺失结局数据导致的偏倚、结果测量的偏倚和报告结果选择的偏倚这5个维度进行评估。

每个维度分别参考3～7个条目做出判断结果，将每个维度的偏倚风险标准判断为"低风险""高风险"或"可能存在风险"，并评估了单个维度的偏倚情况。总体偏倚根据所有5个维度的评估结果做出判断。"低风险"意味着该研究在所有维度的偏倚风险较低。"可能存在风险"意味着该研究至少在一个维度存在低风险，但任何维度都没有高偏倚风险。"高风险"意味着该研究在至少一个维度存在高偏倚风险，或者该研究被判定为对多个维度可能存在风险，从而大大降低了结果的置信度。

（二）荟萃分析：数字疗法治疗糖尿病的效果

1. HbA1c　数字疗法干预对HbA1c的影响在研究中各不相同。19项研究的结局指标HbA1c结果如下：其中11项研究报告了干预结束时试验组和对照组之间HbA1c变化存在差异，差异有统计学意义；7项研究报告试验组和对照组之间HbA1c变化没有差异，1项结果未报告试验组和对照组之间是否存在明确差异，只报告了两组的结果相当。

如图9-2所示，15项研究包含足够用于荟萃分析的数据。结果显示，试验组和对照组的HbA1c存在统计学差异［平均差（mean deviation，MD）= -0.54，95%CI：-0.72～-0.36；2157名受试者，15项研究］，但干预效果的异质性较大（$I^2 = 76\%$）。

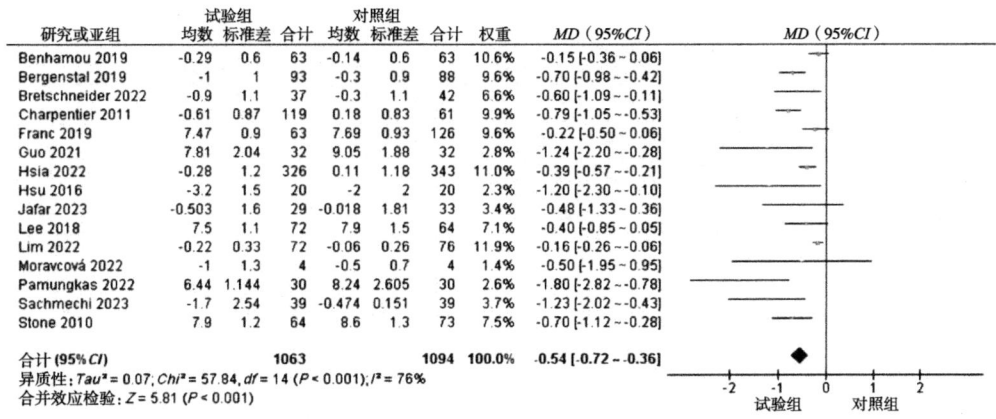

图9-2　数字疗法对糖尿病患者HbA1c改善效果的森林图

2. 体重　9项研究报告了研究对象体重的变化。1项研究报告了试验组和对照组之间的体重变化有统计学意义差异，7项研究在试验组和对照组之间的体重变化没有统计学差异，一项研究是自身前后对照，缺乏对照组的体重数据（缺乏使用应用程序3个月前的体重数据），但与基线相比，干预结束时体重显著减轻。7项研究为荟萃分析提供了足够的数据，试验组和对照组的体重变化差异无统计学意义（$MD = -1.07$，$95\%CI$：$-2.33 \sim 0.20$；1284名受试者，7项研究），见图9-3。

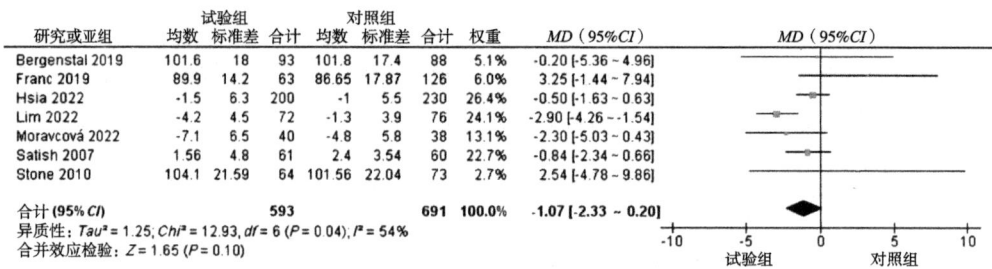

图9-3　数字疗法对糖尿病患者体重管理效果的森林图

3. BMI　6项研究报告了BMI的变化。2项研究在试验组和对照组之间报告的BMI变化有统计学意义差异，3项研究在试验组和对照组的BMI变化没有统计学差异，1项研究是对照组缺乏BMI值的自我前后对照组（缺乏使用应用程序3个月前的BMI数据），但与基线相比，干预结束时的BMI显著降低。有5项研究提供了足够的荟萃分析数据，试验组和对照组之间的BMI变化有显著差异（$MD = -0.84$，$95\%CI$：$-1.23 \sim -0.45$；486名受试者，5项研究），见图9-4。

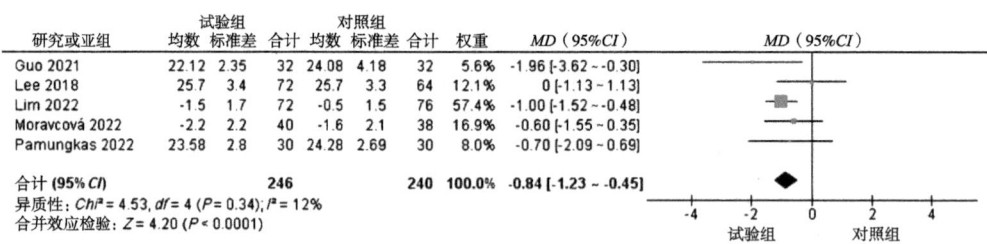

图9-4　数字疗法对糖尿病患者BMI改善效果的森林图

4. FBG　7项研究报告了结局指标FBG测量的变化。其中4项研究报告了试验组和对照组在FBG变化的差异有统计学意义，2项研究报告FBG变化无显著差异,1项研究缺乏干预前3个月相同受试者(对照组)的FBG数据,但与基线相比,干预结束时FBG降低,其降低有统计学意义。荟萃分析纳入了6项研究,试验组和对照组的FBG变化差异有统计学意义($MD = -0.56$,95%CI: $-0.76 \sim -0.37$;1039名受试者,6项研究),见图9-5。

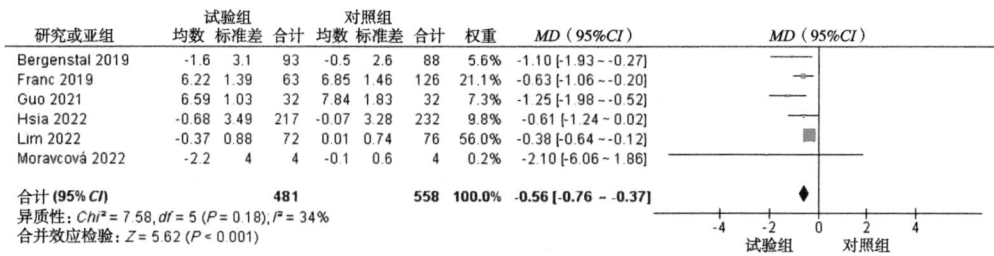

图9-5　数字疗法对糖尿病患者FBG改善效果的森林图

5. **认知和行为改变**　7项研究使用量表测量了受试者自我管理水平的变化。Agarwal(2019)报告称,根据糖尿病自我管理行为量表(summary of diabetes self-care activities,SDSCA)测量,干预结束时两组参与者之间的自我保健行为差异没有统计学意义;Bretschneider(2022)报告的SDSCA量表测量发现,参与者对一般饮食和运动两个维度的自我管理略有改善,但变化差异无统计学意义;Guo(2021)报告称,试验组采用SDSCA量表测量后,在饮食、运动、血糖监测、足部护理、吸烟5个维度上均得分高于对照组,差异有统计学意义,表明试验组患者自我管理能力有效提高;Jafar(2023)报告使用印尼版的糖尿病患者知识量表(the diabetes knowledge questionnaire,DKQ)测量参与者对糖尿病自我管理的知识,试验组的知识分数在干预后显著提高,试验组的知识水平提高幅度大于对照组,两组平均分差异有统计学意义;Lee(2018)报告了使用SDSCA测量参与者糖尿病的自我管理水平,干预后两组的自我管理能力有所提高,尤其是在第一阶段,当首先接受干预的组首先接受干预时。与对照组相比,试验组的体力活动、血糖监测、药物依从性和糖尿病并发症筛查均有显著改善;Quinn(2008)报告,与接受常规糖尿病护理的对照组相比,接受数字疗法干预的试验组更有可能更好地自我管理糖尿病。

6. **SBP**　5项研究测量了SBP的变化,1项研究报告了试验组和对照组之间的SBP变化有显著差异,4项研究报告了SBP变化没有显著差异。所有5项研究都适合纳入荟萃分析,试验组和对照组之间的SBP变化差异没有统计学意义,见图9-6。

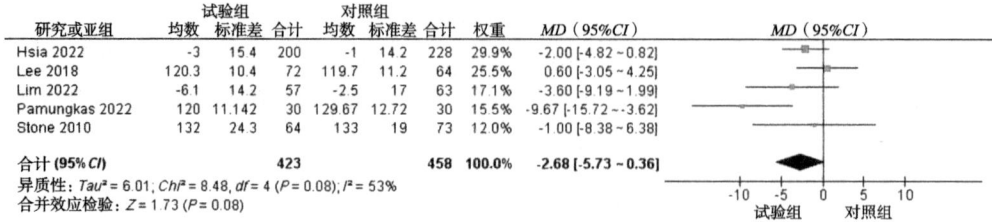

图9-6　数字疗法对糖尿病患者SBP改善效果的森林图

7. DBP　5项研究着眼于DBP的变化。1项研究报告了试验组和对照组之间的DBP变化有显著差异，4项研究报告了两组之间DBP的变化无显著差异。荟萃分析可纳入这5项研究。试验组和对照组的DBP变化差异无统计学意义，见图9-7。

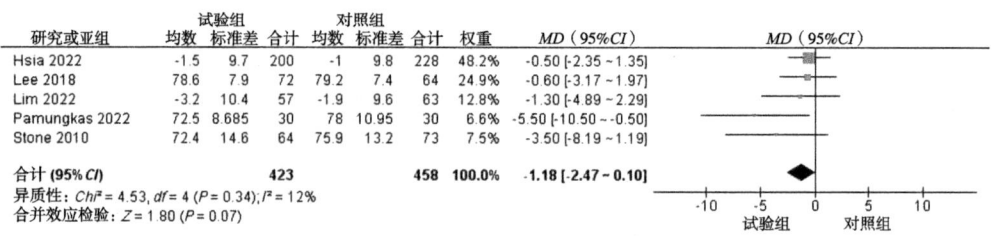

图9-7　数字疗法对糖尿病患者DBP改善效果的森林图

8. TC　5项研究报告了TC的变化。在所有研究中，试验组和对照组之间的TC变化差异均无统计学意义，见图9-8。

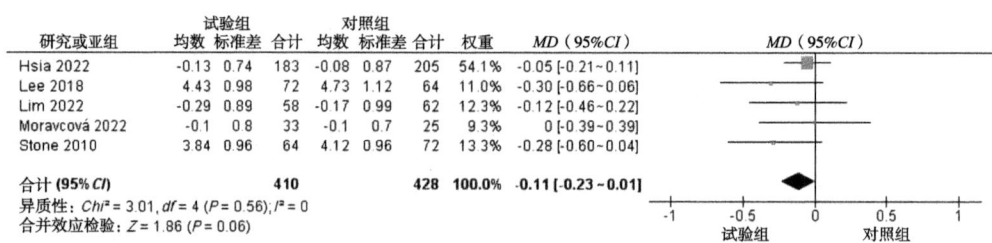

图9-8　数字疗法对糖尿病患者TC改善效果的森林图

9. 亚组分析　笔者对关键结局指标（如HbA1c、FBG、BMI和体重）进行了亚组分析，考虑了干预持续时间、干预环境、干预模式、干预样本量、疾病类型和年龄因素。

一项关于远程医疗在糖尿病护理中有效性的荟萃分析表明，短期干预研究中HbA1c水平的降低幅度更大。对本研究的主要结局进行亚组分析，可调查这一假设是否也适用于健康管理中的数字治疗干预。研究分为短期结局（随访时间少于6个月）和中长期结局（随访6个月或更长时间）。当随机对照试验的干预持续时间少于6个月时，干预组与对照组之间HbA1c降低的差异具有统计学意义（$MD = -0.67$，$95\%CI$：$-1.02 \sim -0.32$）。将干预持续时间在6个月及以上研究的测量结果相结合，尽管对HbA1c的总体影响仍然具有统计学意义，但效应量下降（$MD = -0.54$，$95\%CI$：$-0.72 \sim -0.36$），并且存在显著的异质性（$I^2 = 76\%$）。对于FBG，将所有干预持续时间少于6个月的研究相结合，干预组与对照组之间FBG降低有显著差异（$MD = -0.79$，$95\%CI$：$-0.76 \sim -0.37$）。纳入干预持续时间在6个月及以上的研究，两组之间的效应量降低（$MD = -0.56$，$95\%CI$：$-1.16 \sim -0.42$），异质性降低（$I^2 = 50.4\%$）。BMI基于干预持续时间的亚组分析得出的结果与HbA1c和FBG相似，尽管没有统计学意义，但与长期干预相比，短期内的减少幅度更大。

此前，一项关于远程医疗在中低收入国家糖尿病护理有效性的荟萃分析对干预形式进行了亚组分析，其结果表明，与远程监控和基于智能手机的服务相比，基于电话和短信的远程医疗干预产生了最好的治疗效果。本研究将所纳入试验的干预形式分为药物干预、生活方式干预和综合干预。对上述3种类型的数字治疗干预措施进行了亚组分析。HbA1c的亚组分析结果表明，综合干预（$MD = -0.94$，$95\%CI$：$-1.46 \sim -0.41$）比单一干预更有效。在单一干预中，药物干预（$MD = -0.51$，$95\%CI$：$-0.83 \sim -0.19$）的效果优于生活方式干预（$MD = -0.39$，$95\%CI$：$-0.61 \sim -0.17$）。FBG的亚组分析结果表明，综合干预（$MD = -1.25$，$95\%CI$：$-1.98 \sim -0.52$）比单一干预更有效。在单一干预中，药物干预（$MD = -0.73$，$95\%CI$：$-1.11 \sim -0.35$）的效果优于生活方式干预（$MD = -0.42$，$95\%CI$：$-0.66 \sim -0.18$），但这一优势没有统计学意义。此外，生活方式和药物干预的异质性为$I^2 = 0$，而综合异质性为$I^2 = 34\%$。BMI的亚组分析表明，综合干预导致的BMI降低并不显著，而生活方式干预导致的BMI降低显著（$MD = -0.91$，$95\%CI$：$-1.36 \sim -0.45$）。

本研究纳入不同类型的糖尿病患者、不同的样本量和不同的年龄人群。因此，对1型糖尿病（type 1 diabetes mellitus，T1DM）和2型糖尿病（type 2 diabetes mellitus，T2DM）进行了亚组分析。结果显示，在针对T1DM患者的研究中试验组和对照组的HbA1c变化没有显著性差异（$MD = -0.45$，$95\%CI$：$-0.89 \sim 0$）。然而，在研究对象是T2DM患者的研究中，干预组和对照组之间的HbA1c变化存在显著性差异（$MD = -0.66$，$95\%CI$：$-0.92 \sim -0.41$）。关于年龄，亚组分析显示，在研究对象平均年龄<55岁的研究中，试验组与对照组的体重没

有显著变化（$MD=-0.06$，$95\%CI$：$-1.69\sim1.57$），而研究对象平均年龄≥55岁的研究显示体重显著减轻（$MD=-1.99$，$95\%CI$：$-3.42\sim-0.56$）。样本量<100的研究被认为是小样本研究，而样本量≥100的研究被认为是大样本研究，亚组分析结果显示，与大样本研究（$MD=-0.50$，$95\%CI$：$-0.71\sim-0.30$）相比，小样本研究（$MD=-1.28$，$95\%CI$：$-1.99\sim-0.56$）的FBG降低幅度更大，差异显著。

（三）质量评价

文献质量分析结果显示，在纳入的19项研究中，7项研究偏倚风险较低，占36.84%；11项研究可能存在偏倚风险，占57.90%；1项研究存在高偏倚风险。

在11项可能存在偏倚风险的研究中，1项研究可能在3个维度存在偏倚风险：一是没有信息表明未采用盲法是否对结果有影响，二是参与者接受的干预措施与预定的干预措施不同，三是在收集非盲数据之前，没有预先指定数据分析的信息，这可能会导致报告结果的选择出现偏差。2项研究因为干预措施偏离了预期和报告结果的选择，可能存在偏倚风险。2项研究的受试者在试验期间均被指定干预措施，并且没有关于数据收集和分析顺序的信息。1项研究在报告结果的选择中只有一些关注偏倚。由于数字疗法干预的性质，参与者和研究人员难以做到盲法，因此其余存在"可能存在偏倚风险"的研究都因偏离预期干预措施而被怀疑存在偏倚。

被评估为高风险的1项研究，是因为它在随机化过程中具有高风险，该研究没有报告受试者是随机分配到试验组还是对照组。全部纳入分析的研究的风险分布见图9-9，所有纳入分析的研究的风险评估细节见图9-10。

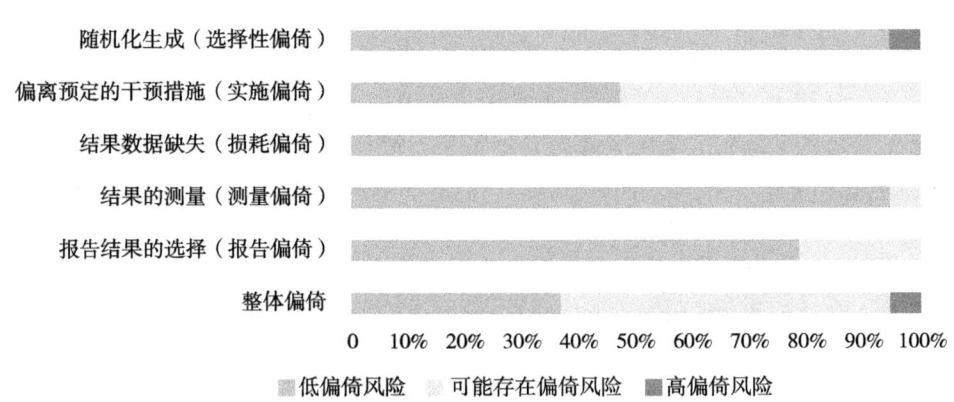

图9-9 19项纳入分析的研究的偏倚风险分布

第九章　数字疗法在糖尿病患者管理中的应用

研究	随机化生成（选择性偏倚）	偏离预定的干预措施（实施偏倚）	结果数据缺失（损耗偏倚）	结果的测量（测量偏倚）	报告结果的选择（报告偏倚）	整体偏倚
Stone 2010	+	+	+	+	?	!
Moravcová 2022	+	?	+	?	?	!
Charpentier 2011	+	+	+	+	+	+
Franc 2020	+	?	+	+	+	!
Guo 2021	+	+	+	+	+	+
Franc 2019	+	?	+	+	+	!
Jafar 2023	+	+	+	+	+	+
Sachmechi 2023	+	?	+	+	+	!
Satish 2007	+	?	+	+	?	!
Bretschneider 2022	?	+	+	+	+	?
Hsia 2022	+	+	+	+	+	+
Lim 2022	+	+	+	+	+	+
Pamungkas 2022	+	?	+	+	+	!
Hsu 2016	+	?	+	+	+	!
Quinn 2008	+	?	+	+	+	!
Agarwal 2019	+	+	+	+	+	+
Bergenstal 2019	+	?	+	+	+	!
Lee 2018	+	?	+	+	?	!
Benhamou 2019	+	+	+	+	+	+

+ 低偏倚风险
? 可能存在偏倚风险
! 高偏倚风险

图 9-10　19 项纳入分析的研究的偏倚风险评估

四、讨论与总结

国内外对数字健康、数字医疗、可穿戴设备、远程医疗等的研究,通常以可行性、治疗效果等方面为主,这些数字产品也广泛应用于心血管疾病、神经系统疾病、慢性疼痛、孤独症等多种疾病的治疗与管理。而数字疗法作为一个新兴领域,定义严格,目前关于数字疗法的研究多集中在规范阐述数字疗法定义的综述研究,以及阐述各个产品在各类疾病治疗中临床效果的随机对照试验研究等。有多项随机对照试验表明数字疗法产品能够提升糖尿病患者的后续健康管理疗效,而对数字疗法在糖尿病患者健康管理中效果的综合研究尚比较缺乏,定义尚未严格统一。因此本章对数字疗法的定义严格遵守各国数字疗法产品的审批标准以及DTA对数字疗法的最新界定,针对使用数字疗法产品是否优化糖尿病患者健康管理的研究问题进行了系统评价和荟萃分析。

本研究证实了应用于糖尿病患者健康管理的各种数字疗法干预措施的有效性。荟萃分析显示,尽管异质性很高,但数字疗法的干预措施在改善HbA1c、FBG、BMI、LDL-C、TG方面是有效的。这些发现表明,相比于常规护理,数字疗法在改善糖尿病患者健康管理过程中表现出了明确作用。通过总结以往宽泛概念移动医疗效果的研究结果,发现Lee(2022)、Agarwal(2019)和Cui(2016)这3项研究同样报告了数字疗法对降低糖尿病患者HbA1c水平的积极效果。而研究发现数字疗法干预对改善糖尿病患者的体重、SBP、DBP、TC、HDL-C的效果并不显著,这与之前的几项研究结果不同。一方面原因可能是参与研究的患者更关注自身血糖和血糖相关指标的改善,而对饮食、运动和糖尿病知识的全方位改善关注较少,所以其他改善行为的依从性较低。另一方面可能是糖尿病患者的血脂控制主要依赖于药物,而数字疗法的药物干预服务主要涉及胰岛素的精确使用和长期依从性维持,对血压血脂的药物控制干预较少。

在对HbA1c改善效果的亚组分析中发现,数字疗法对T2DM患者的血糖管理效果更好,对T1DM患者的效果并不明显。T1DM和T2DM因为发病机制不同,所以治疗重点也有所不同。T1DM患者缺乏胰岛素,故在治疗上侧重于进行胰岛素注射治疗。而T2DM患者存在胰岛素抵抗症状,故治疗上除了药物治疗外,更侧重于通过对运动和饮食的改善来进行体重、营养的管理。因此可能会因为数字疗法产品对不同疾病类型患者的适用性、匹配性不同而导致并未将干预疗效发挥到最优。同时,T1DM患者的年龄相较于T2DM患者也更偏向年轻化,在新兴技术的接受程度和电子信息技术的使用熟练度上可能都优于T2DM患者。因此本研究建议在软件设计上应以患者为中心进行自我监测和个性化反馈,以此来提高用户的参与度和依从性。根据用户的年龄、性别、糖尿病类型和地理位置，设计与用户相关的应用程序功能，需要考虑到老年人群使用的方便性，通过设计不同年龄版本或简化软件信息上传流程、放大软件页面等，来方便老年人群阅读和使用，从而提高移动疗法干预措施的针对性和有效性。

针对干预持续时间的亚组分析表明，数字疗法对体重减轻的影响会随着时间的推移而增强；但对糖尿病相关的结果指标HbA1c、FBG控制的影响并不会随着时间的推移而增强。导致这种亚组效应的可能原因是数字疗法干预的效果与患者的依从性相关联，慢性病需要长期的健康管理，而有些数字疗法干预表现为类似药物治疗的医药属性，缺乏患者友好性和医生定期随访行为，因此也很难保持长期依从。未来的研究需要解决该技术的长期有效性问题，本研究建议软件开发公司在对糖尿病数字疗法产品进行设计时加入一些患者奖励机制或趣味性互动环节；而医疗机构在为患者开具数字疗法处方，在为患者进行糖尿病健康管理随访时也加入对产品使用情况的随访，向患者进行疗效的健康科普，提高患者使用的依从性和积极性。

从偏倚风险总结中可以看出，大多数研究都存在一些偏倚风险，主要原因是偏离预期干预措施。试验组的数字治疗产品大多基于软件，而对照组通常接受糖尿病的标准护理。参与者和研究者无法实现完全盲法。但也有一些研究将数字疗法的部分核心功能剥离到对照组的同一软件中。从质量评估结果来看，建议数字疗法随机对照试验的研究人员应尝试预设数据分析方法，对数据处理者实施盲法。此外，为了保证随机对照试验的客观性，在研究设计上要严谨，严格设定受试者的纳入和排除标准，保证基线时血糖指数无差异，并在撰写时尽可能描述细节，从而更好地为数字疗法在糖尿病管理中的应用提供科学参考。

本研究也存在一些局限性。首先，本研究的搜索仅限于4个主要的学术数据库和一些试验注册、产品注册的相关网站，还应该搜索更多的数据库，例如CINAHL护理学数据库和美国心理学学会PsycINFO心理学文摘数据库，以寻找潜在的文章。尽管Web of Science、PubMed和Cochrane Library具有高度包容性，但也可能会漏掉一些文献。其次，荟萃分析纳入的原始研究测量HbA1c的方法多种多样，其中部分研究中报告的指标由诊所训练有素的工作人员测量，其余大部分研究由参与者自己进行测量。测量者使用的血糖检测设备差别也会导致一些结果在有效性和准确性上产生差别。再次，只有少部分研究报告了数字疗法干预的使用频率和使用时间，这限制了关于剂量反应关系的分析和结论。最后，本研究的结果也受到统计学和方法上的异质性限制，其中一些结果表现出较高的异质性。在本研究中，异质性的内在来源是数字疗法软件干预的不同和研究设计的差异。数字疗法作为一个没有实体载体的集合概念，这些软件本身是异构的，软件所提供的干预类型、干预强度、干预频次等都有所不同。我们进行了一系列异质性分析，以探索潜在的来源，如根据不同的干预时长、不同的软件选择和不同的研究对象进行亚组分析。同时，所纳入的随机对照试验研究在选择对照组时，很多研究并没有采用1∶1匹配，所以也存在研究设计所导致的异质性。

尽管存在上述限制，但本研究也有以下优势。首先，由于数字疗法作为新兴技术，在检索中并没有固定的主题词，所以我们检索时放宽了限定，采用主题词"telemedicine"，尽可能最大范围地纳入与数字医疗相关的文献，然后通过人工筛选的方式提高纳入的完整性和准确性。其次，通过综合在数字疗法在糖尿病健康管理方面改善效果的19项研究证据，本研究在文章数量、研究创新性方面提供了比之前发表的综述更具包容性的证据，作为首个研究弥补了当前数字疗法效果综述研究在糖尿病方面的缺失。再次，本研究使用了荟萃分析规范指南（the Preferred Reporting Items for Systematic Reviews and Meta-Analyses，PRISMA）和考克兰指南中记录的严格标准方法，为确保计算出的综合效应规模的稳健性而进行了一系列综合亚组分析和敏感性分析。最后，本研究对其他结果指标进行了探索，包括各种生理生化结局指标、患者满意度等患者自填指标。

综上所述，本研究结果表明，数字疗法干预在糖尿病患者健康管理中具有明确的作用，其与降低HbA1c、FBG、BMI相关。数字疗法干预可能会在T2DM患者的健康管理方面取得明显进展，但在T1DM患者群体中，有效性的确定性较低。数字疗法干预对体重减轻的影响却会随着时间的推移而增强；但对糖尿病相关的结果指标HbA1c、FBG控制的影响并不会随着时间的推移而增强。未来的工作重心需要放在干预的个性化开发与制定、干预的长期效果研究上，增强数字疗法的针对性、广泛性和有效性。同时本研究发现，目前针对数字疗法的成本效益分析较少，建议未来可以开拓数字疗法在卫生经济学上的研究，提高应用的经济效益分析，为未来考虑数字疗法纳入医疗保障体系、广泛下沉基层医疗卫生机构提供研究基础。

参考文献

[1] SUN H, SAEEDI P, KARURANGA S, et al. IDF Diabetes Atlas: global, regional and country-level diabetes prevalence estimates for 2021 and projections for 2045 [J]. Diabetes Res Clin Pract, 2022, 183: 109119.

[2] LIU J, LIU M, CHAI Z, et al. Projected rapid growth in diabetes disease burden and economic burden in China: a spatio-temporal study from 2020 to 2030 [J]. Lancet Reg Health West Pac, 2023, 33: 100700.

[3] YANG J J, YU D, WEN W, et al. Association of diabetes with all-cause and cause-specific mortality in Asia: a pooled analysis of more than 1 million participants [J/OL]. JAMA Netw Open, 2019, 2(4): e192696 [2024-03-02]. https://pubmed.ncbi.nlm.nih.gov/31002328/.

[4] BRAGG F, HOLMES M V, IONA A, et al. Association between diabetes and cause-specific mortality in rural and urban areas of China [J]. JAMA, 2017, 317(3): 280-289.

[5] ONG K L, STAFFORD L K, MCLAUGHLIN S A, et al. Global, regional, and national burden of diabetes from 1990 to 2021, with projections of prevalence to 2050: a systematic analysis for the Global Burden of Disease Study 2021 [J]. Lancet, 2023, 402(10397): 203-234.

[6] CHEN P, SONG Q, WANG X, et al. Combined association of abdominal obesity and depressive symptoms with risk of type 2 diabetes: a cohort study [J]. J Psychosom Res, 2024, 179: 111627.

[7] ZHANG Y, PAN X F, CHEN J, et al. Combined lifestyle factors and risk of incident type 2 diabetes and prognosis among individuals with type 2 diabetes: a systematic review and meta-analysis of prospective cohort studies [J]. Diabetologia, 2020, 63(1): 21-33.

[8] HEMMINGSEN B, GIMENEZ-PEREZ G, MAURICIO D, et al. Diet, physical activity or both for prevention or delay of type 2 diabetes mellitus and its associated complications in people at increased risk of developing type 2 diabetes mellitus [J]. Cochrane Database Syst Rev, 2017, 12(12): CD003054.

[9] LIN X, XU Y, PAN X, et al. Global, regional, and national burden and trend of diabetes in 195 countries and territories: an analysis from 1990 to 2025 [J]. Sci Rep, 2020, 10(1): 14790.

[10] STONE R A, RAO R H, SEVICK M A, et al. Active care management supported by home telemonitoring in veterans with type 2 diabetes: the DiaTel randomized controlled trial [J]. Diabetes Care, 2009, 33(3): 478-484.

[11] HSU W C, LAU K H K, HUANG R, et al. Utilization of a cloud-based diabetes management program for insulin initiation and titration enables collaborative decision making between healthcare providers and patients [J]. Diabetes Technol Ther, 2016, 18(2): 59-67.

[12] CANONICO M E, HSIA J, GUTHRIE N L, et al. Cognitive behavioral therapy delivered via digital mobile application for the treatment of type 2 diabetes: rationale, design, and baseline characteristics of a randomized, controlled trial [J]. Clin Cardiol, 2022, 45(8): 850.

[13] HSIA J, GUTHRIE N L, LUPINACCI P, et al. Randomized, controlled trial of a digital behavioral therapeutic application to improve glycemic control in adults with type 2 diabetes [J]. Diabetes Care, 2022, 45(12): 2976-2981.

[14] LIM S L, ONG K W, JOHAL J, et al. A smartphone app-based lifestyle change program for prediabetes (D'LITE Study) in a multiethnic Asian population: a randomized controlled trial [J]. Front Nutr, 2022, 8: 780567.

［15］IYENGAR V, WOLF A, BROWN A, et al. Challenges in diabetes care: can digital health help address them？［J］. Clin Diabetes, 2016, 34（3）: 133-141.

［16］MORAVCOVÁ K, KARBANOVÁ M, BRETSCHNEIDER M P, et al. Comparing digital therapeutic intervention with an intensive obesity management program: randomized controlled trial［J］. Nutrients, 2022, 14（10）: 2005.

［17］AGARWAL P, MUKERJI G, DESVEAUX L, et al. Mobile app for improved self-management of type 2 diabetes: multicenter pragmatic randomized controlled trial［J/OL］. JMIR Mhealth Uhealth, 2019, 7（1）: e10321［2024-03-03］. https://pubmed.ncbi.nlm.nih.gov/30632972/.

［18］LEE M K, LEE D Y, AHN H Y, et al. A novel user utility score for diabetes management using tailored mobile coaching: secondary analysis of a randomized controlled trial［J/OL］. JMIR Mhealth Uhealth, 2021, 9（2）: e17573［2024-03-03］. https://pubmed.ncbi.nlm.nih.gov/33625363/.

［19］DAVISON N J, GUTHRIE N L, MEDLAND S, et al. Cost-effectiveness analysis of a prescription digital therapeutic in type 2 diabetes［J］. Adv Ther, 2024, 41（2）: 806-825.

［20］CHARPENTIER G, BENHAMOU P Y, DARDARI D, et al. The diabeo software enabling individualized Insulin dose adjustments combined with telemedicine support improves HbA1c in poorly controlled type 1 diabetic patients: a 6-month, randomized, open-label, parallel-group, multicenter trial（TeleDiab 1 Study）［J］. Diabetes Care, 2011, 34（3）: 533-539.

［21］FRANC S, HANAIRE H, BENHAMOU P Y, et al. DIABEO system combining a mobile app software with and without telemonitoring versus standard care: a randomized controlled trial in diabetes patients poorly controlled with a basal-bolus Insulin regimen［J］. Diabetes Technol Ther, 2020, 22（12）: 904-911.

［22］FRANC S, JOUBERT M, DAOUDI A, et al. Efficacy of two telemonitoring systems to improve glycaemic control during basal insulin initiation in patients with type 2 diabetes: The TeleDiab-2 randomized controlled trial［J］. Diabetes Obes Metab, 2019, 21（10）: 2327-2332.

［23］International Organization for Standardization. Health informatics—personalized digital health—digital therapeutics health software systems［EB/OL］.（2023-06）［2024-03-03］. https://www.iso.org/standard/83767.html.

［24］SIMÕES CORRÊA GALENDI J, LEITE R G O F, BANZATO L R, et al. Effectiveness of strategies for nutritional therapy for patients with type 2 diabetes and/or hypertension in primary care: a systematic review and meta-analysis［J/OL］. Int J Environ Res Public Health, 2022, 19（7）: 4243［2024-03-03］. https://pubmed.ncbi.nlm.nih.gov/35409925/.

［25］CHEN M, MORAN L J, HARRISON C L, et al. Ethnic differences in response to lifestyle intervention for the prevention of type 2 diabetes in adults: a systematic review and meta-analysis［J/OL］. Obes Rev, 2022, 23（1）: e13340［2024-03-03］. https://pubmed.ncbi.

nlm.nih.gov/34528393/.

[26] RAMAKRISHNAN P, YAN K, BALIJEPALLI C, et al. Changing face of healthcare: digital therapeutics in the management of diabetes [J/OL]. Curr Med Res Opin, 2021, 37 (12): 2089-2091 [2024-03-03]. https://pubmed.ncbi.nlm.nih.gov/34511002/.

[27] SVERDLOV O, VAN DAM J, HANNESDOTTIR K, et al. Digital therapeutics: an integral component of digital innovation in drug development [J/OL]. Clin Pharmacol Ther, 2018, 104 (1): 72-80 [2024-03-03]. https://pubmed.ncbi.nlm.nih.gov/29377057/.

[28] PANDIAN G S B, JAIN A, RAZA Q, et al. Digital health interventions (DHI) for the treatment of attention deficit hyperactivity disorder (ADHD) in children: a comparative review of literature among various treatment and DHI [J/OL]. Psychiatry Res, 2021, 297: 113742 [2024-03-03]. https://pubmed.ncbi.nlm.nih.gov/33515870/.

[29] SWEET C C, JASIK C B, DIEBOLD A, et al. Cost savings and reduced health care utilization associated with participation in a digital diabetes prevention program in an adult workforce population [J/OL]. J Health Econ Outcomes Res, 2020, 7 (2): 139-147 [2024-03-03]. https://pubmed.ncbi.nlm.nih.gov/32884964/.

[30] MOSCHONIS G, SIOPIS G, JUNG J, et al. Effectiveness, reach, uptake, and feasibility of digital health interventions for adults with type 2 diabetes: a systematic review and meta-analysis of randomised controlled trials [J/OL]. Lancet Digit Health, 2023, 5 (3): e125-e143 [2024-03-03]. https://pubmed.ncbi.nlm.nih.gov/36828606/.

[31] ALBERTI K G, ZIMMET P Z. Definition, diagnosis and classification of diabetes mellitus and its complications. Part 1: diagnosis and classification of diabetes mellitus provisional report of a WHO consultation [J]. Diabet Med, 1998, 15 (7): 539-553.

[32] LIN L. Comparison of four heterogeneity measures for meta-analysis [J]. J Eval Clin Pract, 2020, 26 (1): 376-384.

[33] MELSEN W G, BOOTSMA M C J, ROVERS M M, et al. The effects of clinical and statistical heterogeneity on the predictive values of results from meta-analyses [J]. Clin Microbiol Infect, 2014, 20 (2): 123-129.

[34] STERNE J A C, SAVOVIĆ J, PAGE M J, et al. RoB 2: a revised tool for assessing risk of bias in randomised trials [J]. BMJ, 2019, 366: l4898.

[35] BERGENSTAL R M. Automated insulin dosing guidance to optimise insulin management in patients with type 2 diabetes: a multicentre, randomised controlled trial [J]. Lancet, 2019, 393 (10176): 1138-1148.

[36] QUINN C C, CLOUGH S S, MINOR J M, et al. Welldoc mobile diabetes management randomized controlled trial: change in clinical and behavioral outcomes and patient and physician satisfaction. [J]. Diabetes Technol Ther, 2008, 10 (3): 160-168.

[37] SACHMECHI I, SALAM S, AMINI M, et al. Frequent monitoring of blood glucose levels via a remote patient monitoring system helps improve glycemic control [J]. Endocr Pract, 2023, 29 (6): 441-447.

[38] GARG S K, BOOKOUT T R, MCFANN K K, et al. Improved glycemic control in intensively treated adult subjects with type 1 diabetes using Insulin guidance software [J]. Diabetes Technol Ther, 2008, 10 (5): 369-375.

[39] BENHAMOU P Y, FRANC S, REZNIK Y. Closed-loop insulin delivery in adults with type 1 diabetes in real-life conditions: a 12-week multicentre, open-label randomised controlled crossover trial [J/OL]. Lancet Digit Health, 2019, 1 (1): e17-e25 [2024-03-03]. https://pubmed.ncbi.nlm.nih.gov/33323237/.

[40] FRANC S, HANAIRE H, BENHAMOU P Y, et al. DIABEO system combining a mobile app software with and without telemonitoring versus standard care: a randomized controlled trial in diabetic patients poorly controlled with a Basal-Bolus Insulin regimen [J]. Diabetes Technol Ther, 2020, 22 (12): 904-911.

[41] BRETSCHNEIDER M P, KLÁSEK J, KARBANOVÁ M, et al. Impact of a digital lifestyle intervention on diabetes self-management: a pilot study [J]. Nutrients, 2022, 14 (9): 1810.

[42] GUO M, MENG F, GUO Q, et al. Effectiveness of mHealth management with an implantable glucose sensor and a mobile application among Chinese adults with type 2 diabetes [J]. J Telemed Telecare, 2023, 29 (8): 632-640.

[43] JAFAR N, HURIYATI E, HARYANI E, et al. Enhancing knowledge of diabetes self-management and quality of life in people with diabetes mellitus by using Guru diabetes apps-based health coaching [J]. J Public Health Res, 2023, 12 (3): 22799036231186338.

[44] LEE D Y, PARK J, CHOI D, et al. The effectiveness, reproducibility, and durability of tailored mobile coaching on diabetes management in policyholders: a randomized, controlled, open-label study [J]. Sci Rep, 2018, 8 (1): 3642.

[45] PAMUNGKAS R A, USMAN A M, CHAMROONSAWASDI K, et al. A smartphone application of diabetes coaching intervention to prevent the onset of complications and to improve diabetes self-management: a randomized control trial [J]. Diabetes Metab Syndr, 2022, 16 (7): 102537.

[46] BRANDS M R, GOUW S C, BEESTRUM M, et al. Patient-centered digital health records and their effects on health outcomes: systematic review [J/OL]. J Med Internet Res, 2022, 24 (12): e43086 [2024-03-03]. https://pubmed.ncbi.nlm.nih.gov/36548034/.

[47] GRAY R, INDRARATNA P, LOVELL N, et al. Digital health technology in the prevention of heart failure and coronary artery disease [J]. Cardiovasc Digit Health J, 2022, 3 (6 Suppl): S9-S16.

[48] LEDERMAN R, D'ALFONSO S. The digital therapeutic alliance: prospects and considerations [J/OL]. JMIR Ment Health, 2021, 8 (7): e31385 [2024-03-03]. https://pubmed.ncbi.nlm.nih.gov/34283035/.

[49] PHAN P, MITRAGOTRI S, ZHAO Z. Digital therapeutics in the clinic [J/OL]. Bioeng Transl Med, 2023, 8 (4): e10536 [2024-03-03]. https://pubmed.ncbi.nlm.nih.

gov/37476062/.

[50] MERLOT B, DISPERSYN G, HUSSON Z, et al. Pain reduction with an immersive digital therapeutic tool in women living with endometriosis-related pelvic pain: randomized controlled trial [J/OL]. J Med Internet Res, 2022, 24 (9): e39531 [2024-03-03]. https://pubmed.ncbi.nlm.nih.gov/36129733/.

[51] XIAO S, ANGJELI E, WU H C, et al. Randomized controlled trial of a dichoptic digital therapeutic for amblyopia [J]. Ophthalmology, 2022, 129 (1): 77-85.

[52] WANG Y, MIN J, KHURI J, et al. Effectiveness of mobile health interventions on diabetes and obesity treatment and management: systematic review of systematic reviews [J/OL]. JMIR Mhealth Uhealth, 2020, 8 (4): e15400 [2024-03-03]. https://pubmed.ncbi.nlm.nih.gov/32343253/.

[53] EBERLE C, STICHLING S. Clinical improvements by telemedicine interventions managing Type 1 and Type 2 diabetes: systematic meta-review [J/OL]. J Med Internet Res, 2021, 23 (2): e23244 [2024-03-03]. https://pubmed.ncbi.nlm.nih.gov/33605889/.

[54] WANG Y, XUE H, HUANG Y, et al. A systematic review of application and effectiveness of mHealth interventions for obesity and diabetes treatment and self-management 123 [J]. Adv Nutr, 2017, 8 (3): 449-462.

[55] HOU C, CARTER B, HEWITT J, et al. Do mobile phone applications improve glycemic control (HbA1c) in the self-management of diabetes? a Systematic review, meta-analysis, and GRADE of 14 randomized trials [J]. Diabetes Care, 2016, 39 (11): 2089-2095.

[56] CORREIA J C, MERAJ H, TEOH S H, et al. Telemedicine to deliver diabetes care in low- and middle-income countries: a systematic review and meta-analysis [J]. Bull World Health Organ, 2021, 99 (3): 209-219B.

第十章

数字疗法在高血压患者管理中的应用

高血压是慢性病中最常见、最具普遍性和代表性的疾病，是引起心脑血管疾病的重要危险因素之一，由高血压引起的心脑血管疾病在我国的疾病负担和死因顺位中均居首位。脑卒中、冠心病、心力衰竭等并发症具有高致死率和致残率，严重危害人体健康。大量研究表明，促进家庭血压监测和对高血压患者的血压监测、用药行为和生活习惯改善、健康教育与健康促进等长期管理的策略是高血压防治的重要手段。我国高血压患病率高，患者基数大，但医疗卫生资源十分有限，当前高血压患者血压的控制率较低。近年来，随着移动医疗和数字健康技术的发展，数字疗法依托于高质量软件程序，提供基于循证的治疗干预措施，被逐步应用于高血压健康管理，在持续性的患者血压监测预警、治疗和用药行为改善及健康教育方面展现了独特优势。本章旨在梳理当前国内外高血压健康管理产品和应用现状，并对现有文献中随机对照试验的证据进行综述，明确数字疗法产品对血压控制和相关危险因素改善的效果，推动数字疗法在高血压健康管理领域的发展。

一、数字疗法在高血压领域的应用前景概述

血压（blood pressure，BP）升高是心血管疾病（包括心源性死亡、冠心病、心力衰竭、缺血性脑卒中及出血性脑卒中）的主要风险因素，也是全球发病率和死亡率升高的最主要原因之一。全球疾病负担数据显示，2000—2019年全球代谢性疾病死亡总体趋势稳步上升，其中高血压疾病处于第四位，在2019年全球有110万人死于高血压，中国30～79岁成年人的高血压患病人数约为2.567亿人，给患者家庭及卫生系统带来较大的负担。高钠、低钾饮食，肥胖，体育运动频率低和吸烟等是我国人群重要的高血压危险因素，由于单一的药物治疗无法直接对高血压的危险因素进行识别与干预，中国疾病预防控制中心的数据结果显示，中国成年人高血压的血压控制率仅为9.7%～16.8%。

因此，对患者进行定期随访、给予持续性的生活方式干预及药物治疗指导是

高血压患者健康管理的重要过程，这往往需要投入大量的人力物力。

在我国，基层医疗卫生机构是慢性病管理的主要阵地。高血压患者健康管理于2009年纳入国家基本公共卫生服务项目，基层医疗卫生机构及全科医生作为服务主体，每年向辖区内原发性高血压患者提供1次免费的健康体检及4次健康随访。然而，基层医疗卫生机构的全科医生资源有限，预测到2030年我国每10 000人口平均仅拥有5名全科医生，造成慢性病的随访率远低于建档率。2020年中国养老追踪调查结果显示，约60%的区县慢性病建档率超过60%，甚至达到100%，而82.5%的区县高血压随访率却只有20%～60%。因此，挖掘安全有效的高血压长期管理工具，帮助医生与患者实现持续性高频次的交流，对于改善高血压患者的血压和危险因素控制水平、提高卫生系统资源利用效率具有重要意义。

由于全球智能手机用户数量不断增加，依托移动设备的数字疗法在优化慢性病管理的补充策略方面具有巨大的发展潜力。国内外高血压数字疗法产品主要应用于患者日常生活，致力于纠正患者错误的饮食习惯、生活方式及不良癖好，提高用药和治疗方案的依从性，从而优化患者护理及健康结果，这与高血压长期健康管理的理念不谋而合。国外上市的慢性病管理数字疗法产品，已经通过权威机构审批注册为医疗器械，甚至一部分已经被纳入国外医疗保险或商业保险范围内，患者只需要支付一小部分费用即可使用相应的数字疗法产品。然而我国高血压数字疗法产品尚处于初步探索阶段。大部分产品功能单一、竞争力弱，疗效不稳定，相关研究停留在小规模的试点阶段。

二、高血压数字疗法产品及其功能

（一）国内外研发的高血压数字疗法产品

1. **国外高血压数字疗法产品**　高血压数字疗法产品通过长期的血压监测预警、用药监测、健康教育、定制化的饮食和运动干预方案制定等方式，来控制血压和改善高血压危险因素。为帮助主要利益相关者了解数字疗法并将其与数以千计的其他移动健康应用程序区分开，DTA开发了产品库，以突出基于循证依据的创新数字疗法产品。对产品库里包含高血压健康管理的数字疗法产品进行汇总，共有3款产品，其中只有1款是针对高血压患者的健康管理产品，其余2款产品具有综合干预的功能，涵盖糖尿病、心力衰竭等需要慢性病管理的人群，具体信息见表10-1。

表10-1 DTA产品库中高血压健康管理产品信息

产品名称	公司名称	产品类型	国家	审批分类	核心功能	适用人群	是否需要处方
CureApp HT	CureApp	App	日本	PMDA批准的Ⅱ类医疗器械	(1) 输入和教育：基于生物、心理和社会数据的"虚拟护士"提供讲座和建议；(2) 根据在健康专业人员帮助下开发的算法分析血压数据；(3) 个性化生活方式调整方案：减少盐摄入量、体重控制、运动、改善睡眠条件、应对压力和减少饮酒；(4) 自我规划和评估	高血压患者	是
Dario	Dario health	App＋智能血压计	美国	(1) FDA批准的Ⅱ类设备；(2) 欧洲认证机构颁发CE标志；(3) 加拿大卫生部许可；(4) TGA（澳大利亚）批准；(5) 经以色列卫生部批准	(1) 智能血压计功能：将记录的血压值储存在Dario程序里；(2) App功能：①数字日志，患者可以实现血压信息记录并与医生共享；②添加血糖、体重等其他指标以全面了解情况；③个性化服务，根据记录形成每周报告	Ⅰ型糖尿病、Ⅱ型糖尿病、高血压患者	否

续表

产品名称	公司名称	国家	产品类型	审批分类	核心功能	适用人群	是否需要处方
Welldoc	Welldoc	美国	慢性病护理平台	Welldoc Diabetes OTC/Rx（1）FDA批准的Ⅱ类医疗器械（2）加拿大卫生部许可的Ⅱ类医疗器械	（1）App功能：跨糖尿病、高血压、心力衰竭、体重管理和糖尿病前期的多条件数字指导，具有综合的心理健康和睡眠支持，该应用程序连接和分析个人的重要健康数据，以提供个性化的、人工智能驱动的数字指导和见解（2）Welldoc护理管理门户：可访问的健康数据和可操作的见解，以支持诊所就诊之间的临床决策、干预措施和人口健康管理（3）健康报告：分析Welldoc App用户生成的数据，整合护理标准，以提供见解、趋势和模式	糖尿病前期、糖尿病、高血压、心力衰竭、超重和肥胖患者	Welldoc Diabetes不需要处方（Welldoc Diabetes Rx需要处方以获得额外的胰岛素管理支持）

2. 国内高血压数字疗法产品　"十四五"规划发布《促进健康产业高质量发展行动纲要（2019—2022年）》，进一步聚焦智能医疗服务、健康产业集群、健康融合服务等方向。从2019年起，通过NMPA医疗器械审批的数字疗法产品数量呈阶梯式上升，见表10-2。由于我国并未对数字疗法产品开放优先审批通道，故所有高血压健康管理产品依据常规审批流程被划分为第二类医疗器械，其产品和生产活动由省级食品药品监管部门实行许可管理，分别颁发《医疗器械注册证》和《医疗器械生产许可证》。经营活动由设区的市级食品药品监管部门实行备案管理。从注册公司所在地来看，高血压数字疗法产品的研发集中于我国南方城市，说明产品在地理位置上具有发展不平衡性。不同于国外成熟的数字疗法产品，我国高血压数字疗法产品更像是产品公司研发的可穿戴设备的"附加功能"，不具备全面清晰的数字疗法功能作用，未形成产业规模，竞争力较弱。

（二）高血压数字疗法产品的功能

1. 高血压数字疗法产品的管理模式　通过梳理当前已有高血压数字疗法产品及其功能，其血压管理模式集中于患者、医生和虚拟平台，共同对高血压患者的患病危险因素进行干预，最终将血压控制在理想范围内，减缓或阻止高血压并发症的发生，见图10-1。

在用户端，患者与App实现双向交互沟通。患者将自己的生理指标和用药信息上传后，产品根据数据为用户生成个性化的健康教育及每日生活方式指导。同时，产品还能为患者提供血压监测预警服务，帮助患者将血压控制在理想范围内。

在医生端，医生可以直观准确地监测患者一段时间内血压、用药情况、生理特征等指标的变化，根据算法的循证结果及时调整医嘱或为患者复诊提供参考意见。产品同时为医生与患者搭建了多功能就诊平台，例如，患者与医生可以实现线上复诊，从而节省双方的成本；患者可针对病情的变化留言，询问医生建议；出现紧急情况时，产品可以帮助患者呼叫救护车，并将患者的既往史、现病史等信息传送至患者就诊的医院，从而帮助患者迅速就医。各产品的功能不尽相同，导致各指标的干预效果在临床试验中也存在明显的差异。

2. 血压控制　对血压的控制是高血压管理关注的最重要的临床结局，包括SBP、DBP和血压控制率。血压的测量值受测量环境的影响，为了获得患者更精准的血压值，一部分数字疗法产品将手机App与家用智能血压仪相连接，血压仪将测量出的血压值精准反馈给App以评估患者的血压改善效果。Dario产品以血压监测系统和App相结合，使71%高血压患者的SBP平均下降8.1 mmHg，DBP平均下降6.0 mmHg，38%的高血压患者病情减轻，患病级别下降。

表10-2 国内高血压健康管理数字疗法产品信息

产品名称	公司名称	产品类型	审批分类	核心功能	适用人群	批准年份
妊娠高血压综合征监测系统软件	北京易思思医疗器械有限责任公司	由系统安装光盘、随机文件组成	第二类	与本公司已注册的妊娠高血压综合征监测系统仪器配套使用，用于医疗机构妇产科无创检测孕产妇心血管功能状况，并以此作为妊娠高血压综合征的预测和治疗监测	妊娠高血压人群	2022年
血压云网络管理软件	江苏斯坦德利医疗科技有限公司	产品由血压云、医院用户端、患者用户端组成	第二类	包括患者管理模块、接口管理模块、数据管理模块（数据管理、随访管理、报告管理）及系统管理模块（机构用户管理、权限角色管理、数据字典管理、运维管理），医院用户端通过U盘交付，患者用户端通过手机应用商店进行下载交付，用于监护数据的传输、集中实时显示、报警	无限定人群	2020年
动态血压监测仪	深圳市博声医疗器械有限公司	由血压监测仪主机、无创血压袖带、数据传输线、蓝牙模块及血压管理软件组成	第二类	24小时可设定的不同时间段里在静止情况下测量人体的收缩压、舒张压、脉率（不适用于3岁以下婴幼儿），测量信息可进行有线或无线传输，供医护人员参考分析	3岁以上儿童及成年人	2021年
移动血压终端	浙江铭众医疗器械有限公司	由血压管理软件及血压测量硬件组成	第二类	适用于家庭用户和医疗单位测量血压和检查脉搏数，并可通过血压管理软件对测得的血压进行显示、分析、存储和传送	无限定人群	2019年

续表

产品名称	公司名称	产品类型	审批分类	核心功能	适用人群	批准年份
动态心电血压记录仪	深圳市博英医疗仪器科技有限公司	动态心电血压记录仪、电极、电导联线、SD卡、血压袖带、USB通信线、皮套、动态心电血压分析软件、移动装置心电血压应用软件	第二类	动态心电部分供医疗单位对受检者进行动态心电的记录和分析。动态血压部分用于24小时内设定的不同时间段里在静止情况下测量成年人的收缩压、舒张压和脉率（不适用于3岁以下婴幼儿，其数值供医护人员参考分析	3岁以上儿童及成年人	2021年
动态血压分析软件	武汉麦咚健康科技有限公司	由动态血压分析服务器端、医院用户端和患者用户端组成	第二类	医院用户端通过U盘交付，动态血压分析服务器端通过部署交付，患者用户端通过官网或手机应用商店下载交付，包括患者管理模块（动态血压/心率趋势分析模块、血压/心率颜色标识分层分级管理模块、血压/心率数据亲属实时共享模块、健康报告管理模块、用药对比分析模块、中医证型要素自我辨识模块）、接口管理模块、数据管理模块及系统管理模块（患者数据管理、权限角色管理、运维管理）适用于接受符合全球移动通信系统标准，采用Socket数据传输协议的电子血压计的数据，并对其实时显示、分类统计和预警，不直接给出诊断结论	无限定人群	2022年

续表

产品名称	公司名称	产品类型	审批分类	核心功能	适用人群	批准年份
血糖血压测试仪	复星诊断科技（长沙）有限公司	主机、配件（采血笔、血压袖带）、嵌入式软件模块包括系统控制模块、电源管理模块、血压测量模块、数据存储模块、人机交互模块、数据传输模块	第二类	与配套血糖试纸条配合使用，用于定量监测人体新鲜指尖末梢全血和（或）静脉全血中的糖浓度；以及成年人手臂的舒张压、收缩压和脉搏；可用于专业人员检测和非专业人员自测	无限定人群	2023年
动态血压测量系统	顺泰医疗器材（深圳）有限公司	由动态测量系统主机、血压袖带、USB数据线、血压管理软件（AccuWin Pro4）构成	第二类	24小时内设定的不同时间段里在静止情况下测量3岁以上儿童及成年人的收缩压、舒张压、脉率，其数值供医护人员参考	3岁以上儿童及成年人	2022年
动态血压监测仪	陕西康盛世电子科技有限公司	由主机、袖带、USB线和动态血压监测仪分析软件组成	第二类	用于动态测量成年人的收缩压、舒张压和脉率，起到供诊断参考的作用	无限定人群	2022年
血糖血压数据管理软件	广州合谐医疗科技有限公司	通过Web网页交付使用，由医生端（包括登录模块、今日模块、患者一全部患者模块、患者一糖尿病模块和设置模块）、患者端（包括登录模块、任务模块和管理模块）和管理端（包括登录模块、设置模块、用户管理模块）组成	第二类	用于对2型糖尿病患者使用配套的医疗器械数据进行接收、显示、存储和管理，不包含自动诊断功能	2型糖尿病患者	2023年

续表

产品名称	公司名称	产品类型	审批分类	核心功能	适用人群	批准年份
心电血压数据管理系统软件	苏州百慧华业精密仪器有限公司	物理组成：储存介质是SD卡；逻辑组成：由服务端软件和客户端软件组成；客户端软件包含基本功能模块、动态心电模块、静息心电模块、运动心电模块和动态血压模块	第二类	用于心电图/血压数据的传输、显示和处理	无限定人群	2022年
动态血压记录分析系统	杭州求是医学科技有限公司	由记录仪、传输装置、分析软件组成，记录仪包括主机和袖带	第二类	记录和分析动态血压，为医生临床指导病情检查和用药提供帮助	无限定人群	2023年
动态血压监测仪	深圳星脉医疗仪器有限公司	由血压监测仪主机、无创血压袖带、数据传输线及星脉软件组成	第二类	24小时内设定的不同时间段里测量人体的收缩压、舒张压、脉率（不适用于3岁以下小儿），测量信息可进行有线或无线传输，供医护人员参考分析	3岁以上儿童及成年人	2019年
远程心电/血压检测系统	重庆康如来科技有限公司	由个人检测终端和系统软件两部分组成。个人检测终端包括主机、心电图导联线及电极、袖带和电池；系统软件由服务终端软件、分析软件和监测软件组成	第二类	用于人体心电图、血压检测和动态分析	无限定人群	2023年
动态血压监测仪	北京先锋众诚医疗设备有限公司	由主机、袖带、数据接口线、分析系统软件组成	第二类	用于医疗机构对成年患者的血压、脉搏的连续监测	无限定人群	2020年
动态血压记录分析系统	西安辰方思创科技有限公司	由动态血压记录器、袖带和动态血压分析软件包组成	第二类	用于记录和分析成年人24小时以内血压波动数据	无限定人群	2019年

第十章 数字疗法在高血压患者管理中的应用

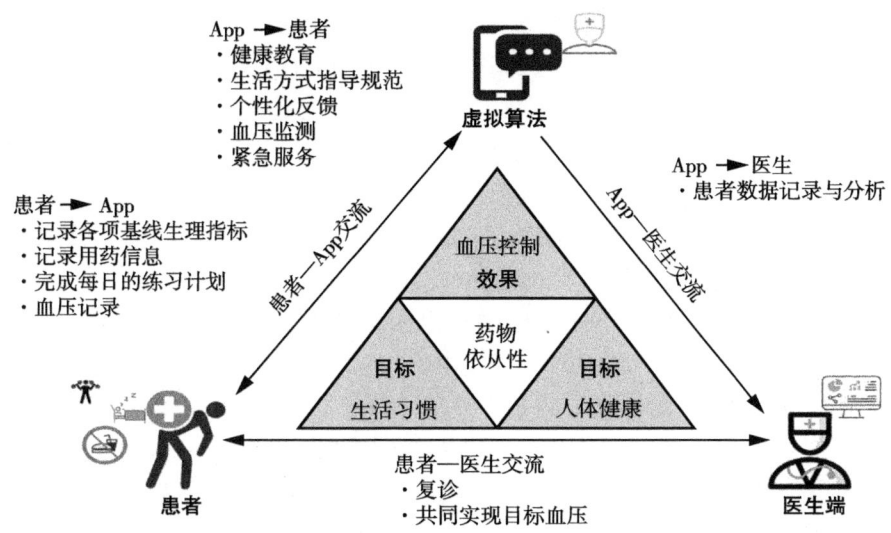

图 10-1 高血压数字疗法产品管理模式

还有一部分数字疗法产品主要通过高频次地监测患者，将血压值输入App或监测系统中而起到治疗作用。*JMIR*杂志发表的一篇文献中，研究人员通过Mortara仪器（TELEM血压监测系统）对试验组患者的SBP进行24小时的动态血压监测（每15分钟测量1次），结果显示试验组SBP在24小时内降低约8.8 mmHg。

3. 腰围、BMI和体重控制　研究表明，肥胖是高血压患病的独立危险因素，肥胖者的高血压患病风险显著高于非肥胖者。为了降低高血压的患病风险，数字疗法产品通过指标监测和个性化服务帮助患者坚持健康的生活方式，以减少体内的脂肪堆积，进而实现患者的体重管理。因此很多数字疗法产品以监测BMI、腰围、体脂率等指标的变化来判断产品本身的有效性。Welldoc的用户存储信息显示，68%的用户在6个月内平均体重降低了6%。在临床研究中，相对于常规护理组，"TELEM + TELEMEV"干预组的身体总脂肪减少4 kg以上，躯干节段脂肪减少了1.7 kg，腹围减少4 cm。在中国社区开展的一项数字疗法干预实验中，干预组与对照组在12周时的BMI组间平均差异为0.92 kg/m^2。同时，干预组的腰围显著低于对照组，6周时组间腰围差异为3.30 cm，12周时组间差异为3.86 cm，均具有统计学意义。

4. 患者心理健康调节　一项研究显示，高血压与抑郁具有显著相关性，高血压患者易出现抑郁情绪。为了使患者在漫长的治疗过程中保持积极的态度，许多数字疗法致力于调节患者的负面情绪并让其对使用的药物及数字疗法产生信心。Dario产品的临床试验表明，使用产品6个月时患者抑郁症状减少48%，焦虑症状减少59%。处于临床试验阶段的HPCP小程序可根据量表（5分制，从1分

"完全没有信心"到5分"非常有信心")系统分析患者在诊疗过程中多方面的自信心,包括使用血压监测设备、控制血压、了解何时需要换药及采取非药物行为控制血压等,研究结果表明患者控制血压评分的平均自信心差异有统计学意义。

5. 健康饮食习惯养成　不良饮食习惯也是高血压患者的重要危险因素之一。在常规诊疗过程中,医生无法直接量化并分析患者饮食习惯等指标,而数字疗法产品可以更好地记录、分析并辅助患者的每日营养摄入,同时将数据传送至医生端,医生根据患者情况进行个性化辅导,帮助患者保持健康的饮食习惯。

较多研究调查了我国不同地区的盐摄入量情况,证实了盐摄入量与血压具有相关性。在CureApp产品的临床试验中,与对照组相比,数字疗法组的食盐摄入量(基于食盐检查表点数)从基线显著下降,12周和24周时的组间差异分别为-2.9点($95\%CI$: $-3.7 \sim -2.2$)和-2.7点($95\%CI$: $-3.6 \sim -1.9$)。

除盐摄入量外,患者其他有关营养摄入情况的指标也会因为数字疗法的干预而发生改变。"Blood Pressure Management Application"的临床试验证明,与对照组相比,干预组的乳制品、水果和蔬菜消费量有所增加。此外,干预组的受试者能比对照组更好地坚持低脂低盐饮食计划,两组的使用计划依从性分别增加了1.7分($95\%CI$: $1.30 \sim 2.10$)和1.5分($95\%CI$: $1.16 \sim 1.90$)。

6. 患者药物依从性提高　据调查,中国的高血压诊断率为51.5%,但治疗达标率仅为15.9%,仍有较大提升空间。大部分原发性高血压患者需长期服药,药物依从性不佳是其无法达成降压目标的重要影响因素。反映药物依从性变化的指标有很多种,主要包括药物和剂型能否及时调整、药物依从性量表、每月用药情况计分等。

在HOME BP的临床试验中,使用数字干预的参与者更有可能在研究期间调整抗高血压药物的使用,包括药物剂量及药物类型等;而SMASH的临床试验设计了药物依从性计分机制,在预先指定时间的3小时内服用的剂量可获得药物依从性满分,$3 \sim 6$小时内服用的剂量可获得0.5分,超过6小时后服用的剂量可获得0分。SMASH组每月平均药物依从性分值为$0.89 \sim 0.95$。同时该研究选择使用Morisky用药依从性量表,自我报告辅助判断患者退回产品后的依从性变化,结果显示患者都保持了良好的药物依从性并且其SBP得到了控制。

三、数字疗法用于高血压治疗和管理的效果:RCT试验的荟萃分析

DTA的定义强调,数字疗法产品应基于循证干预和高质量的设备载体,以优化患者护理和健康结果,明确了用于疾病治疗和管理的数字干预技术和类别。当前已有随机对照试验研究证明,相比于传统的治疗干预技术,数字疗法产品在降

低血压和改善家庭自我测量方面具有更好的效果。因此，本部分将检索国内外文献数据库，对现有随机对照试验研究证据进行系统评价和荟萃分析，明确数字疗法产品对高血压患者健康改善的效果，包括降低血压、改善其他健康危险因素和健康行为。具体方法和结果如下。

（一）研究资料与方法

本研究设计参照《Cochrane干预措施系统评价手册》，并根据PRISMAS指南报告研究的结果，方案已在系统评价注册数据库（PROSPERO）注册（注册号：CDR 42024501858）。

1. **检索对象** 本研究对Pubmed、Embase、Web of Science和Cochrane Library数据库进行检索，以确定截至2023年9月10日与数字疗法对高血压管理效果改善相关的研究。同时，为了补充文献检索范围，还审查了已检索的文献和综述类文章的参考文献。为确保检索的全面性，扫描了NML与FDA合作开发的临床试验资料库、DTA产品库及美国FDA已获批的医疗器械目录，从而获得与高血压数字疗法相关的所有已发表的RCT研究结果。

2. **检索策略** 经过对文献数据库中截至2023年9月10日发表的所有随机对照试验研究的详尽检索，本研究使用的检索词组合包括：Hypertension；Hypertension or Blood Pressure, High or Blood Pressures, High or High Blood Pressure or High Blood Pressures（for the disease type）；Smartphone App, Smartphone Apps, Smartphone application, App Mobile；Telemedicine, Computer-Assisted Drug therapy, Medical Informatics Application, eHealth, Telecommunication, Mobile health, mhealth, Digital health, Telemonitoring（for digital therapeutic）。各数据库的具体检索策略有所不同。

3. **数据筛选** 为了确定符合数字疗法定义的试验，需要严格界定哪些干预措施可以被定义为数字疗法。本研究根据DTA的定义和核心原则，将数字疗法干预的标准界定如下。

（1）软件驱动：产品的干预措施需要基于计算机或智能手机的应用程序、平台。

（2）算法和模型支持：数字疗法产品需要具有独立的治疗和干预算法，这些独立算法或模型需要由医生或专业的医疗人员设计与开发。

（3）个性化的干预措施：数字疗法产品需能响应患者输入的各项健康信息，通过实时动态的反馈并定制降低血压的干预方案（包括用药监测和调整、运动营养处方、疾病护理处方和建议）、强化和激励措施、风险评分和预警、患者决策支持、目标设定或提醒等方式，生成针对血压控制或其他多种高血压疾病改善的个性化管理措施。任何仅包含高血压监测或自我报告、无反馈互动系统、仅用于患者与专业人员之间的沟通、普适性健康教育、仅针对医疗专业人员功能的产品均不符合条件。

为了确定能够被纳入荟萃分析的研究，评估员 B 和评估员 C 分别独立进行筛选，并重点关注标题和摘要内容。在筛选过程中，任何分歧均通过讨论解决，如有需要，评估员 A 会参与讨论。随后，汇总所有确定纳入的文献，评估员 B 和评估员 C 对全文内容进行进一步详细审查，以确定最终符合纳入标准的研究。通过人工审核符合条件的文章的标题、摘要和正文，确定了最终符合研究目标的研究和 RCT 研究。

纳入标准：纳入人群为成年高血压患者（≥18 岁），高血压定义为"无论是否接受高血压药物治疗的血压控制不佳患者（诊室血压 ≥140/90 mmHg 或家庭监测血压 ≥135/95 mmHg）和高血压 1 期（血压为 130～139 mmHg 或 80～89 mmHg）患者"。如果软件用于治疗一种以上的疾病（如糖尿病和高血压），则将其纳入，并将高血压或合并疾病的患者作为研究对象。试验组的干预措施符合下文所述的数字疗法干预标准。以 SBP 或 DBP 的变化、血压控制率和生命质量结果指标作为研究结果指标，不包括仅报告与高血压管理改善无关结果的文章，如软件的患者使用满意度等。对照组应接受常规临床护理、健康教育或标准的健康随访。同行评议的出版物和会议摘要均包括在内，但会议摘要需要报告 RCT 研究结果，与同一项 RCT 研究的设计和原理文章合并。

4. **数据提取** 对于符合纳入标准的研究，3 位研究者（A、B、C）使用标准数据提取模板独立提取相关人群和干预特征，并填写干预描述和信息提取表。其中包括：①作者（年份）、国家；②样本大小；③对照组和试验组纳入人群的平均年龄；④试验地点；⑤研究人群纳入特征；⑥血压变化是否作为主要结局指标；⑦基线时的 SBP/DBP；⑧主要和次要结局指标的效果变化；⑨干预持续时间（月）；⑩干预措施类别。任何分歧均通过讨论解决，并尽可能记录干预前后血压变化的平均值和标准差。

5. **结局分类** 将所有影响高血压管理的因素整合到统一的模型中，以描述这些因素如何影响结果。由于许多健康结果需要多年的时间才能形成，因此将其作为本综述的主要结果测量指标并不现实，因为随访研究的时间不足以证明这些结果的差异。但是 SBP、DBP 的变化及血压控制率等更近似的变量可能会在适当的范围内发生变化。预设的主要结果是 SBP、DBP 和血压控制率的平均变化，次要结果包括 BMI、体重、腰围和体力活动的变化值。

6. **统计学方法** 荟萃分析使用随机效应模型并计算平均差（MD）来生成干预组和对照组之间结果的汇总估计值。异质性通过 Q 和 I^2 统计量进行评估。如果有两项或两项以上的研究数据,则将结果纳入荟萃分析。

对于纳入的每项研究,净效应大小定义为试验组和对照组血压变化的差异,计算方法是将对照组(C)从基线(a)到随访(b)的变化减去试验组(I)的相应变化:(Ia-Ib)−(Ca-Cb)。如果报告的是标准误差(SE)或95%CI而不是标准差(standard deviation,SD),则按照Cochrane手册第7.7.3.2章所述方法计算。如果无法从已发表的数据或作者处获得SD、SE或95%CI,则根据Cochrane手册第16.1.3.1章的建议对SD进行估算。统计分析使用Review Manager 5.4进行。

(二)荟萃分析:数字疗法治疗高血压的效果

1. **总体描述** 经过上述检索策略的筛选,对7732篇文献进行了细致的过滤,检索过程见图10-2。其中1789条重复文献被删除,获得5943篇文献。经过标题和摘要筛选,有5449篇因不符合纳入标准而被删除,剩余494篇用于全文筛选。最终,共有15项研究的3789名参与者符合纳入标准,被纳入本次荟萃分析,见表10-3。

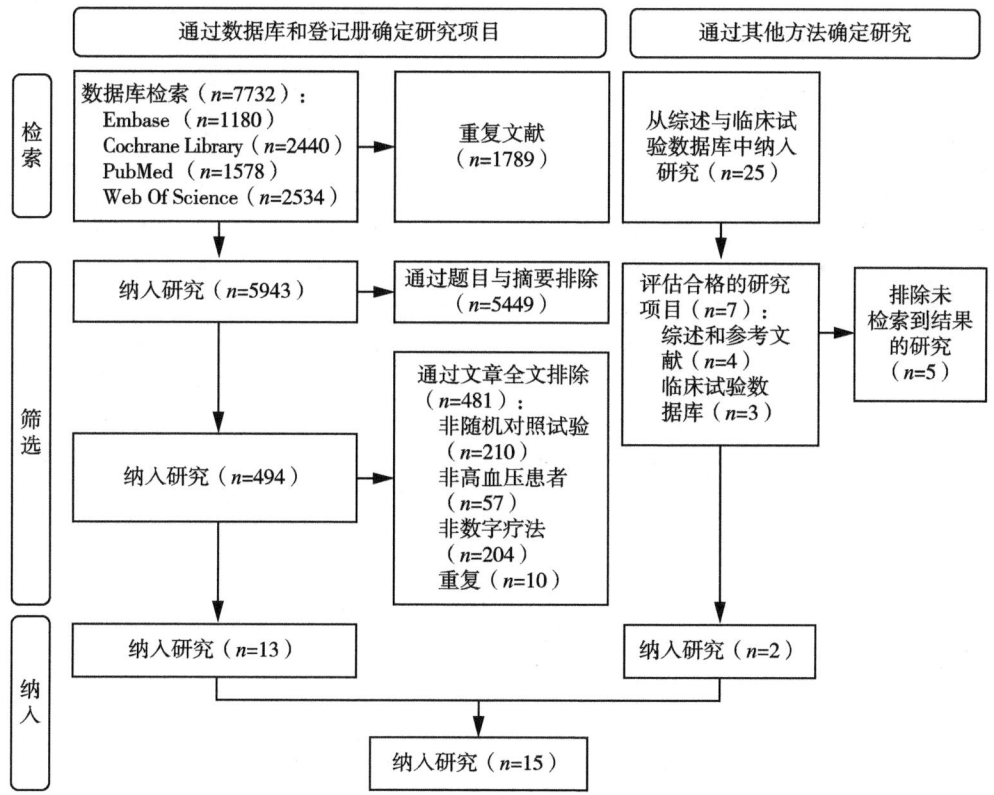

图10-2 数字疗法对高血压改善效果RCT研究纳入、排除流程

表10-3 高血压数字治疗干预随机对照试验的研究设计和基线特征

产品名称	产品类型	国家	应用场景	核心功能	适用人群	干预时长	主要结局
HPCP教练程序	App	美国	基层高血压管理	（1）药物使用提醒 （2）患者教育 （3）饮食指导 （4）睡眠追踪及压力管理 （5）血压监测	高血压患者	24周	SBP、DBP、非高血压人员数量变化
TELEM + TELEMEV	智能血压计 + App + 短信提醒	美国	基层高血压管理	（1）测量和记录血压 （2）刺激生活方式改变的个性化短信（体重、运动、体脂率、腰围）	高血压患者	24周	生活方式的改变
SNS	自我护理App	中国	基层高血压管理	（1）健康教育 （2）个人自我护理计划 （3）每日记录 （4）自动每周健康报告	服用处方降压药物的高血压患者	12周	SBP、DBP、非高血压人员比例变化
SMASH	App	西班牙	医院	（1）短信提醒用户测量血压 （2）App可以展示每周、每月的血压变化表 （3）根据服药依从性分级，从信息库中自动选择相应的信息量身定制反馈给用户	高血压患者	24周	SBP、SBP控制率（血压在目标范围内，为"控制"血压）
HOME BP	App	英国	医院	（1）干预定制：①电子邮件提醒每月7天进行2次早晨血压读数，计算平均家庭血压；②红绿灯系统提供反馈：当平均家庭血压连续2个月高于目标时，通过电子邮件要求处方者实施预先计划的药物更换 （2）健康教育	服用不超过3种降血压药物的高血压患者	48周	SBP

第十章　数字疗法在高血压患者管理中的应用

续表

产品名称	产品类型	国家	应用场景	核心功能	适用人群	干预时长	主要结局
PIA	App	德国	基层高血压管理	(1) 干预定制：传输血压测量值，图形显示血压随时间变化的情况，用药计划、订购处方药 (2) 健康教育：介绍高血压管理方面的循证信息 (3) 增强支持：实践团队和患者面对面现场培训	服用1种以上降血压药物的高血压患者	48周	血压控制率
The FAITH! TRIAL	App	美国	基层高血压管理	(1) 干预定制：基线LS7（生活方式的7个问题）相关信息被纳入根据个体定制的信息库中 (2) 增强支持：干预者每周管理共享帖子，以征求关于自我效能、自我调节、社会支持以及社会生态模型框架内健康生活方式的障碍/促进因素的讨论 (3) 健康教育	非裔美国人	24周	LS7评分变化
Medisafe	App	美国	基层高血压管理	(1) 干预定制 (2) 手动输入药物列表及其首选给药时间，提供警报，提醒患者何时需要服药，并生成每周依从性报告 (3) 跟踪血压	至少接受1种但不超过3种降压药的高血压患者	12周	药物依从性，SBP变化
"blood pressure management application"	App	伊朗	医院	(1) 干预定制：记录血压并接受记录的血压值的反馈；将血压水平反馈于图标上；健康饮食（DASH饮食和低减肥计划）和减肥计划；提醒服药时间、就诊日期 (2) 健康教育：关于疾病的性质、控制和治疗的知识信息 (3) 戒烟激励和支持计划；将用户记录的信息保存在门户网站，供医生和研究人员使用	接受高血压治疗至少1年的高血压患者	24周	降血压药物的依从性

续表

产品名称	产品类型	国家	应用场景	核心功能	适用人群	干预时长	主要结局
"Yan Fu" App	App	中国	医院	(1) 个人记录：包括用户的基本信息和医疗状况 (2) 提醒：提醒用户测量血压、服药和锻炼 (3) 记录：用户的血压、用药情况 (4) 查询：用户可以通过 App 查询有关高血压的信息 (5) 急诊：用户可以一键拨打急救电话及时获得救治 (6) 参与者：监测亲属和医生可以监测参与者的健康记录 (7) 健康评估：提供 4 种健康评估并给出个人管理建议	高血压患者	24 周	SBP、DBP、血压控制率
PEP-NG	App	美国	基层高血压管理	(1) 患者使用触摸笔在触摸屏界面上回答问题 (2) 用一个简单易用的动画和报告用药时间和剂量，并立即在平板电脑屏幕上提供个性化定制的教育内容 (3) 患者自我报告用药次数、不良的自我用药行为，自动生成纠正策略，供医护服务提供者在初级保健访问之前进行审查	60 岁以上的高血压患者	4 次随访	患者不良自我用药行为风险评分
SMBP 平台	智能血压仪 + App	韩国	医院	算法对输入的数据进行分析，并为用户生成建议，例如在血压异常时发出警报信息	服用一种或多种降压药的高血压患者	24 周	SBP

续表

产品名称	产品类型	国家	应用场景	核心功能	适用人群	干预时长	主要结局
Mosio development	高血压监测管理平台	美国	基层高血压管理	（1）提示血压自我监测及预警 （2）与这些血压结果相关的定制短信 （3）有针对性的健康行为短信：基于参与者在登记时是否有初级保健提供者和（或）是否服用降压药 （4）一般健康行为短信：涉及BP目标和重要的生活方式调整，包括减少钠摄入量，增加水果和蔬菜摄入量以及增加体力活动	非裔美国高血压患者	24周	SBP、DBP

2. SBP、DBP 二者的汇总结果相似,见图10-3、图10-4。具有高度异质性($I^2 = 83\%$)的SBP($MD = -3.75$,$95\%CI$:$-5.74 \sim -1.77$;15项研究)和具有中度异质性($I^2 = 63\%$)的DBP($MD = -1.79$,$95\%CI$:$-2.81 \sim -0.77$;10项研究)均显示出有利于干预的显著效果。

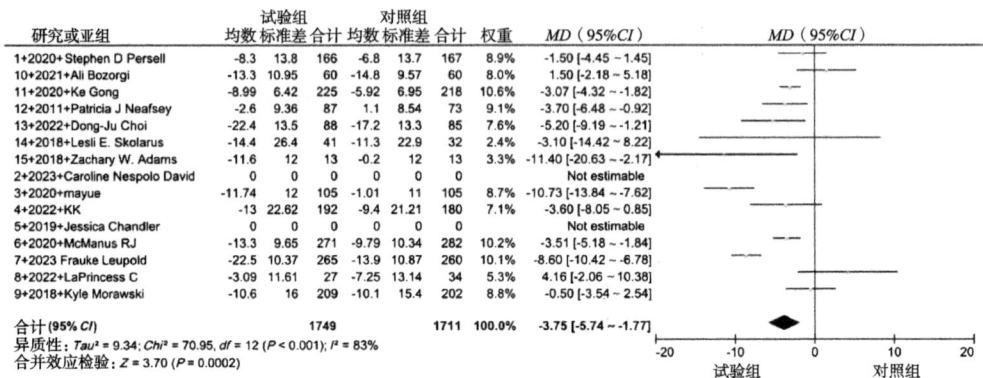

图10-3 数字疗法对高血压患者SBP影响的森林图

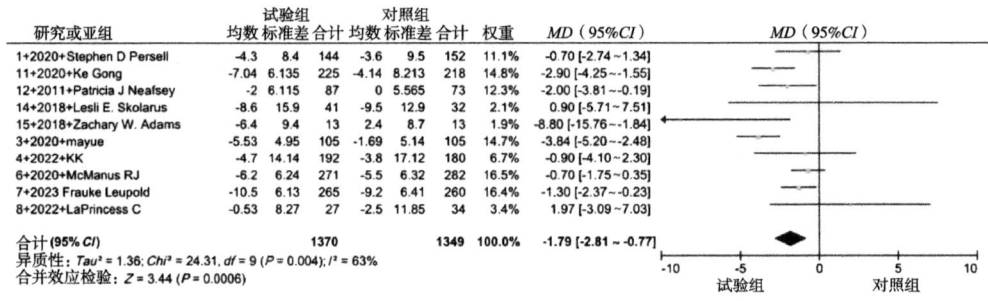

图10-4 数字疗法对高血压患者DBP影响的森林图

3. BMI、腰围、身体活动、体重 5项研究报告了BMI的变化,汇总分析显示干预措施具有统计学意义的效果($MD = -0.50$,$95\%CI$:$-0.86 \sim -0.15$;5项研究),见图10-5。2项研究报告了腰围的改变,汇总分析显示干预有中等程度的效果($MD = -2.91$,$95\%CI$:$-5.15 \sim -0.66$;2项研究),见图10-6。3项研究报告了体力活动改善的情况,汇总分析显示干预措施具有中等程度的效果($MD = 66.73$,$95\%CI$:$49.64 \sim 83.81$;3项研究),见图10-7。2项研究报告了体重的变化,汇总分析显示干预组与对照组的体重改变差异无统计学意义,见图10-8。

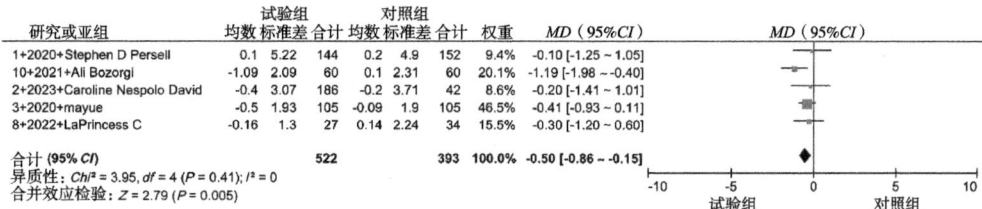

图10-5　数字疗法对高血压患者BMI影响的森林图

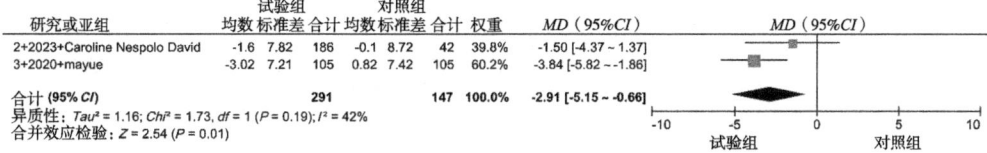

图10-6　数字疗法对高血压患者腰围影响的森林图

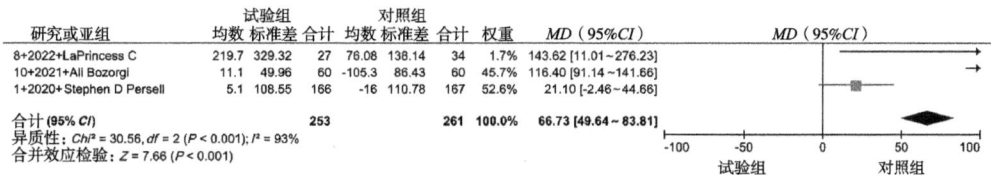

图10-7　数字疗法对高血压患者身体活动影响的森林图

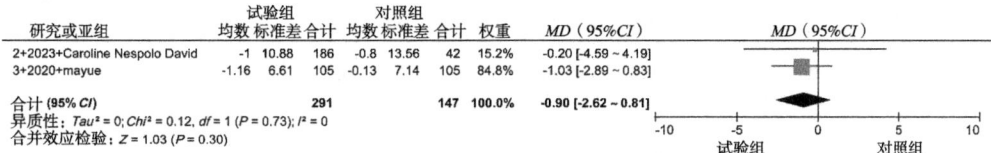

图10-8　数字疗法对高血压患者体重影响的森林图

4. **质量评价**　血压变化估计值的漏斗图大致对称，见图10-9、图10-10，表明没有显著的发表偏倚（Egger检验显示，SBP：$P=0.599$，DBP：$P=0.737$）。由于纳入研究的数字疗法干预对SBP和DBP的影响存在相当大的异质性，因此需要进行敏感性分析来评估结果的稳定性和可信度。结果表明，排除任何一项研究，其余研究的MDs的综合点估计值在效应量的95%CI内，结果变异不大，具有良好的稳健性，见图10-11、图10-12。

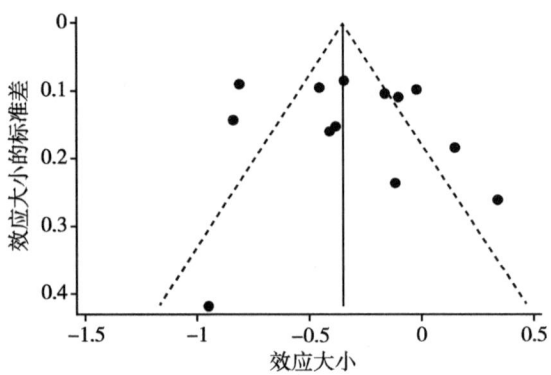

图 10-9　RCTs 中 SBP 的漏斗图

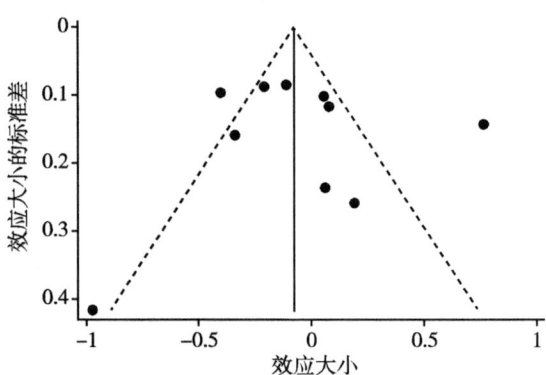

图 10-10　RCTs 中 DBP 的漏斗图

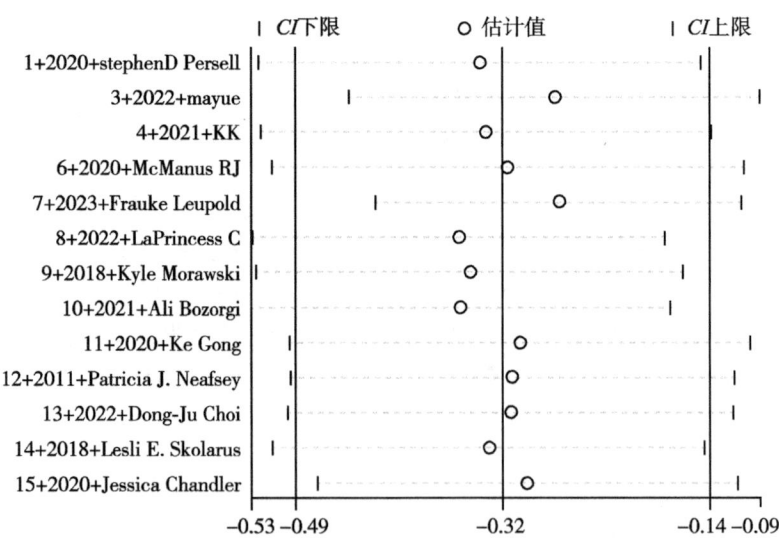

图 10-11　RCTs 中数字疗法对 SBP 影响的敏感性分析

第十章　数字疗法在高血压患者管理中的应用

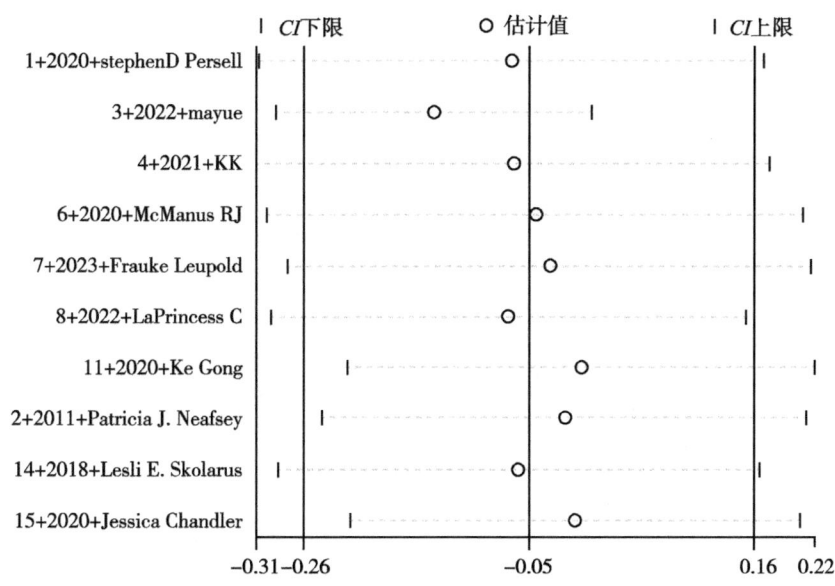

图 10-12　RCTs 中数字疗法对 DBP 影响的敏感性分析

图 10-13、图 10-14 总结了纳入研究的偏倚风险情况。所有纳入的研究都是随机对照试验，但没有一项是盲法试验。有 3 项研究在结果评估中没有实行盲法，有 3 项研究没有实行分组隐匿。大部分研究的偏倚风险较低，但在少数研究中，综合偏倚评估显示有几项风险成分存疑。

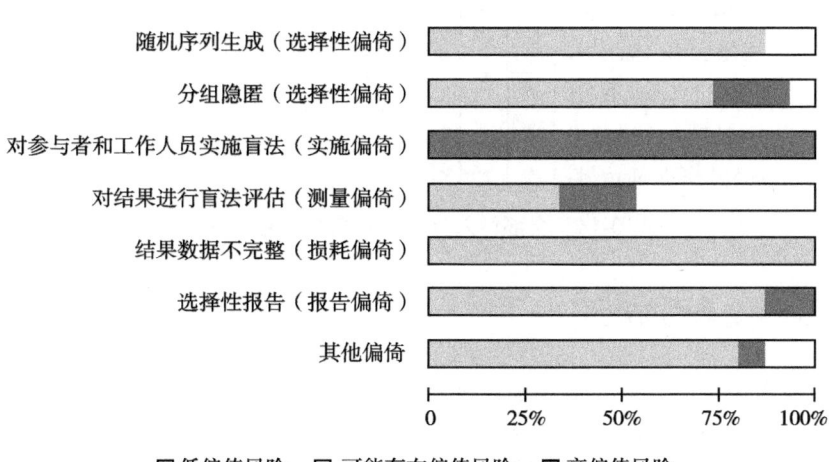

图 10-13　全部纳入分析的研究的偏倚风险分布

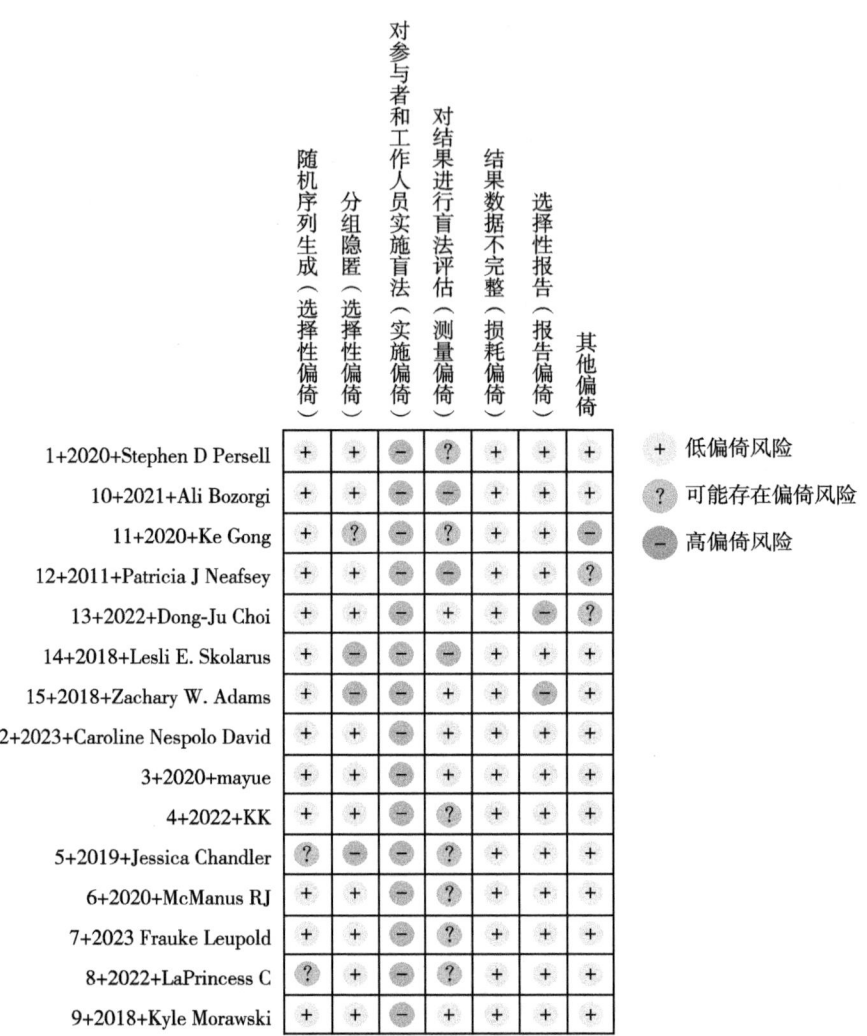

图10-14 全部纳入分析的研究的偏倚风险评估

四、讨论与总结

DTA产品库中的高血压健康管理产品及正在研发的数字疗法产品通常以App或网站等可及性强的形式提供给用户，且已有临床数据证实其降压效果优于常规治疗。除了明显降压效果外，数字疗法产品从健康危险因素出发，帮助患者培养良好的日常习惯与积极的生活态度，使患者的盐摄入量、体重、BMI、心理健康水平、药物依从性等效果目标也得到了一定程度的改善。在产品更新迭代的过程中，国内外高血压健康管理数字疗法产品逐渐呈现出如下的特点。

功能定位明确,形式逐渐多样化。高血压健康管理数字疗法产品并没有替代现有的药物治疗,而是和大多数移动医疗产品一样,采取现代科技辅助药物治疗加速患者痊愈。结合高血压疾病特点及所导致的身心伤害,3种数字疗法产品与可穿戴设备巧妙结合以反馈用户真实的生理指标与日常生活习惯,保证数据的准确性以帮助医生调整用药剂量并预测患者的疾病发展趋势。很多患者由于疾病特点无法摆脱药物依赖,所以数字疗法产品也在一定限度上无法完全取代药物。但是数字疗法产品可以通过生理指标监测预警系统等更加敏锐的手段提高患者的药物依从性,从而改善药物效果,甚至通过新技术给无法服用药物的患者提供新的选择。

数字疗法产品的应用场景较为广泛,用户主要集中在基层医疗卫生机构。高血压健康管理数字疗法适用于诊疗、日常生活、学习工作等多个应用场景,患者可以使用产品随时监测自己的血压状态。但超过64%的高血压健康管理数字疗法产品的试验人群来源于基层医疗卫生机构的患者,并且在主要结局指标上取得阳性结果,说明大部分数字疗法产品主要面向寻求基本公共卫生服务的人群,产品在基层高血压健康管理的应用前景良好。

高血压数字疗法产品主要针对高血压患者,未能完全包含潜在的患病群体。为了保证诊疗效果,大多数已上市的产品往往以高血压的诊断处方作为用户能否应用该产品的标准,所有处于研发中的产品,其临床试验仅纳入服用降压药物的患者,产品预防高血压的功能特点有待验证。

在DTA的产品库中,大多数字疗法产品已被纳入不同类型的医疗保险,由国家、保险公司、企业雇主或福利机构支付使用数字疗法产品所产生的费用,使得产品费用负担途径明确,用户经济负担较小,但正在研发的高血压数字疗法产品还没有相关的费用分担途径。

参考文献

[1] ZHOU B, CARRILLO-LARCO R M, DANAEI G, et al. Worldwide trends in hypertension prevalence and progress in treatment and control from 1990 to 2019: a pooled analysis of 1201 population-representative studies with 104 million participants [J]. Lancet, 2021, 398 (10304): 957-980.

[2] FOROUZANFAR M H, AFSHIN A, ALEXANDER L T, et al. Global, regional, and national comparative risk assessment of 79 behavioural, environmental and occupational, and metabolic risks or clusters of risks, 1990-2015: a systematic analysis for the Global Burden of Disease Study 2015 [J]. Lancet, 2016, 388 (10053): 1659-1724.

[3] United Nations. World Population Prospects 2022: methodology of the United Nations

population estimates and projections [EB/OL]. (2022-07) [2024-03-05]. https://population.un.org/wpp/Publications/Files/WPP2022_Methodology.pdf.

[4] World Health Organization. Global report on hypertension: the race against a silent killer [EB/OL]. (2023-09-19) [2024-03-05]. https://www.who.int/publications/i/item/9789240081062.

[5] BURNIER M, EGAN B M. Adherence in Hypertension [J]. Circ Res, 2019, 124 (7): 1124-1140.

[6] GLYNN L G, MURPHY A W, SMITH S M, et al. Interventions used to improve control of blood pressure in patients with hypertension [J/OL]. Cochrane Database Syst Rev, 2010, (3): CD005182 [2024-03-05]. https://pubmed.ncbi.nlm.nih.gov/20238338/.

[7] FLETCHER B R, HARTMANN-BOYCE J, HINTON L, et al. The Effect of self-monitoring of blood pressure on medication adherence and lifestyle factors: a systematic review and meta-analysis [J]. Am J Hypertens, 2015, 28 (10): 1209-1221.

[8] TUCKER K L, SHEPPARD J P, STEVENS R, et al. Self-monitoring of blood pressure in hypertension: a systematic review and individual patient data meta-analysis [J/OL]. PLoS Med, 2017, 14 (9): e1002389 [2024-03-05]. https://pubmed.ncbi.nlm.nih.gov/28926573/.

[9] International Organization for Standardization. Health informatics—personalized digital health—digital therapeutics health software systems [EB/OL]. (2023-06) [2024-03-03]. https://www.iso.org/standard/83767.html.

[10] KARIO K, HARADA N, OKURA A. Digital therapeutics in hypertension: evidence and perspectives [J]. Hypertension, 2022, 79 (10): 2148-2158.

[11] DAVID C N, IOCHPE C, HARZHEIM E, et al. Effect of mobile health interventions on lifestyle and anthropometric characteristics of uncontrolled hypertensive participants: secondary analyses of a randomized controlled trial [J]. Healthcare (Basel), 2023, 11 (8): 1069.

[12] LU X, YANG H, XIA X, et al. Interactive Mobile health intervention and blood pressure management in adults: a meta-analysis of randomized controlled trials [J]. Hypertension, 2019, 74 (3): 697-704.

[13] ALESSA T, HAWLEY M S, HOCK E S, et al. Smartphone apps to support self-management of hypertension: review and content analysis [J/OL]. JMIR Mhealth Uhealth, 2019, 7 (5): e13645 [2024-03-05]. https://pubmed.ncbi.nlm.nih.gov/31140434/.

[14] XU H, LONG H. The effect of smartphone app-based interventions for patients with hypertension: systematic review and meta-analysis [J/OL]. JMIR Mhealth Uhealth, 2020, 8 (10): e21759 [2024-03-06]. https://pubmed.ncbi.nlm.nih.gov/33074161/.

[15] Digital Therapeutics Alliance. Digital Therapeutics Industry DTx Core Principles [EB/OL]. (2018) [2024-05-10]. https://dtxalliance.org/wp-content/uploads/2023/06/DTA_FS_DTx-Core-Principles.pdf.

[16] KARIO K, NOMURA A, HARADA N, et al. Efficacy of a digital therapeutics system in

the management of essential hypertension: the HERB-DH1 pivotal trial [J]. Eur Heart J, 2021, 42 (40): 4111-4122.

[17] BAND R, MORTON K, STUART B, et al. Home and Online Management and Evaluation of Blood Pressure (HOME BP) digital intervention for self-management of uncontrolled, essential hypertension: a protocol for the randomised controlled HOME BP trial [J/OL]. BMJ Open., 2016, 6 (11): e012684 [2024-03-06]. https://pubmed.ncbi.nlm.nih.gov/27821598/.

[18] HIGGINS J P, THOMAS J, CHANDLER J, et al. Cochrane handbook for systematic reviews of interventions [EB/OL]. (2019-09-20) [2024-01-10]. https://onlinelibrary.wiley.com/doi/pdf/10.1002/9781119536604.fmatter.

[19] JAMES P A, OPARIL S, CARTER B L, et al. 2014 Evidence-based guideline for the management of high blood pressure in adults: report from the panel members appointed to the eighth Joint National Committee (JNC 8) [J]. JAMA, 2014, 311 (5): 507-520.

[20] WHELTON P K, CAREY R M, ARONOW W S, et al. 2017 ACC/AHA/AAPA/ABC/ACPM/AGS/APhA/ASH/ASPC/NMA/PCNA Guideline for the prevention, detection, evaluation, and management of high blood pressure in adults: a report of the American College of Cardiology/American Heart Association Task Force on Clinical Practice Guidelines [J/OL]. Hypertension, 2018, 71 (6): e13-e115 [2024-03-07]. . https://pubmed.ncbi.nlm.nih.gov/29133356/.

[21] MORAWSKI K, GHAZINOURI R, KRUMME A, et al. Association of a smartphone application with medication adherence and blood pressure control: the MedISAFE-BP randomized clinical trial [J]. JAMA Intern Med, 2018, 178 (6): 802-809.

[22] BREWER L C, JENKINS S, HAYES S N, et al. Community-based, cluster-randomized pilot trial of a cardiovascular mobile health intervention: preliminary findings of the FAITH! Trial [J]. Circulation, 2022, 146 (3): 175-190.

[23] PERSELL S D, PEPRAH Y A, LIPISZKO D, et al. Effect of home blood pressure monitoring via a smartphone hypertension coaching application or tracking application on adults with uncontrolled hypertension [J/OL]. JAMA Netw Open, 2022, 3 (3): e200255 [2024-03-08]. https://pubmed.ncbi.nlm.nih.gov/32119093/.

[24] CHANDLER J, SOX L, DIAZ V, et al. Impact of 12-month smartphone breathing meditation program upon systolic blood pressure among non-medicated stage 1 hypertensive adults [J]. Int J Environ Res Public Health, 2020, 17 (6): 1955.

[25] SKOLARUS L E, COWDERY J, DOME M, et al. Reach out churches: a community-based participatory research pilot trial to assess the feasibility of a mobile health technology intervention to reduce blood pressure among African Americans [J]. Health Promot Pract, 2018, 19 (4): 495-505.

[26] NEAFSEY P J, M LAN C E, GE M, et al. Reducing adverse self-medication behaviors in older adults with hypertension: results of an e-health clinical efficacy trial [J]. Ageing Int,

2011, 36（2）: 159-191.

[27] MA Y, CHENG H Y, SIT J W H, et al. The effects of a smartphone-enhanced nurse-facilitated self-care intervention for Chinese hypertensive patients: a randomised controlled trial [J]. Int J Nurs Stud, 2022, 134, 104313.

[28] GONG K, YAN Y L, LI Y, et al. Mobile health applications for the management of primary hypertension: a multicenter, randomized, controlled trial [J/OL]. Medicine (Baltimore), 2020, 99（16）: e19715 [2024-03-07]. https://pubmed.ncbi.nlm.nih.gov/32311957/.

[29] CHANDLER J, SOX L, KELLAM K, et al. Impact of a culturally tailored mHealth medication regimen self-management program upon blood pressure among hypertensive hispanic adults [J]. Int J Environ Res Public Health, 2019, 16（7）: 1226.

[30] LEUPOLD F, KARIMZADEH A, BREITKREUZ T, et al. Digital redesign of hypertension management with practice and patient apps for blood pressure control (PIA study): a cluster-randomised controlled trial in general practices [J]. EClinicalMedicine, 2023, 55: 101712.

[31] BOZORGI A, HOSSEINI H, EFTEKHAR H, et al. The effect of the mobile "blood pressure management application" on hypertension self-management enhancement: a randomized controlled trial [J]. Trials, 2021, 22（1）: 413.

[32] CHOI D J, PARK J J, YOON M, et al. Self-Monitoring of blood pressure and Feed-back using App In TReatment of UnconTrolled Hypertension (SMART-BP): a randomized clinical trial [J]. Korean Circ J, 2022, 52（10）: 785-794.

[33] CHOI D, PARK S, YOON M, et al. Self-monitoring of blood pressure and feedback using app in treatment of uncontrolled hypertension: smart app study [J/OL]. J Hypertens, 2023, 41（Suppl 3）: e317 [2024-03-08]. https://journals.lww.com/jhypertension/Abstract/2023/06003/SELF_MONITORING_OF_BLOOD_PRESSURE_AND_FEEDBACK.857.aspx.

[34] FUCHS S C, HARZHEIM E, IOCHPE C, et al. Technologies for innovative monitoring to reduce blood pressure and change lifestyle using mobile phones in adult and elderly populations (TIM Study): protocol for a randomized controlled trial [J/OL]. JMIR Res Protoc, 2018, 7（8）: e9619 [2024-03-08]. https://pubmed.ncbi.nlm.nih.gov/30087093/.

[35] KARIO K, NOMURA A, HARADA N, et al. A multicenter clinical trial to assess the efficacy of the digital therapeutics for essential hypertension: Rationale and design of the HERB-DH1 trial [J]. J Clin Hypertens (Greenwich), 2020, 22（9）: 1713-1722.

[36] BREWER L C, JENKINS S, HAYES S N, et al. Community-based, cluster-randomized pilot trial of a cardiovascular mHealth intervention: rationale, design, and baseline findings of the FAITH! Trial [J]. Am Heart J, 2022, 247: 1-14.

[37] MORRISSEY E C, CASEY M, GLYNN L G, et al. Smartphone apps for improving medication adherence in hypertension: patients' perspectives [J]. Patient Prefer Adherence, 2018, 12: 813-822.

[38] COOK N R, COHEN J, HEBERT P R, et al. Implications of small reductions in diastolic blood pressure for primary prevention [J]. Arch Intern Med, 1995, 155 (7): 701-709.

[39] WHELTON S P, CHIN A, XIN X, et al. Effect of aerobic exercise on blood pressure: a meta-analysis of randomized, controlled trials [J]. Ann Intern Med, 2002, 136 (7): 493-503.

[40] AUCOTT L, ROTHNIE H, MCINTYRE L, et al. Long-term weight loss from lifestyle intervention benefits blood pressure?: a systematic review [J]. Hypertension, 2009, 54 (4): 756-762.

[41] LUO Y, CHANG Y, ZHAO Z, et al. Device-supported automated basal insulin titration in adults with type 2 diabetes: a systematic review and meta-analysis of randomized controlled trials [J]. Lancet Reg Health West Pac, 2023, 35: 100746.

[42] 薛鹏, 白安颖, 江宇, 等. WHO数字健康全球战略及对中国的启示 [J]. 中华预防医学杂志, 2022, 56 (2): 218-221.

[43] 黄雅丽, 潘忞, 林黛茜, 等. 福建省成年人不同肥胖指标与高血压的关系 [J]. 中华高血压杂志（中英文）, 2024, 32 (2): 171-179.

[44] 王燕敏, 蔡敏. 老年高血压合并抑郁与其激素水平的关系 [J]. 国际精神病学杂志, 2024, 51 (1): 195-198.

[45] 周昇昇, 高莉, 孙经, 等. 河南省盐摄入与高血压调查 [J]. 中华高血压杂志, 2020, 28 (11): 1045-1050.

[46] 王鸿懿, 何永洁, 李卫, 等. 北京市高血压患者盐摄入量调查及与血压水平的关系 [J]. 中华高血压杂志, 2019, 27 (11): 1036-1040.

第十一章

数字疗法在老年认知障碍患者管理中的应用

老年认知障碍是一类慢性进展性疾病，表现为记忆力、认知功能、行为和日常生活能力的逐渐下降。随着全球老龄化进程的加速，认知障碍的患病率呈持续上升趋势，成为影响老年人健康和生活质量的重要因素。如何精准高效地治疗老年认知障碍已成为全社会关注的问题。目前已知的传统认知障碍管理模式主要依赖临床诊断和药物治疗，但老年认知障碍存在进展缓慢、症状多样且早期难以识别的问题，现有的治疗方法往往无法有效遏制病情的恶化。此外，由于患者的认知能力下降，常常在治疗过程中出现缺乏持续的自我管理能力、治疗依从性差等状况，导致治疗效果有限。因此，亟须创新性的管理工具来提高疾病干预的效率和患者的治疗依从性，以改善患者生活质量。

数字疗法作为一种新兴的干预手段，凭借其基于高质量软件程序的循证治疗模式，逐渐成为治疗老年认知障碍的重要方法。数字疗法通过智能设备、虚拟现实、人工智能（artificial intelligence，AI）等技术，为老年认知障碍患者提供个性化的认知训练、健康管理和情绪调节，能够实时监测患者的认知变化、调整治疗方案并提高患者的参与感和依从性。近年来，数字疗法在老年认知障碍领域的应用逐渐获得关注，相关产品也开始在临床试验中取得初步成果。然而，当前国内外数字疗法产品仍存在一定的研发和应用瓶颈，需要更多的临床数据支持和技术创新。本章将重点介绍数字疗法在老年认知障碍治疗中的应用现状，以期为未来数字疗法产品的推广和应用提供更多科学依据，推动认知障碍患者的健康管理向更高效、更智能的方向发展。

一、数字疗法在老年认知障碍治疗领域的应用前景概述

老年认知障碍（包括阿尔茨海默病、轻度认知障碍等）已成为全球范围内日益严重的公共卫生问题。根据全球疾病负担（global burden of diseases，GBD）数据，认知障碍的发病率和死亡率呈上升趋势，特别是在老年群体中。全球阿尔茨海默病患者人数已突破5000万人，并且每年新增病例接近1000万人，随着全球

老龄化的加剧，预计到2050年，这一数字将增至1.52亿人。中国有超过5000万的老年认知障碍患者，随着疾病的发展，这些患者不仅面临认知功能的丧失，还常伴随情绪、行为等多方面问题，给患者家庭及社会带来了沉重的负担。

老年认知障碍的早期发现和干预对延缓疾病进展至关重要。然而，当前传统的诊疗模式在改善认知功能和延缓症状的同时，存在疗效有限、不良反应较大、无法全面改善老年人健康等问题，这使得高效、精准的健康管理工具迫切需要被引入到日常护理中。数字疗法是基于移动设备和智能技术，用于治疗的数字产品，为老年认知障碍患者提供了一种新的治疗选择，有望改善患者的生活质量和治疗效果。数字疗法产品能够持续监测患者的认知状态，并针对个体差异化的认知状态提供个性化的认知训练和健康指导，并进行实时反馈，帮助患者及照护者及时发现症状变化，从而有效延缓疾病的进展。

随着智能手机、可穿戴设备、VR、AI等技术的不断发展，数字疗法在老年认知障碍领域的应用前景广阔。这些技术能够通过个性化的认知干预和健康管理提高患者的治疗依从性，增强患者的自我管理能力并改善生活质量。国外已有多款成熟的数字疗法产品获得了监管机构的批准，被纳入医保或保险范围，部分产品甚至在多国得到了广泛应用，充分验证了其临床效果和市场前景。

在我国，治疗老年认知障碍的数字疗法产品尚处于起步阶段，尽管国内已逐步启动一些数字疗法的研发和应用，但与国际先进水平相比，国内相关产品的技术深度、市场成熟度和用户接受度仍有一定差距。现有的数字疗法产品大多集中于简单的认知训练，缺乏对患者进行长期随访、个性化干预和全方位健康管理的综合能力。为了实现老年认知障碍患者的全面管理，国内的数字疗法产品亟须在多学科协作、临床验证及监管政策等方面取得更大的突破。

二、改善老年认知障碍的数字干预技术

当前用于改善老年认知障碍的数字技术主要集中在认知评估、干预治疗、患者管理、临床决策支持和成本控制等方面。通过结合AI、VR、AR、眼动追踪、伽马波光刺激等前沿技术，数字疗法能够提供个性化、实时的治疗方案，帮助患者和医生动态追踪疾病进展，优化治疗效果，并通过智能化监控和反馈机制提高患者的治疗依从性。此外，数字疗法的普及还降低了患者的治疗成本和负担，促进了老年认知障碍患者的生活质量提升。

1. 认知评估与实时监测技术　认知评估与实时监测技术主要包括AR技术、眼动追踪技术和伽马波光刺激技术。

（1）AR技术：Altoida利用AR技术进行认知功能评估，通过一系列交互任务，分

析患者的记忆、语言、空间导航等多项认知能力。这些任务能够帮助医生及早发现阿尔茨海默病的风险，提供实时的认知评估，从而为治疗方案的调整提供及时依据。

（2）眼动追踪技术：Neurotrack利用眼动追踪技术，通过分析患者眼动模式来实时检测其认知状态，通过动态捕捉认知功能变化及智能算法为患者提供个性化的认知训练和干预建议。

（3）伽马波光刺激技术：Cognito Therapeutics利用伽马波光刺激技术，通过刺激大脑特定区域并监测其反应，收集详细的脑电活动数据。该数据直接上传至云端，帮助医生了解患者的认知功能变化，从而进行更精确的治疗调整。

2. 个性化认知干预与行为指导　个性化认知干预与行为指导主要包括游戏化干预、VR训练、个性化认知计划等。

（1）游戏化干预：Evo by Akili和Constant Therapy等产品利用游戏化的认知训练任务，通过模拟复杂的任务训练，提升患者的注意力、认知灵活性、记忆力等多方面功能，并在患者使用过程中动态调整任务难度，确保患者能在适当的挑战中进行认知训练，避免产生过度的挫败感。

（2）VR训练：Brain＋Enhance利用虚拟现实技术提供有趣且富有挑战性的认知训练任务，帮助患者进行集中注意力和提高认知灵活性等方面的训练。通过这种互动和沉浸式体验，患者可以更加积极地参与治疗过程。

（3）个性化认知计划：Neurotrack和Cognito Therapeutics根据患者的个体特征、认知状态生成个性化的认知训练计划，针对不同的认知功能缺失（如记忆、学习、语言等），提供差异化的干预方案。

三、老年认知障碍数字疗法产品及其功能

（一）老年认知障碍数字疗法产品

数字疗法在老年认知障碍治疗中的应用具有综合全面的特点。除了针对认知功能的评估和干预以外，数字疗法还可以帮助改善患者的其他健康指标，如生活质量、情绪状态及社会参与度等。通过提供综合性的健康管理服务，数字疗法可以帮助患者延缓认知衰退的进程，提升日常生活的独立性和舒适度，从而增强患者及其家属对医疗服务的信任感和满意度，实现全方位的健康改善。当前国外数字疗法产品在治疗老年认知障碍方面呈现出多技术融合的趋势。许多产品结合了AI、AR、VR、眼动追踪、伽马波光刺激等技术，用于认知评估、实时监测和干预。通过这些技术，数字疗法在技术创新和个性化治疗的应用方面均取得了一定成果。表11-1对国外比较成熟的老年认知障碍数字疗法产品进行了梳理。

表 11-1 国外治疗老年认知障碍的数字疗法产品信息

产品名称	产品类型	开发团队/公司	国家	针对疾病	功能范围	审批情况	作用对象
Evo by Akili	游戏化数字疗法应用	Akili Interactive	美国	注意力缺陷与认知障碍	游戏化的数字疗法应用，旨在通过互动游戏的方式改善用户的注意力和认知控制能力。其核心机制是通过虚拟世界中的任务挑战，激活大脑中负责认知控制的区域，从而提升注意力和工作记忆	获得FDA批准，用于注意力障碍	轻度认知障碍患者
Cognito Therapeutics	光照疗法设备	Cognito Therapeutics	美国	阿尔茨海默病	一种非侵入性的头戴式设备，利用特定频率（40 Hz）的光和声音刺激，诱导大脑的伽马波活动。这种刺激旨在改善阿尔茨海默病患者的大脑功能，减缓认知下降	临床试验中，突破性设备认证	中晚期阿尔茨海默病患者
Neurotrack	数字认知评估与训练平台	Neurotrack	美国	认知障碍与早期痴呆	基于眼动追踪技术的数字化认知评估和训练平台。通过监测用户的眼动模式，评估其认知能力，并提供个性化的认知训练计划，以预防或延缓认知障碍的发生	市场应用中，无须正式审批	轻度至中度认知障碍患者
Brain＋Enhance	移动应用与VR疗法	Brain＋	丹麦	轻度认知障碍与痴呆	结合VR内容，提供基于认知行为疗法的训练，旨在改善用户的记忆、注意力和学习能力	获得欧盟CE标志认证	仅认知障碍患者

续表

产品名称	开发团队/公司	国家	针对疾病	功能范围	审批情况	作用对象
MindMate	MindMate	英国	轻度认知障碍与痴呆防治	提供认知训练、健康饮食建议和身体锻炼计划，旨在帮助老年人保持认知健康，预防或延缓认知障碍的发生	无须审批，作为辅助健康工具	老年人和认知健康人群
Altoida	Altoida	美国/瑞士	阿尔茨海默病早期检测	通过AR设备和智能手机应用，评估用户在执行特定任务时的表现，从而检测早期阿尔茨海默病的风险	获得FDA突破性设备认证	潜在阿尔茨海默病患者
RehaCom	HASOMED GmbH	德国	痴呆与认知障碍	一个计算机化的认知训练系统，包含多种模块，针对不同的认知功能，如记忆、语言和逻辑能力，特别适用于痴呆和认知障碍患者的康复训练	医疗机构广泛应用于欧洲市场	中晚期认知障碍者
Digital Therapeutics for Alzheimer's	Pear Therapeutics	美国	阿尔茨海默病	结合移动应用和临床支持系统，提供个性化的认知训练、情绪管理和社会参与支持，旨在改善阿尔茨海默病患者的生活质量	获FDA突破性认证，临床验证中	中晚期阿尔茨海默病患者
Constant Therapy	The Learning Corp	美国	痴呆与语言障碍	利用人工智能算法，根据用户的表现制定个性化的认知和语言训练方案，支持长期康复	已投入市场，无须正式审批	痴呆患者及语言康复人群

第十一章　数字疗法在老年认知障碍患者管理中的应用

在国内，数字疗法在老年认知障碍领域起步相对较晚，但近年来随着数字健康技术的快速发展，其逐渐显示出积极的态势，国内一些企业已经开始尝试将VR、AI、大数据等技术应用于老年认知障碍治疗，并且加入一些新兴元素，强调远程医疗和健康监测功能，如智慧脑健康和益智计划等产品提供了健康评估与远程咨询服务，见表11-2。国内的数字疗法产品在技术应用和创新方面仍处于追赶阶段，尽管发展迅速，但其在技术深度、个性化干预、临床验证，以及与医疗系统的协作等方面，与国外仍存在一定的差距。我国整体的跨学科协作和医患互动机制相对薄弱，数字疗法未能广泛接入医疗机构和获得医生的支持。相较于国外，国内数字疗法产品的临床验证也较为薄弱，缺乏充足的临床试验和第三方认证。

表11-2　国内治疗老年认知障碍的数字疗法产品信息

产品名称	产品类型	开发团队/公司	国家	针对疾病	功能范围	审批情况
心智训练App	移动应用	北京智仁科技有限公司	中国	认知障碍	根据患者的认知能力，提供定制化的训练内容，包括记忆力、注意力、计算力等各项认知功能训练	已通过医疗器械备案
智慧脑健康	数字疗法平台	广东脑健康科技有限公司	中国	老年认知障碍	一种非侵入性的头戴式设备，利用特定频率（40 Hz）的光和声音刺激，诱导大脑的伽马波活动。这种刺激旨在改善阿尔茨海默病患者的大脑功能，减缓认知下降	正在申请医疗器械认证
益智计划	数字疗法平台	天津益智科技有限公司	中国	认知障碍	基于眼动追踪技术的数字化认知评估和训练平台。通过监测用户的眼动模式，评估其认知能力，并提供个性化的认知训练计划，以预防或延缓认知障碍的发生	正在申请医疗器械认证

（二）数字疗法产品对治疗老年人认知障碍的功能

1. 认知评估与实时监测　老年认知障碍患者的症状通常随着时间推移逐渐加重，但传统的认知评估方法存在显著局限性。患者需定期前往医疗机构进行检查，这种方式不仅耗时、耗力，还因评估频次较低，难以动态、全面地追踪患者认知功能的变化过程。这种间断性的检查方式容易导致早期症状被忽视，甚至延误病情。而老年认知障碍的早期发现和及时管理对延缓病情发展、改善患者生活质量至关重要。数字疗法通过AR技术设计了一系列交互任务,患者需要在虚拟环境中完成与日常生活密切相关的活动,如寻找物品、导航到目标地点等。这些任务不仅具有趣味性,还能从多维度评估患者的记忆、语言表达能力、空间导航能力等认知功能。此外,设备会持续采集动态数据,包括患者的反应速度、任务完成的准确性及行为模式等,为医生提供完整、翔实的认知状态报告。

数字疗法的实时监测和动态分析能力不仅帮助医生及早发现患者的潜在风险,还为个性化治疗计划的制订提供了强有力的依据。例如,如果在早期监测中发现患者的空间记忆能力下降,医生可以通过数字疗法平台推荐特定的认知训练模块,有针对性地强化患者的薄弱环节。对于病情进展较快的患者,医生还可以通过监测数据及时调整药物或通过其他干预方式最大限度地延缓疾病的发展。实时监测的另一个重要优势是它能增强患者和家庭的参与感。许多数字疗法平台提供患者和照护者友好型的界面,实时反馈患者的认知状态,并通过图形化的数据展示,让患者和家属直观地了解认知功能的变化趋势。相比需要等待医生解释评估结果的传统模式,这种即时反馈机制能够帮助患者和家属更早介入疾病管理,提高治疗的主动性。

2. 辅助患者进行自我管理和健康教育　老年认知障碍的管理需要患者与照护者的共同参与,以实现疾病的长期干预和生活质量的改善。然而,传统管理模式往往缺乏系统性和个性化,且患者的参与度较低,影响了干预效果。数字疗法通过对科技和医学的整合,以创新的方式为患者提供系统化、个性化的认知训练和健康教育方案,不仅帮助患者延缓认知功能衰退,还在疾病管理过程中提高了患者及其照护者的主动性和信心。

数字疗法的一大优势在于通过智能化平台实现了患者与照护者的协同管理。许多数字疗法产品内置健康教育模块,向患者和照护者提供疾病知识、管理建议和实用技巧。平台不仅可以指导患者进行简单而有效的日常认知练习,还可以帮助照护者了解如何更科学地照顾患者,缓解他们的心理压力。此外,平台会根据患者的反馈数据生成个性化健康建议,例如推荐适合的运动方案、饮食调整或日常认知活动,这种系统化管理方式显著提升了疾病干预的效果。

通过个性化训练和健康教育,数字疗法还能帮助患者建立日常健康习惯,提升自我管理能力。平台可能会为患者设置每日认知任务提醒,督促患者坚持完成训练。对于照护者,平台则提供行为指导和心理支持,帮助他们更好地应对患者病情带来的挑战。数字疗法的这些功能显著减轻了照护者的负担,同时使患者获得了更全面、科学的疾病管理方案。

3. 个性化认知干预和行为指导　数字疗法的核心优势是能够为患者提供基

于循证医学的个性化干预。每位患者的认知障碍症状有所不同，数字疗法能够结合大量的临床数据和患者的个体信息，提供针对记忆、学习、语言等不同认知功能缺失的个性化治疗方案。例如，一些数字疗法平台根据患者的表现数据，调整训练内容的重点和难度，以便更好地应对特定领域的认知退化。通过这种个性化、动态化的干预，数字疗法能够有效缓解患者的认知症状，并且提供持续的反馈，帮助患者逐步恢复或维持认知功能。

Neurotrack是一个利用眼动追踪技术的数字疗法平台，通过实时监测患者的眼动模式来分析其认知状态，可以有效反映患者在进行认知任务时的注意力、反应时间和决策过程。根据这些数据，Neurotrack生成个性化的训练计划，帮助患者改善其记忆、空间定位、反应速度等具体认知功能。与传统认知评估方法不同，Neurotrack能够实时跟踪患者的认知状态变化，并根据需要调整干预策略，确保治疗方案的个性化和高效性。

Evo by Akili是一款通过游戏化干预提升认知功能的数字疗法产品。通过设计复杂的游戏任务，Evo by Akili能够训练患者的注意力、认知灵活性和多任务处理能力。患者通过在虚拟环境中完成任务，锻炼自己的大脑反应和信息处理能力，进而提高认知表现。这种基于游戏的训练方式不仅增加了患者的参与感，还能够根据患者的表现实时调整任务难度，确保训练的效果。

4. 提高患者的治疗依从性　　老年认知障碍患者往往面临因认知功能下降导致的治疗依从性差的问题。认知障碍影响了患者的记忆、执行功能和自我管理能力，患者可能忘记按时进行治疗或难以持续参与治疗过程，这使得治疗效果大打折扣。在此背景下数字疗法发挥了重要作用，利用个性化提醒、适配用户行为的交互设计，帮助患者提高治疗依从性。Constant Therapy通过AI算法可以根据患者的认知状态动态调整任务的难度，确保每个任务既具挑战性又不会过于困难，以适应患者的认知能力。这种动态调节不仅能够防止患者因过度挫败而放弃治疗，还能通过提供实时的正向反馈增强患者的自信心，鼓励他们继续参与训练。此外，Constant Therapy还通过实时提醒和动态监测功能，帮助患者和家属保持治疗的连续性，避免治疗过程中断，这种个性化的治疗方案和提醒系统能够确保患者持续参与治疗，提高治疗效果。

5. 支持临床决策　　数字疗法不仅有助于患者的自我管理，还通过数据收集和分析为医生提供宝贵的信息，帮助医生更好地理解患者的认知变化规律，从而制定个性化的治疗方案。通过实时监测患者的认知状态，数字疗法能有效地支持临床决策，确保医生能根据最新的数据进行精确的干预。

Cognito Therapeutics采用伽马波光刺激技术生成高质量的脑电活动数据，这些数据会直接上传至云端供医生参考。医生根据这些实时数据可以更精准地调整

169

治疗方案或预测患者的病情进展。通过这种高效的信息流动，医生不仅能够获得患者日常认知状态的详细数据，还能根据这些数据做出及时的临床决策。此外，某些数字疗法产品还设计了医生端和患者端版本，搭建了一个医患互动平台。患者和医生可以在平台上进行沟通，医生可以根据患者的反馈和进展调整干预方案，同时患者也能获得更多关于治疗的支持和指导，进一步增强对治疗的信任度和配合度。

6. 降低管理成本并延缓疾病进展　老年认知障碍的治疗通常需要长期的干预，并且需要高频次的医疗资源支持，高昂的治疗费用导致患者家庭沉重的经济负担。传统治疗方式往往要求患者频繁前往医疗机构进行面诊、评估和治疗，这不仅增加了患者的时间和交通成本，还为家庭成员带来了额外的照护负担。数字疗法可通过智能化的认知评估和干预方式提供低成本、高效率的解决方案。MemTrax能够通过线上记忆测试快速筛查患者的认知健康状况，使得患者无须前往医疗机构即可完成初步的认知评估，降低了早期诊断的门槛，便于在认知障碍的早期阶段就进行干预。MindMate提供了一款面向家庭使用的移动应用，患者和照护者可以在家中进行认知训练，并获得健康管理建议。通过这种方式，患者可以在家中自主进行训练和康复，不需要频繁访问医疗机构，从而减少了经济负担和时间成本。通过定期使用这些数字疗法工具，患者能够持续进行认知训练，延缓认知障碍的进展，最终减轻社会医疗体系的压力，同时提高患者的长期生活质量。

四、数字健康干预技术用于治疗老年认知障碍的循证效果：RCT试验的荟萃分析

在过去几十年中，许多临床试验都对老年认知障碍的治疗药物进行了探索，但迄今尚未发现任何绝对有效的药物或治疗方法。因此，越来越多的研究开始关注非药物干预措施，例如数字健康干预措施（digital health interventions，DHIs）。现有研究表明，单一药物和常规护理可能不足以显著改善认知功能，而数字干预可能由于其多种作用而具有更大的潜力。简易精神状态检查量表（mini-mental state examination，MMSE）和蒙特利尔认知评估量表（Montreal cognitive assessment，MoCA）是目前最常用的认知功能评估量表，具有良好的敏感性和特异性。因此，本研究将MMSE和MoCA评分的变化作为主要的研究结果，旨在通过系统回顾和荟萃分析来评估数字干预对老年轻度认知障碍患者认知功能的影响，通过整合25项RCTs的数据，探究DHIs对认知障碍患者的有效性。

（一）研究资料与方法

本研究是一项对随机对照试验进行的系统回顾和荟萃分析，旨在确定DHIs对痴呆症和认知障碍患者认知功能的有效性，遵循了《系统评价和荟萃分析首选报告项目》报告指南。

1. 检索对象　本研究系统地检索了Web of Science、PubMed、Embase、Cochrane Library等数据库。对象包括从建库到2024年7月2日的出版物。

2. 检索策略　与参与者相关的检索关键词包括"dementia"[MeSH]、"cognitive"、"cognition"、"dysfunction"、"impairment"；与干预措施相关的检索关键词包括"digital therapeutics""videogame""exergame""telerehabilitation""serious game""mobile health""mHealth""virtual reality""web-based intervention"。通过"AND"和"OR"两个连接关键词进行检索。

3. 数据筛选与提取　纳入标准如下：①随机对照试验；②以痴呆症或认知障碍患者为研究对象并充分记录结局指标的研究；③以DHIs作为治疗方法的研究；④有基线特征和随访结果的研究。排除标准如下：①无对照组的单臂研究；②未提供原始数据的综述文章；③未报告主要结局指标（MMSE/MoCA评分）的研究；④会议文件或会议摘要；⑤其他与主题不相关的研究。

由两名研究者平行检索。首先，根据检索策略进行初步检索；其次，排除重复的研究，并通过阅读标题和摘要，根据纳入和排除标准交叉检查了所有符合条件的研究；最后，阅读全文，判断是否纳入荟萃分析。如果两名研究者存在意见不一致，则通过与第3位研究者讨论达成共识。对于在多个来源发表的临床试验，研究者纳入数据最全的一篇。并从纳入的研究中提取了以下信息：研究标题、第一作者、发表年份、作者单位所属国家、样本量、平均年龄、性别、认知状态（轻度、中度或重度）、治疗方案（试验组和对照组）。

4. 结局分类　在数字技术干预前后，通过MMSE或MoCA对参与者的认知功能进行测量。MMSE是一份包含30个问题的测试，分为5个部分，分别评估定向力、编码记忆力、集中力和计算力、回顾记忆力，以及语言和表达能力。该测试的总分为30分：如果总分低于24分，则表明患有痴呆症；总分越接近30分，说明认知能力越强。

MoCA由加拿大Nasreddine等根据临床经验并参考MMSE的认知项目和评分而制定，是一个用来对认知功能异常进行快速筛查的评定工具，包括注意与集中、执行功能、记忆、语言、视结构技能、抽象思维、计算和定向力8个认知领域的11个检查项目。总分30分，不低于26分代表认知功能正常，其对于轻度认知功能障碍的筛查更具敏感性。

5. 质量评价　两名研究者独立评估纳入研究的质量。如有意见分歧，则与第3位研究者讨论，以达成共识。使用Cochrane发表的针对随机对照试验的评估工具（RoB 2.0），评估偏倚风险。RoB 2.0考虑了5个方面的偏倚风险，包括随机化过程中产生的偏倚、预期干预措施的偏差、结局数据的缺失、结局的测量和报告结果的选择。研究整体质量分为"低偏倚风险""存在问题""高偏倚风险"。当所有5个方面都被评为"低偏倚风险"或1个方面被评为"存在问题"时，研究整体质量才可被评为"低偏倚风险"。如果有2个或3个方面被评估为"存在问题"，则研究整体质量被评为"存在问题"。当超过3个方面被评为"存在问题"或超过一个方面被评为"高偏倚风险"时，研究整体质量被评为"高偏倚风险"。

6. 统计学分析　首先，对纳入研究的MMSE评分进行综合分析。对于未报告基线分数与治疗后分数之间的差的研究，使用一种方法（$R=0.5$）来获得差值。采用Hedges' g法计算的结局指标的标准化平均差（SMD）来评估纳入研究的效应大小。使用I^2统计量评估纳入研究的异质性。$I^2>50\%$意味着异质性较高，因此在综合分析中采用随机效应模型中的DerSimonian-Laird模型来应对高异质性；否则，采用固定效应逆方差模型进行综合分析。根据所纳入研究的特征和患者情况进行了预先计划的亚组分析，旨在降低异质性。此外还进行了亚组分析以研究不同的DHIs的组间差异。其次，采用逐一剔除法进行了敏感性分析，以验证结果的稳健性。最后，使用漏斗图和Egger检验对至少有10项可用研究的发表偏倚进行评估。所有分析的统计显著性阈值均为双尾$P<0.05$。所有统计分析均使用Stata/MP 17.0软件（用于数据分析和图表）。

（二）荟萃分析：数字健康干预技术治疗老年认知障碍的效果

1. 总体描述　如图11-1所示，最初从Web of Science、PubMed、Embase和Cochrane Library中共检索出2729篇研究。在删除重复研究并筛选剩余研究后，最终有25项研究被纳入分析。

2. 纳入研究的特征　纳入研究的基本特征见表11-3。25项研究中，有15项在亚洲进行，9项在欧洲进行，1项在在美洲进行。样本量方面，17项研究的总样本量少于50人，8项研究的样本量为50～100人。关于参与者的性别，14项研究的男性比例低于30%，4项研究的男性比例为30%～50%，7项研究的男性比例为50%～75%。2021年全球出生时预期寿命为71.4岁，25项研究中试验组的平均年龄在71.4岁以下的有7项，在71.4岁及以上的有18项；对照组与试验组的结论相同。根据纳入研究各自对研究对象的纳入标准和基线测量时的MMSE或MoCA评分，可以观察到参与者的认知障碍和痴呆程度。

第十一章 数字疗法在老年认知障碍患者管理中的应用

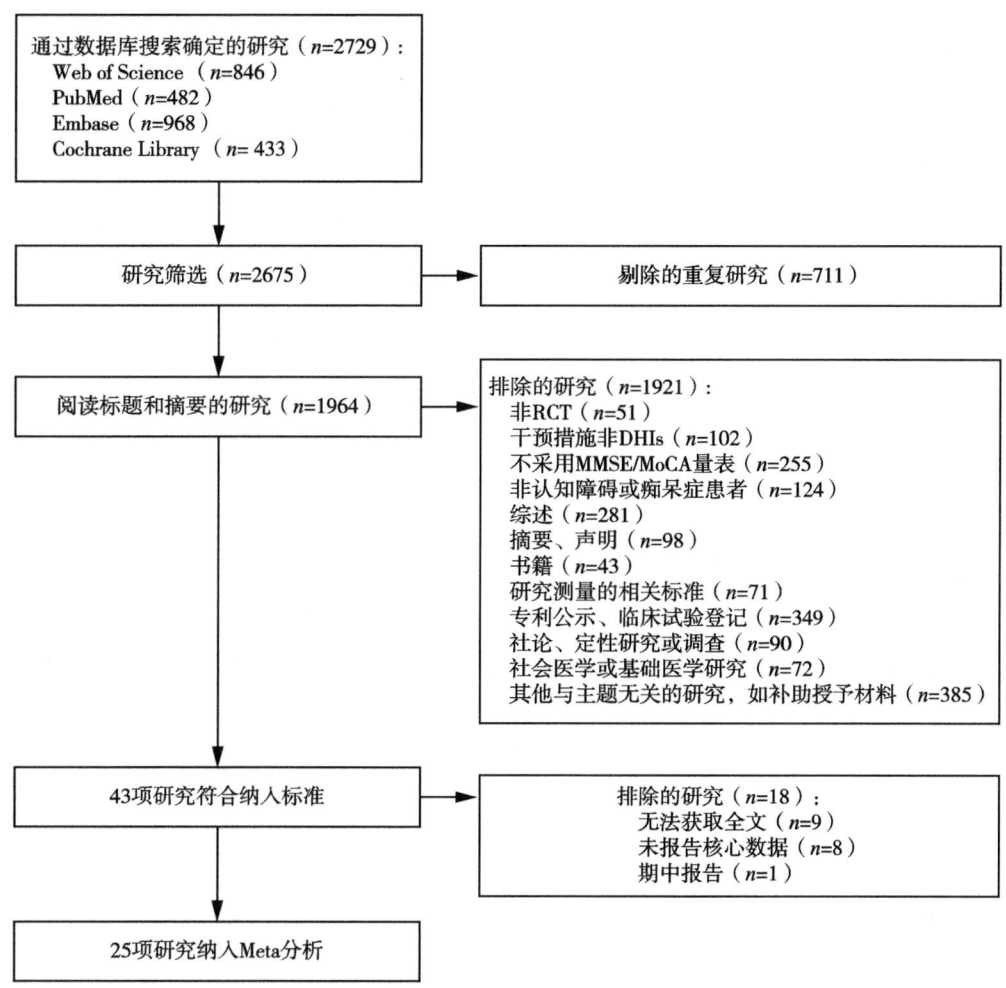

图 11-1 文献搜索和研究筛选流程

在对照组中，18项研究接受了包括教育在内的常规护理，3项研究接受了基于计算机的训练，4项研究未接受干预（安慰剂组）。所有试验组均接受了数字健康干预，其中17项研究使用虚拟现实技术，8项研究使用基于软件的记忆训练工具，包括严肃游戏和机器人应用程序。对于认知功能的测量，16项研究使用了MMSE量表，其中2项使用了韩国版MMSE量表（K-MMSE），2项使用痴呆筛查版MMSE量表（MMSE-DS）。8项研究使用了连线试验A（TMT-A），8项研究使用了连线试验B（TMT-B）。12项研究使用了MoCA量表，其中2项使用了韩国版MoCA量表（K-MoCA）。

表11-3 纳入研究的基本特征

第一作者	发表年份	国家/地区	样本量（人）试验组	样本量（人）对照组	平均年龄（岁）试验组		平均年龄（岁）对照组		男性人数（人）试验组	男性人数（人）对照组	干预方法 试验组	干预方法 对照组	结局指标	认知状态
Jorge Oliveira	2021	葡萄牙	10	7	82.6	5.4	84.1	6.3	3	2	虚拟现实	常规护理	MMSE, TMT-A, TMT-B	不确定：2 轻度：7 中度：8
Ja-Gyeong Yang	2022	韩国	33	33	72.5	5.0	72.6	5.6	13	6	虚拟现实	常规护理	MMSE, TMT-A	轻度：66
Rosaria De Luca	2022	意大利	20	20	47.3	14.0	45.1	16.0	10	11	虚拟现实	常规护理	MMSE	中重度：40
Eun-A Park	2021	韩国	45	45	75.5	5.9	76.7	5.9	13	12	软件	常规护理	MMSE-DS	轻度：39 主观记忆障碍：51
Jong-Hwan Park	2020	韩国，中国台湾	10	11	71.8	6.6	69.5	7.5	3	4	虚拟现实	无干预	K-MMSE	轻度：24
Eleni Baldimtsi	2023	希腊	28	28	66.1	10.0	74.4	7.0	7	4	虚拟现实	无干预	MMSE, TMT-B	轻度：56
Eun Hee Lim	2023	韩国	12	12	75.4	5.7	73.3	17.5	3	4	软件	无干预	K-MMSE, K-MoCA, TMT-B	轻度：24
Simona Mrakic-Sposta	2018	意大利	5	5	72.0	5.2	74.6	6.4	2	2	虚拟现实	无干预	MMSE, TMT-A, TMT-B	轻度：10

续表

第一作者	发表年份	国家/地区	样本量(人) 试验组	样本量(人) 对照组	平均年龄(岁) 试验组		平均年龄(岁) 对照组		男性人数(人) 试验组	男性人数(人) 对照组	干预方法 试验组	干预方法 对照组	结局指标	认知状态
Hee-Tac Jung	2020	韩国	14	15	72.7	9.9	72.7	12.6	2	2	软件	常规护理	MMSE	轻中度: 29
Bo Ryun Kim	2011	韩国	15	13	66.5	11.0	62.0	15.8	5	6	虚拟现实	计算机辅助治疗	MMSE, TMT-A	轻中度: 28
Fatma Uğur	2020	土耳其	16	16	73.8	5.2	73.1	3.5	11	12	虚拟现实	常规护理	MMSE	轻中度: 29
Jae Myeong Kang	2021	韩国	23	18	75.5	4.7	73.3	7.0	6	6	虚拟现实	常规护理	MMSE, TMT-A, TMT-B	轻度: 41
Ngeemasara Thapa	2020	韩国	34	34	72.6	5.4	72.7	5.6	6	10	虚拟现实	常规护理	MMSE-DS, TMT-A, TMT-B	轻度: 68
Hui-Ling Yang	2019	中国台湾	33	33	75.4	6.6	81.7	7.2	8	6	软件	计算机辅助治疗	MMSE, MoCA	轻度: 66
George Savulich	2017	英国	21	21	75.2	7.4	76.9	8.3	11	14	软件	常规护理	MMSE	轻度: 42
Martina Maier	2020	西班牙	19	19	63.6	6.7	67.2	6.5	11	12	虚拟现实	常规护理	MMSE, MoCA	轻度: 38
Junhyuck Park	2016	韩国	36	36	72.97	2.98	74.11	2.88	3	1	虚拟现实	常规护理	MoCA	轻度: 72

续表

第一作者	发表年份	国家/地区	样本量(人) 试验组	样本量(人) 对照组	平均年龄(岁) 试验组		平均年龄(岁) 对照组		男性人数(人) 试验组	男性人数(人) 对照组	干预方法 试验组	干预方法 对照组	结局指标	认知状态
Michael Schwenk	2016	美国	12	10	77.8	6.9	79	10.4	5	7	软件	常规护理	MoCA	轻度：22
Tom Delbroek	2017	比利时	10	10	86.9	5.6	87.5	6.6	2	5	虚拟现实	常规护理	MoCA	轻中度：20
Wonjae Choi	2019	韩国	30	30	77.27	4.37	75.37	3.97	5	4	虚拟现实	常规护理	MoCA	轻度：60
Rick YC Kwan	2020	中国香港	16	17	71	9	70.5	7	3	2	软件	常规护理	MoCA	轻度：33
Rick Yiu Cho Kwan	2021	中国香港	9	8	73	7.5	77.5	15.3	1	1	虚拟现实	软件	MoCA	轻度：17
Rosaria De Luca	2023	意大利	10	10	46.2	14.9	43.1	17.9	5	6	虚拟现实	常规护理	MoCA、TMT-A、TMT-B	轻度：20
Du-Ri Kim	2023	韩国	30	30	55.17	5.81	55.53	5.66	0	0	虚拟现实	常规护理	K-MoCA	轻度：60
Anastasia Nousia	2023	希腊	15	15	75.73	4.48	76.67	3.81	8	8	软件	常规护理	MoCA、TMT-A、TMT-B	轻度：30

注：MMSE. 简易精神状态检查量表；K-MMSE. 韩国版MMSE量表；MMSE-DS. 痴呆筛查版MMSE量表；MoCA. 蒙特利尔认知评估量表；K-MoCA. 韩国版MoCA量表；TMT-A. 连线试验A；TMT-B. 连线试验B。

3. 数字健康干预的有效性　在对纳入的运用MMSE量表的研究进行综合分析时，异质性检验显示$Q(\chi^2)=55.18$（$P<0.01$），$I^2=72.81\%$，采用随机效应模型，见图11-2。$SMD=0.34$（$95\%CI$：$0.03\sim0.64$），且试验组和对照组之间的差异有统计学意义（$Z=2.16$，$P=0.03$），证实了DHIs在改善认知功能方面比计算机辅助治疗、常规护理和安慰剂更有效。

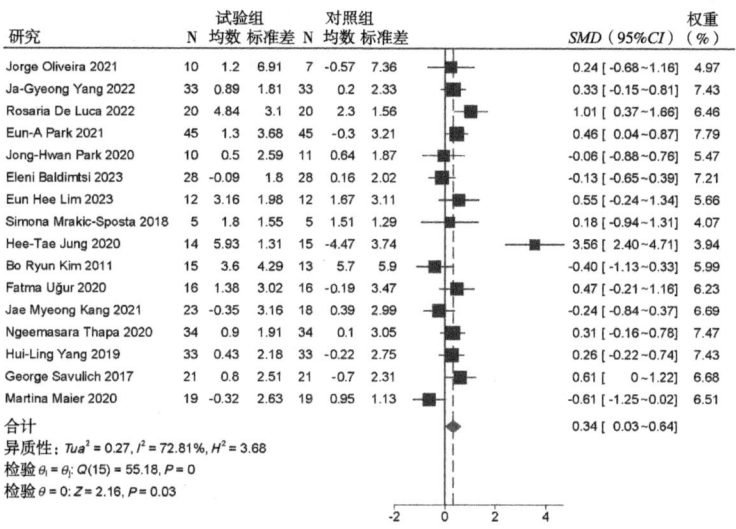

图11-2　数字健康干预有效性的森林图（MMSE评分）

在对纳入的运用MoCA量表的研究进行综合分析时，异质性检验显示$Q(\chi^2)=17.23$（$P=0.10$）和$I^2=36.14\%$，采用固定效应模型，见图11-3。$SMD=0.50$，$95\%CI$：$0.31\sim0.68$，且试验组和对照组之间的差异有统计学意义（$Z=5.30$，$P<0.01$）。对照组中大多数采用常规护理，因此该结果证实了DHIs在改善认知功能方面比常规护理更有效。

对运用MMSE量表的研究进行亚组分析发现，在按照试验组的干预措施和认知功能障碍程度进行分析的亚组间，差异具有统计学意义，见图11-4。使用软件进行干预的亚组的SMD高于使用虚拟现实技术进行干预的亚组［0.93（$95\%CI$：$0.21\sim1.65$）$vs.$ 0.10（$95\%CI$：$-0.17\sim0.38$），$P=0.04$］。包括中度或重度认知障碍患者的亚组的SMD最高，而仅包括轻度认知障碍患者的亚组的SMD最低［1.01（$95\%CI$：$0.37\sim1.66$）$vs.$ 0.91（$95\%CI$：$-0.49\sim2.31$）$vs.$ 0.17（$95\%CI$：$-0.04\sim0.39$），$P=0.04$］。对运用MoCA量表的研究进行亚组分析发现，所有亚组间的差异都不具有统计学意义，见图11-5。

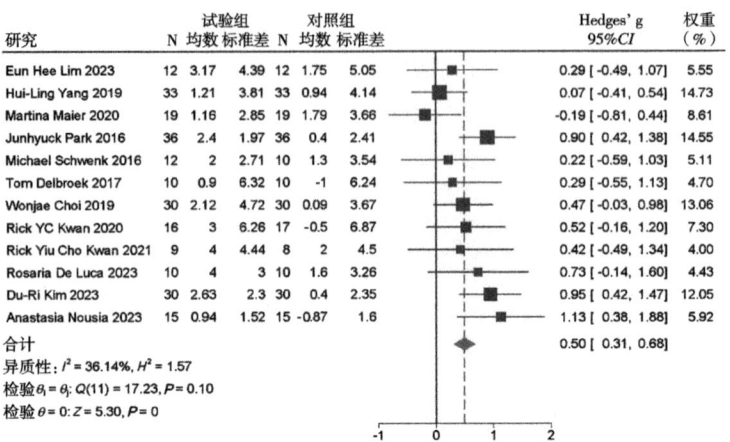

图11-3 数字健康干预效果的森林图（MoCA评分）

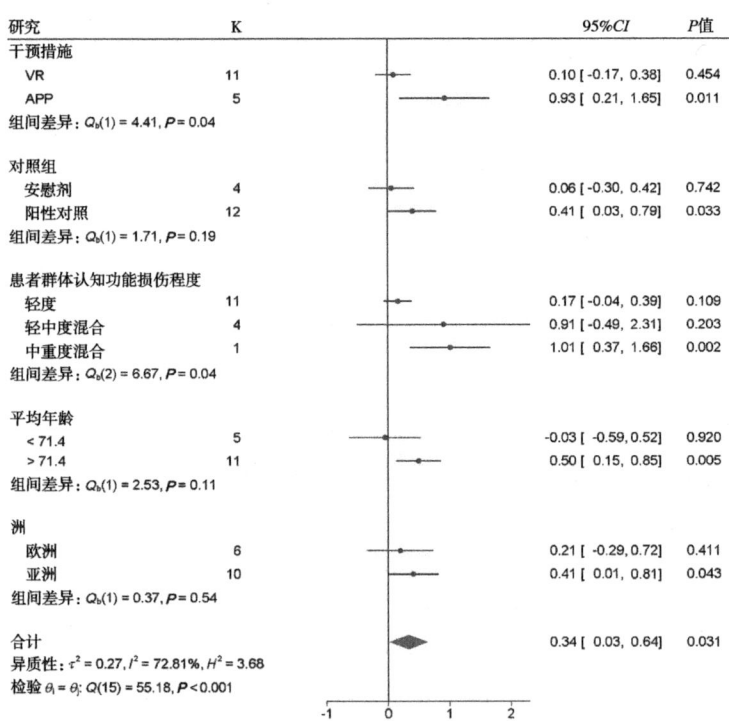

图11-4 数字健康干预有效性的亚组分析（MMSE评分）

第十一章 数字疗法在老年认知障碍患者管理中的应用

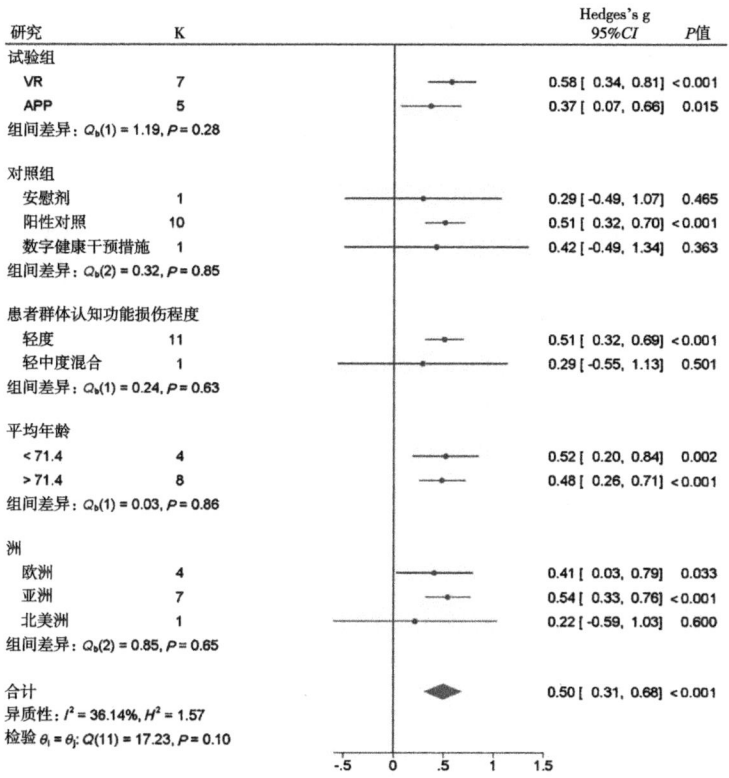

图 11-5 数字健康干预有效性的亚组分析（MoCA 评分）

（三）偏倚分析与敏感性分析

1. **质量评估结果** 采用 RoB 2.0 对所有 25 项研究的质量进行了评估，结果见图 11-6。其中 8 项研究被评为"低偏倚风险"，17 项研究被评为"可能存在偏倚风

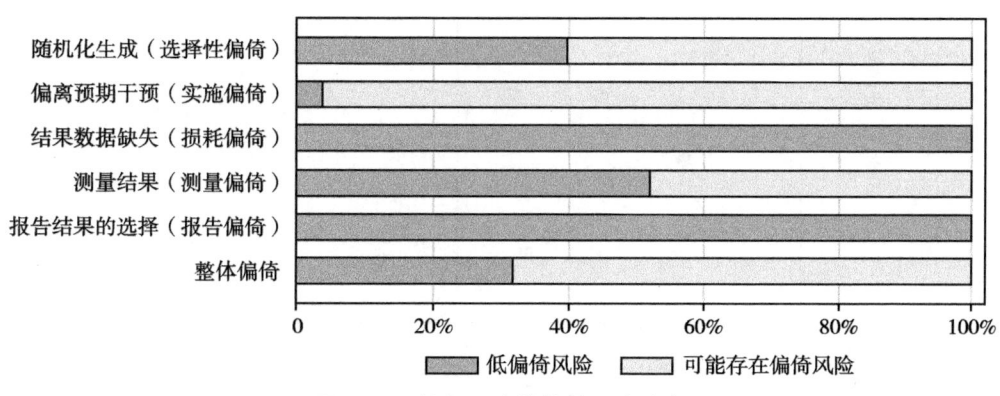

图 11-6 纳入研究的偏倚风险分布

险"。由于没有报告明确的随机化方法,也没有评估者的信息,因此大部分研究在"随机化生成""偏离预期干预""测量结果"等方面被评定为"可能存在偏倚风险"。

2. 发表偏倚分析　采用漏斗图不对称和Egger回归检验评估发表偏倚。除1项运用MMSE量表的研究外,其余研究均分布在效应估计值周围,图的形状围绕中心线对称,没有明显偏离左右对称,见图11-7、图11-8。因此可得出结论,没有发表偏倚。Egger回归检验证实了这一结果。

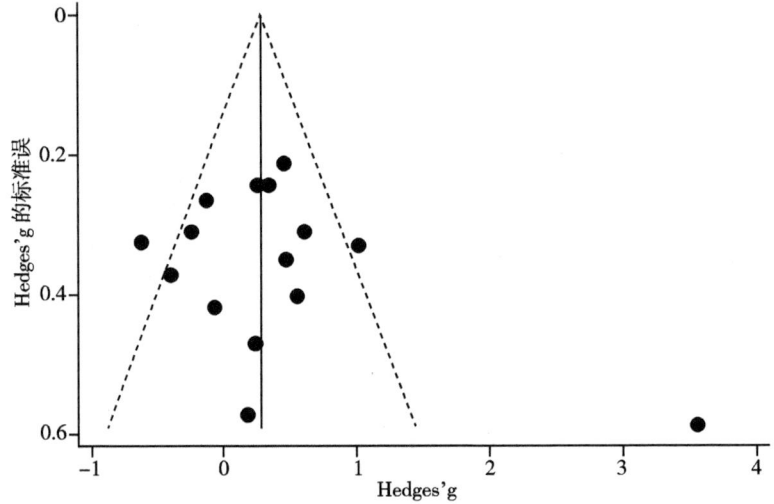

图11-7　评估数字健康干预发表偏倚的漏斗图(MMSE评分)

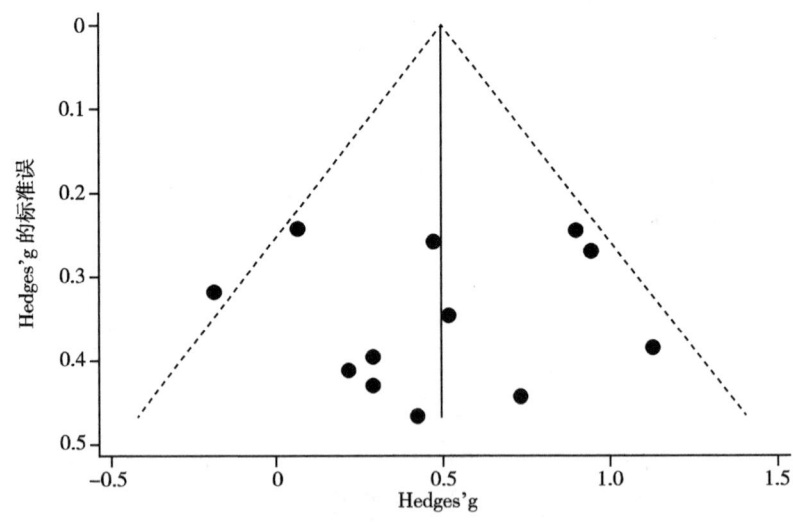

图11-8　评估数字健康干预发表偏倚的漏斗图(MoCA评分)

3. 敏感性分析　逐步将每项运用MMSE量表的研究从综合分析中剔除后，每个估计点都介于0.03～0.65，见图11-9。逐步将每项运用MoCA量表的研究从综合分析中剔除后，每个估计点都介于0.32～0.69，见图11-10。这表明综合分析的结果是稳定的，即DHIs在改善认知功能方面比常规护理和安慰剂更有效。

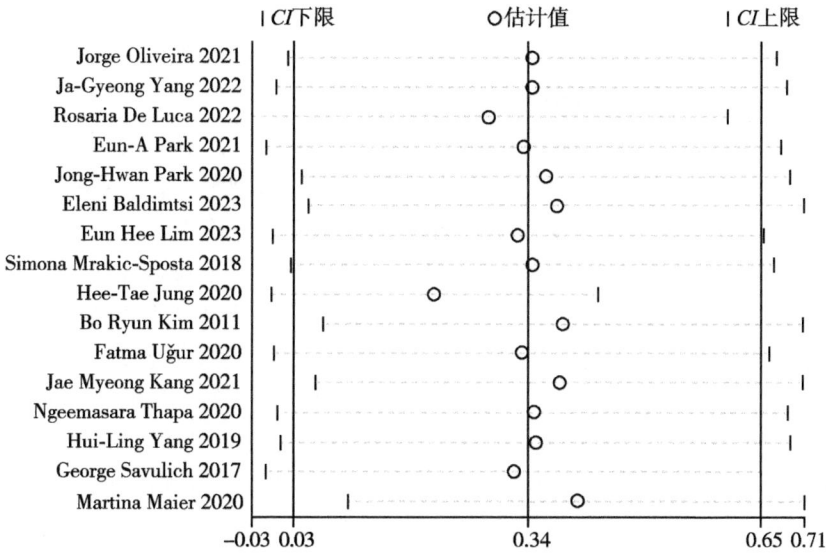

图11-9　运用逐步剔除法的荟萃分析估计（MMSE评分）

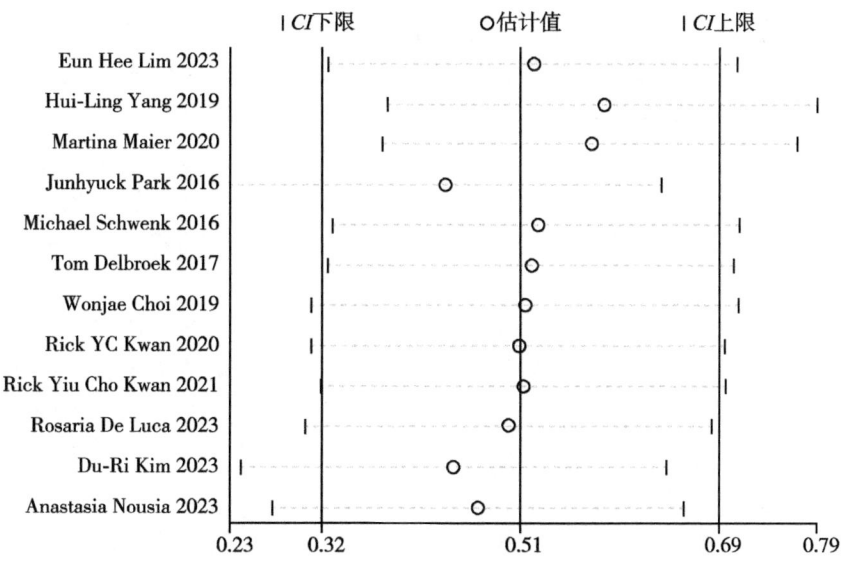

图11-10　运用逐步剔除法的荟萃分析估计（MoCA评分）

五、小结

数字疗法为老年认知障碍的管理提供了一种新颖且有效的手段。随着科学技术的不断进步和政策的逐步完善,其在疾病筛查、症状干预和患者支持等方面的作用将更加显著,为患者和社会带来巨大的健康效益。未来,数字疗法在老年认知障碍管理中具有广阔的应用前景,需要多方协作与持续创新,进一步推动这一领域的发展,为老年认知障碍管理开辟新的可能性。

1. **完善对数字疗法的监管与认证体系** 政府应结合现有的医疗器械和药品审批标准,制定专门针对数字疗法的审批程序和监管规范。这些标准需涵盖产品的技术要求、临床验证、数据安全、隐私保护等方面,确保数字疗法的安全性和有效性。同时,政府可借鉴其他国家或地区的经验,对于符合安全性和有效性要求的数字疗法产品应加快审批流程,提供快速通道,鼓励创新和技术应用,避免过长的审批周期导致研发成果滞后于市场需求,可以考虑设立专门的数字疗法审批机构或平台,提升审批效率。同时,应加强对产品疗效和数据安全的监督,数字疗法依赖大量的患者数据进行治疗,数据安全和隐私保护必须成为监管的重点。政府应制定严格的数据保护法律和规定,防止数据泄露和滥用,确保患者权益。

2. **构建数字疗法多元化支付模式** 构建多元化支付模式在降低患者经济负担、提高患者接受度方面起到了至关重要的作用。政府和企业应探索多元化支付模式。例如,与保险公司合作,通过推动将数字疗法纳入基本医疗保险、商业健康保险的报销范围,设计专门的数字疗法保险产品等方式降低患者经济负担;也可以为符合条件的数字疗法产品提供专项补贴;通过健康扶贫计划为农村地区或低收入人群提供数字疗法产品的资助或补贴;善于利用社会组织的力量,政府、企业或公益组织可以通过合作开展数字疗法的公益项目或联合设立数字疗法专项基金等方式为患者提供更多的支付选择,同时为数字疗法的普及创造良好的经济和社会环境。

3. **跨学科合作与生态系统构建** 协同合作能够充分整合各方优势,推动技术创新、产品推广、患者支持和效果评估的整体发展,最终确保数字疗法在全球范围内的广泛应用和可持续发展。通过与医疗、科技、社会工作与心理学、经济与管理等领域合作,构建完整的生态系统,可以更有效地推动数字疗法的发展和应用。通过整合医疗、科技、社会工作等多个领域的资源和专业力量,推动数字疗法技术创新、扩大市场覆盖、优化用户体验,最终实现其广泛应用,并推动公共健康水平的提升。

4. 加强健康教育和社会宣传　加强健康教育和社会宣传是促进数字疗法被广泛接受和应用的关键。通过科学、深入且有针对性的宣传，帮助公众理解和信任数字疗法，特别是消除老年患者及其家庭对新技术的疑虑和抵触情绪。同时，加强与基层医疗机构合作，扩大数字疗法的覆盖范围。基层医疗卫生机构可以将数字疗法作为健康检查或慢性病管理的一部分，为患者提供更全面的健康管理服务。

参考文献

[1] PAGE M J, MCKENZIE J E, BOSSUYT P M, et al. The PRISMA 2020 statement: an updated guideline for reporting systematic reviews [J]. BMJ, 2021, 372: n71.

[2] FOLSTEIN M F, FOLSTEIN S E, MCHUGH P R. "Mini-mental state": a practical method for grading the cognitive state of patients for the clinician [J]. J Psychiatr Res, 1975, 12 (3): 189-198.

[3] FREITAS S, SIMÕES M R, ALVES L, et al. Montreal cognitive assessment: validation study for mild cognitive impairment and Alzheimer disease [J]. Alzheimer Dis Assoc Disord, 2013, 27 (1): 37-43.

[4] HIGGINS J P, ALTMAN D G, GOTZSCHE P C, et al. The Cochrane collaboration's tool for assessing risk of bias in randomised trials [J]. BMJ, 2011, 343: d5928.

[5] HIGGINS J P, THOMPSON S G, DEEKS J J, et al. Measuring inconsistency in meta-analyses [J]. BMJ (Clinical research ed.), 2003, 327 (7414): 557-560.

[6] EGGER M, DAVEY SMITH G, SCHNEIDER M, et al. Bias in meta-analysis detected by a simple, graphical test [J]. BMJ, 1997, 315 (7109): 629-634.

[7] STERNE J A, SUTTON A J, IOANNIDIS J P, et al. Recommendations for examining and interpreting funnel plot asymmetry in meta-analyses of randomised controlled trials [J]. BMJ, 2011, 343: d4002.

[8] REITAN R M. Validity of the trail making test as an indicator of organic brain damage [J]. Percept Mot Skills, 1958, 8 (3): 271-276.

[9] ARBUTHNOTT K, FRANK J. Trail making test, part B as a measure of executive control: validation using a set-switching paradigm [J]. J Clin Exp Neuropsychol, 2000, 22 (4): 518-528.

[10] NASREDDINE Z S, PHILLIPS N A, BÉDIRIAN V, et al. The montreal cognitive assessment, MoCA: a brief screening tool for mild cognitive impairment [J]. J Am Geriatr Soc, 2005, 53 (4): 695-699.

[11] OLIVEIRA J, GAMITO P, SOUTO T, et al. Virtual reality-based cognitive stimulation on people with mild to moderate dementia due to Alzheimer's disease: a pilot randomized controlled trial [J]. Int J Environ Res Public Health, 2021, 18 (10): 5290.

[12] YANG J G, THAPA N, PARK H J, et al. Virtual reality and exercise training enhance brain, cognitive, and physical health in older adults with mild cognitive impairment [J]. Int J Environ Res Public Health, 2022, 19（20）: 13300.

[13] DE LUCA R, CALDERONE A, GANGEMI A, et al. Is virtual reality orientation therapy useful to optimize cognitive and behavioral functioning following severe acquired brain injury?: an exploratory study [J]. Brain Sci, 2024, 14（5）: 410.

[14] PARK J H, LIAO Y, KIM D R, et al. Feasibility and tolerability of a culture-based virtual reality（VR）training program in patients with mild cognitive impairment: a randomized controlled pilot study [J]. Int J Environ Res Public Health, 2020, 17（9）: 3030.

[15] BALDIMTSI E, MOUZAKIDIS C, KARATHANASI E M, et al. Effects of virtual reality physical and cognitive training intervention on cognitive abilities of elders with mild cognitive impairment [J]. J Alzheimers Dis Rep, 2023, 7（1）: 1475-1490.

[16] LIM E H, KIM D S, WON Y H, et al. Effects of home based serious game training（Brain Talk^{tm}）in the elderly with mild cognitive impairment: randomized, a single-blind, controlled trial [J/OL]. Brain Neurorehabil, 2023, 16（1）: e4 [2024-06-25]. https://pubmed.ncbi.nlm.nih.gov/37033004/.

[17] MRAKIC-SPOSTA S, DI SANTO S G, FRANCHINI F, et al. Effects of combined physical and cognitive virtual reality-based training on cognitive impairment and oxidative stress in mci patients: a pilot study [J]. Front Aging Neurosci, 2018, 10: 282.

[18] JUNG H-T, DANEAULT J-F, NANGLO T, et al. Effectiveness of a serious game for cognitive training in chronic stroke survivors with mild-to-moderate cognitive impairment: a pilot randomized controlled trial [J]. Appl Sci, 2020, 10（19）: 6703.

[19] KIM B R, CHUN M H, KIM L S, et al. Effect of virtual reality on cognition in stroke patients [J]. Ann Rehabil Med, 2011, 35（4）: 450.

[20] UĞUR F, SERTEL M. The effect of virtual reality applications on balance and gait speed in individuals with Alzheimer dementia [J]. Top Geriatr Rehabil, 2020, 36（4）: 221-229.

[21] KANG J M, KIM N, LEE S Y, et al. Effect of cognitive training in fully immersive virtual reality on visuospatial function and frontal-occipital functional connectivity in predementia: randomized controlled trial [J/OL]. J Med Internet Res, 2021, 23（5）: e24526 [2024-06-26]. https://pubmed.ncbi.nlm.nih.gov/33955835/.

[22] THAPA N, PARK H J, YANG J G, et al. The effect of a virtual reality-based intervention program on cognition in older adults with mild cognitive impairment: a randomized control trial [J]. J Clin Med, 2020, 9（5）: 1283.

[23] YANG H L, CHU H, KAO C C, et al. Development and effectiveness of virtual interactive working memory training for older people with mild cognitive impairment: a single-blind randomised controlled trial [J]. Age Ageing, 2019, 48（4）: 519-525.

[24] SAVULICH G, PIERCY T, FOX C, et al. Cognitive training using a novel memory game on an iPad in patients with amnestic mild cognitive impairment（aMCI）[J]. Int J Neuropsy-

chopharmacol, 2017, 20（8）: 624-633.

[25] MAIER M, BALLESTER B R, LEIVA BAÑUELOS N, et al. Adaptive conjunctive cognitive training (ACCT) in virtual reality for chronic stroke patients: a randomized controlled pilot trial [J]. J Neuroeng Rehabil, 2020, 17（1）: 42.

[26] PARK J, YIM J. A new approach to improve cognition, muscle strength, and postural balance in community-dwelling elderly with a 3-D virtual reality kayak program [J]. Tohoku J Exp Med, 2016, 238（1）: 1-8.

[27] SCHWENK M, SABBAGH M, LIN I, et al. Sensor-based balance training with motion feedback in people with mild cognitive impairment [J]. J Rehabil Res Dev, 2016, 53（6）: 945-958.

[28] DELBROEK T, VERMEYLEN W, SPILDOOREN J. The effect of cognitive motor dual task training with the biorescue force platform on cognition, balance and dual task performance in institutionalized older adults: a randomized controlled trial [J]. J Phys Ther Sci, 2017, 29（7）: 1137-1143.

[29] CHOI W, LEE S. The effects of virtual kayak paddling exercise on postural balance, muscle performance, and cognitive function in older adults with mild cognitive impairment: a randomized controlled trial [J]. J Aging Phys Act, 2019, 27（4）: 861-870.

[30] KWAN R Y, LEE D, LEE P H, et al. Effects of an mHealth brisk walking intervention on increasing physical activity in older people with cognitive frailty: pilot randomized controlled trial [J]. JMIR Mhealth Uhealth, 2020, 8（7）: e16596.

[31] KWAN R Y C, LIU J Y W, FONG K N K, et al. Feasibility and effects of virtual reality motor-cognitive training in community-dwelling older people with cognitive frailty: pilot randomized controlled trial [J]. JMIR Serious Games, 2021, 9（3）: e28400.

[32] DE LUCA R, BONANNO M, MARRA A, et al. Can virtual reality cognitive rehabilitation improve executive functioning and coping strategies in traumatic brain injury?: a pilot study [J]. Brain Sci, 2023, 13（4）: 578.

[33] KIM D R, MOON E, SHIN M J, et al. Effect of individual virtual reality cognitive training programs on cognitive function and depression in middle-aged women: randomized controlled trial [J]. JMIR Ment Health, 2023, 10: e48912.

[34] NOUSIA A, PAPPA E, SIOKAS V, et al. Clinical evaluation and resting state fMRI analysis of virtual reality based training in Parkinson's disease through a randomized controlled trial [J]. Sci Rep, 2022, 12（1）: 8024.

第十二章

数字疗法在慢性阻塞性肺疾病患者管理中的应用

慢性阻塞性肺疾病（COPD）是一种以持续呼吸道症状和气流受限为特征的常见慢性呼吸系统疾病，严重影响患者生活质量，在全球范围内造成了严重的经济负担和社会负担。据世界卫生组织统计，2019年COPD造成323万人死亡，已成为全球第三大死因，其患病率及致死率呈逐年上升趋势。我国最新的成年人肺部健康调查显示，40岁以上人群的COPD患病率高达13.7%，总患病人数将近1亿人。COPD具有反复发作、病程长等特点，大部分患者需要进行自我管理并长期用药，从而有效控制症状。

虽然已有多种有效的缓解COPD进展的治疗和管理方法，但患者尤其是老年患者对疾病的认知程度有限、治疗依从性差、药物吸入装置的操作规范性差等问题仍普遍存在，从而使得治疗效果大打折扣。传统疾病管理方式对上述问题在可及性与灵活性上有明显局限性，且难以及时监测患者症状。随着数字技术、人工智能的迭代更新，以及移动互联网、数字设备的日渐普及，数字疗法作为COPD的非药物干预手段日益发展，其在慢性病健康管理中的应用具有广阔的发展空间和潜力，现已被证实在糖尿病、高血压等慢性病管理当中具有较高的应用价值。多项证据表明，数字疗法作为COPD的非药物干预手段，可以有效改善COPD患者的运动能力和治疗依从性，具有良好效益，同时可以远程进行监测和管理，目前，Propeller Health正在深耕慢性呼吸系统疾病的管理。本章旨在梳理目前国内外相关COPD数字疗法产品及发展情况，明确数字疗法产品对COPD管理控制等的应用效果，推动数字疗法在COPD健康管理领域的发展。

一、COPD数字疗法的产品及其应用

（一）COPD数字疗法的核心功能与特点

COPD数字疗法以其高可及性和灵活性脱颖而出，使患者无须外出或频繁与医生沟通，即可获得个性化干预方案。此类产品多具有健康教育功能，通过视频形式向患者传递疾病知识、自我管理方法、最新治疗进展等内容。平台基于患者信息、科学指南和大数据算法，为患者量身打造康复方案，并通过App提醒患者按时执行。考虑到天气对呼吸系统的影响，部分产品还提供了天气预报功能，帮助患者预防不利天气的影响。COPD数字疗法产品不仅服务于患者，还为医生和产品供应商提供了便利。患者可在平台上记录检查结果、用药情况和自我症状，医生则能直观地监测患者的肺功能、用药和自我管理情况，从而进行精准治疗。同时，产品供应商通过收集用户反馈和数据，不断优化产品算法和功能，以满足用户需求。

（二）COPD数字疗法的应用形式

COPD数字疗法主要围绕肺康复和吸入性用药展开，旨在帮助患者提高康复依从性。目前市场上的产品主要分为两类：独立的App平台和App平台联合吸入传感器。App类产品如Kaia COPD和myCOPD，提供在线肺康复教学，并根据患者数据制订个性化的康复计划。这些计划以家庭常见物品为基础，方便患者随时随地进行锻炼。另一类App联合吸入传感器的产品，如Hailie、CareTRx、Capmedic等，则主要关注患者的吸入性用药行为。传感器与经过认证的吸入器适配，通过App或传感器本身提醒患者按时用药，同时监测记录用药过程中的关键数据，如吸入方向、吸气流量和持续时间等。这些数据反馈有助于患者改善吸入行为，提高用药效果。此外，还有部分产品结合肺部监测仪或肺活量计，用于监测COPD患者的肺部康复情况，并给出有针对性的康复建议。这些多样化的应用形式共同为COPD患者提供了全面、个性化的治疗和管理方案。

（三）国外COPD数字疗法产品

随着互联网、人工智能等技术与医疗行业的不断结合，基于移动终端的COPD数字疗法产品不断增多。Propeller Health作为一家专注于慢性呼吸系统疾病的国外数字疗法公司，其产品已经获得了多项FDA认证。在美国FDA网站和DTA的产品库中检索与数字疗法相关的产品，同时检索美国临床试验注册中心中

已注册的有关COPD数字疗法的试验并追溯官网查询DTx产品,以"COPD"和"digital therapeutics"为主要关键词在PubMed中进行手工检索相关文献,以扩充文献库。纳入符合要求的COPD数字疗法产品见表12-1。

(四)国内COPD数字疗法产品

数字疗法最早由美国开始研发,随着互联网快速普及,我国数字疗法产业紧跟国际步伐,陆续有相关数字疗法产品的医疗器械通过NMPA注册和审批。但相对国外的发展而言,国内数字疗法的发展较为平缓。国务院印发的《全国医疗卫生服务体系规划纲要(2015—2020年)》强调,"积极应用移动互联网、物联网、云计算、可穿戴设备等新技术,推动惠及全民的健康信息服务和智慧医疗服务,推动健康大数据的应用"。在NMPA医疗器械处检索相关COPD数字疗法产品并进行总结,见表12-2。

二、数字疗法应对传统COPD的管理现状

(一)药物管理

大多数COPD患者需要进行长期管理,但数据显示我国COPD患者的用药依从率为23.5%~46.2%,特别是对于吸入装置的使用依从性较差。COPD患者多为老年群体,其记忆力下降、文化水平有限,且对吸入药物认知不足,易遗忘装置的正确使用方法和使用时间,而提醒用药是COPD数字疗法产品的一项基础功能。如Kata,患者在设定用药目标后,该平台会按时提醒用户,并在App界面直观地显示用药任务及进度。而Hailie在患者的手机处于关机状态时,也能做到通过传感器提醒患者用药。

COPD药物吸入装置使用方法复杂,容易出现使用不当的现象。一项大型系统评价发现,所有类型的药物吸入装置都存在不良吸入的现象,1/3以上的患者没有正确使用干粉吸入器,特别是在吸入剂量、呼气和吸气方面,导致药物向肺部输送的有效量大大减少,这些错误吸入与疾病恶化之间存在重要关联,不利于患者康复。依托于App联合吸入传感器的数字疗法产品包含监测用药行为的功能,通过传感器将患者使用吸入装置的过程(包括吸入方向、吸气流量和吸气持续时间等)数据化,并通过算法生成针对性改进建议并反馈给患者。

第十二章　数字疗法在慢性阻塞性肺疾病患者管理中的应用

表12-1　国外COPD数字疗法产品

产品名称	开发团队/公司	产品构成	国家	核心功能	审批情况
Kaia COPD	Kaia Health	App	德国	（1）基于多学科指南利用用户资料定制练习方案，只需普通家庭用物 （2）提供AI数字教练 （3）记录患者反馈，监测依从性	（1）被德国BfArM列入DiGA目录 （2）欧洲CE认证的I类医疗设备 （3）可由医疗机构开具处方
MyCOPD	My mHealth	App	英国	（1）提供在线课程和完整的有针对性的肺康复计划 （2）跟踪FEV1%等检查结果，报告病情变化情况 （3）提供准确的天气预报，给予出行建议 （4）建立患者档案，实时跟踪患者情况	（1）欧洲CE认证的I类医疗设备，符合MHRA MDR标准 （2）UKCA认证，符合NICE和NIA标准 （3）Cyber Essentials认证 （4）英国NHS批准
BreatheSmart	Cohero Health	吸入器传感器Hero Tracker Sensors＋App＋移动肺活量计mSpirometer, cSpirometer	美国	（1）跟踪用药和肺活量数据并提供反馈报告 （2）向患者提供个性化的用药提醒 （3）跟踪并分析症状发诱因素，以支持长期管理	移动肺活量计获FDA 510（k）许可
Propeller	Propeller Health	吸入传感器＋App	美国	（1）追踪用药情况 （2）提醒用药：通过传感器发出不同的颜色和声音提示患者用药剂量 （3）个性化方案：根据所处环境的湿度、污染、温度提供不同的治疗方案 （4）医生监测：基于患者数据更改处方 （5）用户援助：用户可以在平台提出续药申请，查找药房，与药剂师沟通	数字治疗平台获FDA批准，吸入传感器获CE标志

189

续表

产品名称	开发团队/公司	产品构成	国家	核心功能	审批情况
Redpill Breath	LifeSemantics	App	韩国	(1) 使用外部设备测量活动水平和血氧饱和度等，记录自身状况 (2) 定制呼吸康复计划，于每天、每周和每月提供反馈报告 (3) 提示危险，如血氧饱和度和心率异常	韩国MFDS批准
MyTatva	印度塔塔集团	App	印度	(1) 提供个性化护理方案 (2) 详细的健康日记 (3) 记录食物摄入量，分析食物的营养 (4) 提供专科医生、教练的帮助与最新研究进展	
Respiro	Amiko	吸入器传感器+App+供应商门户网站	英国	(1) 与3种特定的吸入器配合使用，自动跟踪患者吸入器使用情况 (2) App提醒患者用药，给子个性化反馈 (3) 供应商门户显示用户数据，监测大量患者群体	(1) 公司通过ISO 13485: 2016认证 (2) 获得与Teva的Spiromax吸入器、Chiesi的Nexthaler吸入器和GlaxoSmithKline的Ellipta吸入器一起使用的CE标志
Hailie	Adherium Limited	吸入器传感器+App	美国	(1) 传感器跟踪用药情况，App向患者提供实时反馈 (2) 即使手机关机，传感器也会按时提醒用药	获得FDA批准
CareTRx	Teva	吸入器传感器+App	美国	(1) 症状管理：监测潜在触发因素、峰值流量、症状管理以及吸入器的过度使用情况 (2) 提供的"徽章"系统，激励用户的"良好"行为 (3) 通过发送信息或亮起盖子提醒用药	获得FDA批准

续表

产品名称	开发团队/公司	产品构成	国家	核心功能	审批情况
Capmedic	Cognita	吸入器传感器+App	美国	(1) 全面监测，包括摇晃吸入器、流量和吸气持续时间等 (2) 在线智能教练随时个性化指导	2020获FDA批准
Kata	VisionHealth	吸入器传感器+App	德国	(1) 指导患者吸入药物，显示任务及进度，报告病情进展 (2) 医生监测，基于患者数据给予治疗措施 (3) 收集匿名数据，个性化调整用药方案	(1) 欧洲CE认证的Ⅱa类医疗设备，符合MDR标准 (2) 信息安全管理系统（ISMS）网络安全认证
COPDPredict	NEPeSMO	肺部检测仪等+App	英国	(1) 识别健康状况的变化，个性化预测和预防恶化 (2) 提供关于健康生活、吸入器技术和肺康复的数字教育材料 (3) 数据与医疗保健提供者共享，患者也能与其定期沟通	(1) 已在药品和保健品监管局（MHRA）注册 (2) 2021年通过FDA审查
COPD Copilot	HGE Health Care Solutions	系统+App	美国	(1) 通过算法比较患者每日录入的新数据与基线的差异，衡量症状的改善或严重程度 (2) 医护端由护士审查，将急需干预的患者转诊至当日值班医生 (3) 及时识别患者的呼吸系统症状及加重情况，使医疗保健提供者能够改进治疗计划	尚未经FDA认证

续表

产品名称	开发团队/公司	产品构成	国家	核心功能	审批情况
NuvoAir	NuvoAir Medical	Air Next肺活量计等设备＋App	美国	(1) 个性化护理：戒烟、药物管理和补充、营养和健身计划等 (2) 监督、预测：通过蓝牙设备，患者报告或问卷持续监测，以跟踪肺部和心脏健康水平，预测和预防病情恶化 (3) 虚拟诊所：多学科团队提供全天候服务	(1) FDA认证 (2) 欧洲CE认证的Ⅱa类医疗设备
SMART COPD	School of Health and Related Research, The University of Sheffield研究团队开发	Fitbit可穿戴活动跟踪设备＋App	英国	(1) 监测患者步数及行长度 (2) 提供呼吸物理治疗师在内的人员一起制作的宣教锻炼视频，视频演示不同的练习，定时录锻炼时长和反馈图表，可记录锻炼时长 (3) 可实现远程数据传输	尚无官网 尚未上市
HappyAir	Lovexair基金会	App	西班牙	(1) 跟踪生活方式、症状、血氧饱和度水平和任何不良事件，以全面了解患者健康状况 (2) 数据可视化，了解影响肺部健康的演变改进处方 (3) 提供呼吸系统健康相关知识，专业人员在线提供支持和指导，以改善肺部健康	暂未获FDA认证，已上市

表 12-2 国内 COPD 数字疗法产品

产品名称	公司名称	产品构成	审批分类	核心功能	批准年份
肺功能康复训练软件	无锡启益医疗科技有限公司	App	第二类	（1）产品用于辅助临床医生指导患者进行肺功能康复训练。（2）产品为手机App，包括医生端、患者端。医生端包括医生信息模块、呼吸康复测试辅助模块、呼吸康复处方辅助模块、患者档案模块、患者管理模块、系统设置模块；患者端包括呼吸康复处方执行模块、患者档案模块	2023年
肺功能康复训练软件	起源医疗科技（无锡）有限公司	App	第二类	（1）产品用于辅助临床医生指导患者进行肺功能康复训练。（2）产品为手机App，包括医生端和患者端。医生端包括患者管理模块、系统设置模块，患者端包括患者自我评估模块、运动方案执行模块、系统设置模块	2023年
肺功能训练及康复管理软件	众曦医疗科技（无锡）有限公司	App/微信小程序	第二类	（1）产品用于辅助临床医生指导康复阶段的患者进行肺功能康复训练。（2）产品为手机App/微信小程序，采取云端部署、网络交付，包括医生端和患者端。（3）产品由呼吸训练模块、康复锻炼模块、症状管理模块、康复知识模块、患者管理模块、系统设置模块组成	2023年
肺部康复管理及训练软件	树数愈疾医疗（无锡）有限公司	App	第二类	（1）产品用于辅助临床医生指导患者进行肺功能康复训练。（2）产品为手机App，包括医生端和患者端。（3）包括呼吸训练模块、康复锻炼模块、体征监测模块、康复知识模块、患者管理模块、系统设置模块	2022年
肺功能检测仪	武汉清易云康医疗设备有限公司	传感器+App	第二类	产品适用于家庭、医院、诊所用力肺活量参数的检测及呼吸训练	2022年

此外，有相关证据总结，建议应至少每个月对COPD患者进行一次吸入装置的使用技术教学，而对于老年群体应进行反复多次的指导，同时加强吸入药物、吸入装置的科普。基于数字疗法的健康教育与传统方式相比，更能保障宣教的及时性和高频性，如Capmedic，其传感器上的器载教练能够实时指导，用户每次只需按照说明进行药物吸入，确保每次的用药准确性，以便患者形成正确用药的习惯。

（二）非药物管理

非药物管理在稳定期COPD治疗中扮演着至关重要的角色，与药物治疗相辅相成。传统的非药物干预方法包括肺康复治疗、患者健康教育、家庭无创通气、长期氧疗及外科治疗等。其中，肺康复治疗具有低成本、高效益的特点，在慢性阻塞性肺疾病全球倡议（Global Initiative for Chronic Obstructive Lung Disease，GOLD）中备受推崇。肺康复（pulmonary rehabilitation，PR）是一种基于患者全面评估的多学科综合干预措施，旨在通过运动训练、教育及行为改变等手段，改善COPD患者的身心状况，并鼓励他们长期保持健康的生活习惯。然而，传统的基于医疗康复机构的肺康复实践面临诸多挑战，如基础设施不足、健康保险覆盖不全、医生团队认识不足、患者依从性低、交通不便及社会支持缺乏等。对于已完成PR计划的COPD患者来说，如何保持身体活动并将定期运动融入日常生活，也是一个不小的挑战。

近年来，基于移动终端的COPD数字疗法在提升治疗可及性和灵活性方面展现出巨大潜力。研究表明，基于App的COPD数字疗法在提升运动能力、控制症状、改善生活质量等方面均有显著效果。Kaia Health作为DTA成员之一，其COPD肺康复应用程序为COPD患者提供了全面的教育、个性化的日常训练课程，以及正念、减压练习，同时还辅以人工指导和个体化治疗。已有证据表明，在完成住院肺康复后，院外患者使用Kaia应用程序仍能维持良好的身体活动状态，并显著改善COPD症状。此外，MyCOPD作为一款成熟的COPD数字疗法产品，为患者提供了个性化的肺康复计划、在线课程、症状监测及天气预警等多项功能。这些数字疗法为解决传统非药物管理中的问题提供了新的途径，从而提高了慢性呼吸系统疾病患者治疗和管理的可达性和灵活性。

三、数字疗法在COPD管理中的应用价值

（一）提高用药依从性，规范用药行为

COPD患者的用药依从性不高，而数字疗法具有个性化提醒和自动追踪用

药情况的功能，对于改善COPD患者的用药行为有益。部分使用数字疗法的患者表示Hailie App的监督作用使其更有动力进行自我管理，相关研究表明其传感器端的患者药物依从性提高了59%。一项基于BreatheSmart的研究发现，在6个月的时间里，患者在使用BreatheSmart配套的HeroTracker传感器后按计划服药的比例为84.58%，较美国平均用药依从性提高了48%，且试验组的患者均表示愿意继续接受该数字疗法。除提高患者依从性外，也有大量证据表明数字疗法在减少吸入错误方面的有效性。研究表明，使用CapMedic后，吸入器的使用效果提高3倍，90%的患者在接受该数字疗法前至少出现过2个严重的吸入错误，完成干预后患者均能至少正确完成3/4的步骤。研究发现相较于传统的书面自我管理患者，应用myCOPD App的患者，其平均吸入错误少于前者。此外还有对于Amiko旗下产品Respiro的研究，发现其用户的依从性提高52%，吸入技术提高48%。

（二）有效控制症状，改善生活质量

COPD表现为肺部气道或肺泡进行性且不可逆的狭窄或炎症，患者常常遭受呼吸困难、慢性咳嗽和日常功能受损等不适，导致生活质量受损。在COPD患者中，慢性阻塞性肺疾病评估测试（COPD assessment test TM，CAT）与气流受限和疾病加重的严重程度相关，圣乔治呼吸问卷（St. George's respiratory questionnaire，SGRQ）各部分分值及总分值与肺功能呈负相关，是常用的COPD患者病情、气道阻塞和生存质量的评价指标。

最新的一项系统评价显示，基于Kaia COPD App的自主肺康复治疗能够有效降低CAT评分，并可在短期内改善用户生活质量，缓解患者疲劳症状。Kim等使用EASYBREATH App干预患者，平台运用算法为每位患者定制运动方案，并提供呼吸训练的跟练视频和健康教育视频，4周后患者的SGRQ和CAT评分较对照组有显著改善，且患者的焦虑和抑郁水平也明显低于对照组，提示患者生活质量有所提升。North等进行了为期90天的干预试验，发现在每个研究时间点，使用myCOPD App患者的CAT评分均较低，且纵向来看，与基线数据相比，这些患者的CAT评分差异更明显，表明疾病控制效果更佳。数字疗法通过有效控制症状、识别危险因素，可以减少疾病急性发作次数，降低住院率。在基于BreatheSmart的数字疗法干预后，患者的急救药物使用在前3个月内减少了60%，在6个月内减少了95.3%；而使用Hailie传感器的儿童急救药物使用量减少了45%，住院率降低了80%；相较于传统自我管理的患者，使用myCOPD的患者急性发作的次数减少幅度更大。

（三）提升体力活动，改善运动程度

COPD患者由于呼吸困难、气流受限和骨骼肌功能障碍，体力活动水平和运动耐力下降，其体力活动水平相较于健康同龄人明显降低，体力活动水平的降低容易导致住院和死亡风险增加等多种临床不良结局，并可能引发多种合并症。增加体力活动被认为是有效管理COPD的重要因素。GOLD鼓励所有COPD患者保持每日定量活动，强调了基于技术的干预措施在促进和维持身体活动时的潜力。数字疗法产品能够基于患者数据提供个性化运动训练和健康指导，患者可灵活选择运动时间和场地来开展有效的体力改善活动。

Spielmanns等使用Kaia COPD App对完成院内肺康复计划的患者进行出院后干预。结果显示，患者完成平台规划的训练课程，出院6个月后仍能有效维持体力活动水平。Kaia COPD App组患者在6个月时的每日步数中位数为5016.3，对照组患者在6个月时的每日步数中位数为3105.1。EASYBREATH App能够通过独特的运动处方算法为每位患者创建个性化的最佳运动方案，通过录入患者运动数据起到监督作用，Kim等将其用于COPD患者，通过6分钟步行距离指标反映患者体力活动水平。结果显示，数字疗法干预组（57.68 m）明显优于常规肺康复组（21.71 m，$P = 0.0008$），提示数字疗法能够有效增强患者的运动能力。此外，基于行为改变理论，SMART-COPD应用程序与Fitbit可穿戴活动跟踪设备结合使用，能通过目标设定、自我监测和反馈来鼓励患者进行身体活动。

四、COPD数字疗法应用的局限性

（一）使用者方面

数字疗法通常基于患者个人信息的收集与评估进行个性化分析，因此数据隐私与安全问题成为不可回避的议题。数据安全和隐私保护不仅是数字疗法的核心伦理问题之一，还在COPD患者群体中显得尤为突出。由于COPD患者多为老年人，其网络数据安全防范意识相对薄弱，使用数字疗法可能加剧其个人信息及健康数据泄露的风险。此外，患者在使用数字疗法前需要签署协议，对于知识水平较低的患者而言，如何合理解释其个人信息及数据的处理方式成为一大挑战。数字疗法作为新兴疗法，其发展尚不成熟，导致年龄较大的COPD患者可能不习惯或不愿使用智能设备和应用，进而降低治疗接受度。例如，在myCOPD产品的试验中，半数患者因数据隐私安全、时间成本及医生参与度低等问题而拒绝参与研究。

（二）技术设备方面

COPD数字疗法涉及传感器、吸入器等设备的集成，需要定期更新和维护，以确保其性能稳定和数据准确。设备的精密程度、类型选择和信息存储功能都可能影响患者评估的准确性，因此对设备的要求十分严格，需要专业团队进行研发。但这一过程中可能面临技术支持不足的问题，尤其是在某些地区或群体中，这成为一大挑战。老年人群也可能因为接受新事物较慢或设备操作复杂而无法充分利用数字疗法进行有效管理。因此，技术设备的设计应更加人性化，操作步骤简化，并考虑将患者健康数据的主动监测转变为基于设备的被动监测，通过音频监测等方式减轻患者负担。

（三）经济政策方面

数字疗法作为新兴产业，其临床使用的价格形成机制、收费方式和标准尚需进一步探索。为推动数字疗法在临床的广泛应用，需尽快将其纳入医疗保障体系，并制定相关规范化政策。中国的数字疗法产品需经过NMPA的批准，企业可根据不同路径进行申报。但目前我国数字疗法在研发和监管方面均处于起步阶段，亟须完善相关政策法规以促进该领域的快速健康发展。

五、小结

肺康复与吸入性用药是COPD患者的两大干预手段，数字疗法的出现打破了传统COPD康复治疗、自我管理的局限性，大大增加了医疗服务的可及性与灵活性，提高了COPD患者的依从性，改善了患者健康结局。数字疗法以App为核心，可以提供呼吸训练、肺康复运动等教程和与疾病相关的各种信息，并为患者定制康复训练方案，维持或增进患者的康复效果；为患者提供天气预报，监测症状发作危险因素，有针对性地建议患者规避风险，减少急性发作等不良事件；提供吸入器教学和用药提醒，并将用药行为数据化，给予患者反馈及建议等方式，改善患者吸入技术；为患者提供与医疗团队沟通的便利渠道，减少双方的时间成本。

现已有大量国外文献验证数字疗法的有效性，但国内的数字疗法仍待探索，其推广与使用还需医疗相关人员进一步了解与规范。目前还缺少全球范围内的队列研究，用以观察数字疗法对COPD患者行为改变和健康促进的维持效果。数字疗法是基于互联网大数据运算而展开的，COPD患者数量多、病程长，因此用户隐私需着重关注。此外，老年COPD患者通常难以熟练使用数字化产品，故其适老化需求应被研发团队关注。

参考文献

[1] World Health Organization. Chronic obstructive pulmonary disease（COPD）[EB/OL].（2023-03-16）[2024-06-04]. https：//www.who.int/news-room/fact-sheets/detail/chronic-obstructive-pulmonary-disease-（copd）.

[2] WANG C, XU J, YANG L, et al. Prevalence and risk factors of chronic obstructive pulmonary disease in China（the China Pulmonary Health [CPH] study）：a national cross-sectional study [J]. Lancet, 2018, 391（10131）：1706-1717.

[3] SHAW G, WHELAN M E, ARMITAGE L C, et al. Are COPD self-management mobile applications effective? a systematic review and meta-analysis [J]. NPJ Prim Care Respir Med, 2020, 30（1）：11.

[4] CHUNG C, LEE J W, LEE S W, et al. Clinical efficacy of mobile app-based, self-directed pulmonary rehabilitation for patients with chronic obstructive pulmonary disease：systematic review and meta-analysis [J/OL]. JMIR Mhealth Uhealth, 2024, 12（1）：e41753 [2024-06-04]. https：//pubmed.ncbi.nlm.nih.gov/38179689/.

[5] SPIELMANNS M, GLOECKL R, JAROSCH I, et al. Using a smartphone application maintains physical activity following pulmonary rehabilitation in patients with COPD：a randomised controlled trial [J]. Thorax, 2023, 78（5）：442-450.

[6] 马瑞, 董心月, 陶田甜, 等. 慢性阻塞性肺疾病患者用药依从性现状及影响因素分析 [J]. 中国呼吸与危重监护杂志, 2023, 22（8）：533-538.

[7] SANCHIS J, GICH I, PEDERSEN S, et al. Systematic review of errors in inhaler use：has patient technique improved over time? [J]. Chest, 2016, 150（2）：394-406.

[8] USMANI O S, LAVORINI F, MARSHALL J, et al. Critical inhaler errors in asthma and COPD：a systematic review of impact on health outcomes [J]. Respir Res, 2018, 19（1）：10.

[9] 黄浠婷, 骆晓琳, 王净, 等. 慢性阻塞性肺疾病患者吸入用药管理的证据总结 [J]. 中国护理管理, 2023, 23（11）：1720-1726.

[10] 彭咏怡, 陈树冰, 吴仲平, 等. 慢性气道疾病患者使用吸入药物装置的技术水平及其影响因素 [J]. 国际呼吸杂志, 2023, 43（4）：434-441.

[11] MCCARTHY B, CASEY D, DEVANE D, et al. Pulmonary rehabilitation for chronic obstructive pulmonary disease [J]. Cochrane Database Syst Rev, 2015, 2015（2）：CD003793.

[12] AGUSTí A, CELLI B R, CRINER G J, et al. Global initiative for chronic obstructive lung disease 2023 report：GOLD executive summary [J]. Am J Respir Crit Care Med, 2023, 207（7）：819-837.

[13] SPRUIT M A, SINGH S J, GARVEY C, et al. An official American Thoracic Society/Europe-

an Respiratory Society statement: key concepts and advances in pulmonary rehabilitation [J/OL]. Am J Respir Crit Care Med, 2013, 188 (8): e13-e64 [2024-06-04]. https://pubmed.ncbi.nlm.nih.gov/24127811/.

[14] MAN W, CHAPLIN E, DAYNES E, et al. British thoracic society clinical statement on pulmonary rehabilitation [J]. Thorax, 2023, 78 (Suppl 5): s2-s15.

[15] 海容，姚丽，徐曼，等．慢性阻塞性肺疾病患者及医务人员肺康复体验质性研究的Meta整合［J］．当代护士（下旬刊），2024，31（2）：39-43.

[16] 逄慧，潘子涵，迟春花．我国基层医疗卫生机构慢性阻塞性肺疾病呼吸康复的实施现状及展望［J］．中华结核和呼吸杂志，2021，44（9）：828-833.

[17] QUACH S, MICHAELCHUK W, BENOIT A, et al. Mobile health applications for self-management in chronic lung disease: a systematic review [J]. Netw Model Anal Health Inform Bioinform, 2023, 12 (1): 25.

[18] JANSEN E M, VAN DE HEI SJ, DIERICK B J H, et al. Global burden of medication non-adherence in chronic obstructive pulmonary disease (COPD) and asthma: a narrative review of the clinical and economic case for smart inhalers [J]. J Thorac Dis, 2021, 13 (6): 3846-3864.

[19] KRINGS J G, WOJCIK K M, CHEN V, et al. Symptom-driven inhaled corticosteroid/long-acting beta-agonist therapy for adult patients with asthma who are non-adherent to daily maintenance inhalers: a study protocol for a pragmatic randomized controlled trial [J]. Trials, 2022, 23 (1): 975.

[20] FOSTER J M, USHERWOOD T, SMITH L, et al. Inhaler reminders improve adherence with controller treatment in primary care patients with asthma [J]. J Allergy Clin Immunol, 2014, 134 (6): 1260-1268.

[21] TAM A, MELVIN E, CUSHING A, et al. Assessing the use of mobile technology in adult asthma patients: remote observational study [J/OL]. Iproc, 2017, 3 (1): e19 [2024-06-04]. https://www.iproc.org/2017/1/e19/.

[22] PARONYAN E, LANDON C, BISWAS R, et al. Utilizing CapMedic electronic device to measure and improve inhaler technique in clinic [J]. Am J Resp Crit Care, 2020, 201: A4786.

[23] NORTH M, BOURNE S, GREEN B, et al. A randomised controlled feasibility trial of E-health application supported care vs usual care after exacerbation of COPD: the RESCUE trial [J]. NPJ Digit Med, 2020, 3: 145.

[24] GUERRINI F. New digital prescription intervention service boosts adherence to asthma therapy and health outcomes [EB/OL]. (2019-05-06) [2024-06-04]. https://www.eit-digital.eu/newsroom/news/archive/new-digital-prescription-intervention-service-boosts-adherence-to-asthma-therapy-and-health-outcomes/.

[25] GHOBADI H, AHARI S S, KAMELI A, et al. The relationship between COPD assessment test (CAT) scores and severity of airflow obstruction in stable COPD patients [J].

Tanaffos, 2012, 11 (2): 22.

[26] 陈浩, 王莹. 圣乔治呼吸问卷评估慢性阻塞性肺疾病患者生活质量的价值[J]. 安徽医学, 2014 (8): 1052-1054.

[27] RASSOULI F, BOUTELLIER D, DUSS J, et al. Digitalizing multidisciplinary pulmonary rehabilitation in COPD with a smartphone application: an international observational pilot study [J]. Int J Chron Obstruct Pulmon Dis, 2018, 13: 3831-3836.

[28] MAKHECHA S, CHAN A, PEARCE C, et al. Novel electronic adherence monitoring devices in children with asthma: a mixed-methods study [J/OL]. BMJ Open Respir Res, 2020, 7 (1): e000589 [2024-06-04]. https://pubmed.ncbi.nlm.nih.gov/33154086/.

[29] MORTON R W, ELPHICK H E, RIGBY A S, et al. STAAR: a randomised controlled trial of electronic adherence monitoring with reminder alarms and feedback to improve clinical outcomes for children with asthma [J]. Thorax, 2017, 72 (4): 347-354.

[30] VORRINK S N W, KORT H S M, TROOSTERS T, et al. Level of daily physical activity in individuals with COPD compared with healthy controls [J]. Respir Res, 2011, 12: 1-8.

[31] WATZ H, PITTA F, ROCHESTER C L, et al. An official European Respiratory Society statement on physical activity in COPD [J]. Eur Respir J, 2014, 44 (6): 1521-1537.

[32] SPIELMANNS M, BOESELT T, HUBER S, et al. Impact of a smartphone application (KAIA COPD app) in combination with activity monitoring as a maintenance program following pulmonary rehabilitation in COPD: the protocol for the AMOPUR Study, an international, multicenter, parallel group, randomized, controlled study [J]. Trials, 2020, 21: 1-13.

[33] KIM C, CHOI H E, RHEE C K, et al. Efficacy of digital therapeutics for pulmonary rehabilitation: a multi-center, randomized controlled trial [J]. Life, 2024, 14 (4): 469.

[34] BENTLEY C L, POWELL L, POTTER S, et al. The use of a smartphone app and an activity tracker to promote physical activity in the management of chronic obstructive pulmonary disease: randomized controlled feasibility study [J/OL]. JMIR Mhealth Uhealth, 2020, 8 (6): e16203 [2024-06-06]. https://pubmed.ncbi.nlm.nih.gov/32490838/.

[35] 孙伟, 徐灵灵, 肖淑萍, 等. 数字疗法研究现状及伦理问题分析[J]. 医学与哲学, 2023, 44 (20): 5-8.

[36] WU R, DE LARA E, LIAQAT D, et al. Feasibility of a wearable self-management application for patients with COPD at home: a pilot study [J]. BMC Med Inform Decis Mak, 2024, 24 (1): 66.

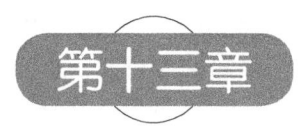

数字疗法在抑郁症患者管理中的应用

抑郁症是一种以显著的心境低落为主要特征的精神障碍。全球疾病负担2019数据显示，中国抑郁症的患病率和伤残调整生命年均有所上升。抑郁发作不同于正常的情绪波动，抑郁情绪几乎每天都会出现，常伴随睡眠紊乱、焦虑、无价值感等表现。长期未治疗的抑郁症患者可能出现自杀意念。此外，抑郁症还会导致患者社会和职业功能的显著下降，影响其生活质量。对于社会而言，抑郁症是一个重大的公共卫生问题。它不仅增加了医疗系统的负担，还可能导致劳动力市场的损失。传统的治疗方法包括药物治疗、心理治疗等。但这些方法往往需要较长时间才能见效，且部分患者可能对这些治疗方法不敏感。因此，探索新的治疗方法变得尤为重要。

数字疗法作为一种新兴的治疗手段，利用计算机技术和移动设备，通过应用程序、在线平台等方式提供个性化的干预方案。研究表明，数字疗法在抑郁症治疗中具有潜在的重要性和研究价值，多项已发表文献证实其对抑郁症、恐惧症等精神疾病具有明显的治疗效果。国外上市的多项抑郁症管理数字疗法产品已经通过权威机构审批注册为医疗器械，部分已经被纳入国家医疗保险或商业保险范围内，患者只需要支付一小部分费用即可使用相应的数字疗法产品。然而我国抑郁症数字疗法产品尚处于初步探索阶段，大部分产品功能单一，竞争力弱，疗效不稳定，相关研究停留在小规模的试点阶段。本章对国内外抑郁症数字疗法产品进行总结，探讨我国未来抑郁症数字疗法的应用前景。

一、国内外抑郁症数字疗法产品现状

（一）国际现状

近年来，随着技术的发展，数字疗法在抑郁症治疗中的应用受到了广泛关注。研究表明，数字疗法能够有效改善抑郁症患者的症状，特别是结合CBT的数字疗法，显示出良好的治疗效果。数字疗法产品通过信息（如App上的文字、图片、视频)、物理因子(如声音、光线、电流、磁场及其组合)、药物等对患者施加影响,优化患者护理和健康结果。DTA开发产品库,用以突出基于循证依据的创新数字疗法产品,有助于目标适用人群了解数字疗法定义、功能及行业现状。对DTA产品库中抑郁症管理相关的数字疗法产品进行梳理,其中4款的使用范围涵盖焦虑症、PTSD等需要情绪管理的人群,具体的产品信息见表13-1。

部分数字疗法产品通过制定时间短、频次高的教学计划,帮助患者逐步适应并克服焦虑情绪。例如"Daylight计划"每天为使用者提供10分钟的课程,却有71%的参与者在焦虑方面取得了临床改善。

此外,数字疗法还可以结合冥想、呼吸练习等放松技巧,缓解患者的紧张情绪,提高自我调节能力。Freespira是一种经FDA批准的家庭治疗药物,可解决与恐慌症、焦虑发作和PTSD相关的症状。凭借其独特的作用机制,Freespira通过训练患者稳定呼吸来纠正与二氧化碳超敏反应相关的呼吸功能障碍。通过将硬件/软件与个人教练相结合,在专注于恐慌症的临床试验中,80%以上的接受治疗的患者报告治疗后症状明显减轻或消除。大多数患者反映该产品治疗效果持续12个月以上。在一项针对PTSD的临床试验中,根据CAPS-5评分,89%的患者报告症状显著减轻,50%的患者在6个月时处于缓解状态。除此之外,Freespira具有经济学价值,大大降低了就医成本。临床研究结果表明,HelloBetter Diabetes可以对糖尿病患者的抑郁症状产生持续影响。随机分组6个月后,使用HelloBetter Diabetes的参与者的抑郁症状显著降低,45%的参与者不再表现出临床相关症状。

(二)国内现状

国内在数字疗法领域的研究起步较晚,但近年来也取得了一定的进展。一些研究开始关注数字疗法在抑郁症治疗中的应用,并探索其有效性。截至2024年,在NMPA网站检索"抑郁""精神""压力""心理"等关键词,整理出以下与抑郁症相关的数字疗法产品,见表13-2。与国外成熟的数字疗法产品不同,我国的抑郁症数字疗法产品功能更集中于辅助医生做出心理评估,并未具有干预、治疗、预防等更全面的作用。

第十三章 数字疗法在抑郁症患者管理中的应用

表13-1 DTA产品库抑郁症健康管理产品信息

产品名称	产品类型	针对疾病	针对人群	功能范围	是否需要医生开具处方	纳入医保情况	审批情况	作用对象
Daylight	App	广泛性焦虑障碍	患有广泛性焦虑障碍的成年人，以及有忧虑和焦虑困难的健康成年人	(1) 通过每天10分钟的努力，用户将掌握减少紧张、重塑焦虑想法的技能 (2) 根据用户的个人需求提出建议，并与保健人员指导他们取得进展	否	在美国，"Daylight"计划是通过包括自保雇主在内的大型支付机构提供的。在英国，数百万人可通过国家医疗服务系统获得"Daylight"服务	FDA自由裁量权	仅患者
Freespira	App+便携式传感器	PTSD、惊恐障碍和惊恐发作	13岁以上患有创伤后应激障碍、惊恐障碍的患者	(1) 接受临床医生或Freespira教练的培训后，患者在家每天进行2次17分钟的呼吸训练，持续1个月 (2) 每周4次的虚拟辅导课程	否	退伍军人事务部、Highmark Health和儿童社区健康计划	FDA批准的Ⅱ类医疗器械	医患双方
HelloBetter Panic	网站	伴或不伴广场恐惧症的恐慌症	患有恐慌症和广场恐惧症伴有恐慌症的患者	通过文本、视频和音频记录提供有根据的心理教育，并教授CBT的有效策略	否，但有处方可以普遍报销	有处方可以普遍报销	被列为数字健康应用（DiGA）	仅患者
HelloBetter Stress and Burnout	网站	压力和倦怠	希望克服压力对日常生活和工作影响的个人	通过文本、视频和音频记录提供有根据的心理教育，并教授CBT概念的有效策略	否，但有处方可以普遍报销	有处方可以普遍报销	被列为数字健康应用（DiGA）	仅患者
HelloBetter Diabetes	网站	糖尿病患者的抑郁症	患有1型糖尿病和2型糖尿病并发抑郁症的患者	通过文本、视频和音频记录提供有根据的心理教育，并教授CBT概念的有效策略	否，但有处方可以普遍报销	有处方可以普遍报销	被列为数字健康应用（DiGA）	仅患者

表13-2 我国抑郁症数字疗法产品及功能信息表

产品名称	公司名称	产品类型	审批分类	核心功能	适用人群	批准年份
精神疾病辅助评估软件（基于虚拟现实技术）	山东省心岛人工智能科技有限公司	App	第二类	辅助用于非严重精神障碍患者的心理评估	非严重精神障碍患者	2021年
心理量表评估软件	睿心生物科技（山东）有限公司	App	第二类	医生从软件中选择内置的心理疾病量表，受试者回答心理量表中的问题；同时，产品相关计算分析结果可辅助医生给出心理疾病的初步诊断	无明确限定	2023年
心理量表评估软件	湖南省万灵医疗科技有限公司	App	第二类	对患者精神心理状况相关的特定行为信息进行采集、存储、测评、打印；辅助医生诊疗使用	无明确限定	2022年

除了已经通过审批的数字疗法产品，国内市场上还存在一些并未申请注册的产品。如"心灵岛屿Aurora"抑郁症综合数字疗法平台，由北京安定医院与浙江脑动极光医疗科技有限公司共同研发，该平台主要为轻中度抑郁发作患者提供辅助治疗服务，旨在通过数字化手段改善患者的症状和生活质量。另外，LotusHope小程序也在抑郁症管理上取得了突破。类似于国际上的抑郁症数字疗法产品，LotusHope小程序同样基于CBT原则的精准治疗理念，并且已经完成临床试验，在为期6周的训练中参与者的抑郁症状通常在3周内得到改善，并且复发率比常规治疗组减少70%。同时，LotusHope小程序功能较为广泛，目前提供"焦虑急救""重拾感觉""调节情绪""建立自信"等不同的服务计划，为抑郁症患者提供了精准化、个性化的诊疗方案。除了上述产品外，还有其他企业在抑郁症数字疗法领域进行了探索和布局。例如，望里科技在抑郁、睡眠等多个病种上都推出了相应的产品。心景科技则开发了精神心理VR数字疗法产品，助力实现"在虚拟中训练，在现实中康复"的目标。

二、抑郁症数字疗法产品的功能效果

数字疗法在抑郁症领域的应用已经取得了显著的进展和成效。尤其是基于

CBT的计算机化和互联网化治疗，对于抑郁症患者来说是一种有效、可接受且实用的治疗方法。

CBT是目前抑郁症数字疗法中最常见的一种形式。通过电脑或手机应用程序，提供结构化的治疗步骤和互动方式，如网页、漫画、动画、视频等，帮助用户学习和实践CBT的基本原则和方法，已被证明对焦虑和抑郁症具有短期和长期效果，近年来在西方国家得到了广泛的应用。此外，尤其是提供个人支持时，基于互联网的心理治疗方法也显示出对成年人抑郁症的积极效果。一系列研究证明，以互联网为媒介的CBT与传统面对面治疗的效果是相当的。此外，多模态数字心理治疗平台的研究表明，这种干预措施能显著降低成年人的抑郁症状严重程度，且对于没有传统心理治疗经验的个体尤其有效。同时，数字疗法所包含的其他功能，如健康教育和呼吸练习等个性化的干预手段，已被证明可以减少抑郁和焦虑症状。

虽然数字疗法在抑郁症领域的应用显示出积极的结果，但仍存在一些挑战和限制。例如，大多数基于数字技术的心理健康产品尚未申请医疗器械注册及开展临床试验，且很少有产品能够严格地遵循循证治疗方法。此外，目前关于数字疗法在抑郁症中的研究仍然缺乏，大多数研究集中在可行性、接受度而非疗效上。

三、小结

国内外前沿的抑郁症健康管理数字疗法产品可利用算法帮助患者放松心情、管理情绪，减少抑郁的负面事件发生，还能在帮助医生评估患者抑郁等级的同时与患者实现长期、高频次的交流，从而减轻医生工作负担，在抑郁健康管理中拥有良好的前景。我国的相关产品发展较为缓慢，大部分产品没有申请医疗器械注册，临床试验研究个体数量较少。个别产品虽然已经开始研发，但主要面向高收入群体，未能在患者群体内实现大规模应用，因此我国应学习国际前沿数字疗法产品的经验，同时提高患者与医生对数字疗法的接受程度，加强对公众特别是抑郁症患者的健康教育，对全科医生加强专业化信息培训，使双方了解数字疗法在直接干预危险因素方面的优越性。另外，数字疗法产品大多属于付费应用，现有的基本医疗保险尚无法涵盖，这也是患者不愿意使用数字疗法产品的原因之一，故应通过商业医疗保险等途径及时解决费用支付问题。

我国现有的医疗器械监管机制并不适合数字疗法产品，应构建适合数字疗法产品特点的监管机制。数字疗法产品区别于传统的医疗器械，大多采用临床风险较低的技术，传统的监管审批可能会延迟对患者有显著获益产品的创新推广。同时，还应重视临床数据积累，规范化数据采集和管理流程，在大数据推动的决策指导下形成针对抑郁症患病人群的精准研发与拓展，获取具有重要临床价值的基层常规数据。当然，数字疗法产品往往储存着患者大量的个人信息，如何保证数据安全并尊重患者的隐私权也是有待解决的难题。

参考文献

［1］MCKEEVER A，AGIUS M，MOHR P. A review of the epidemiology of major depressive disorder and of its consequences for society and the individual［J］. Psychiatr Danub，2017，29（Suppl 3）：222-231.

［2］郝萌萱，尹孟凡，夏笑清，等. 1990年与2019年中国人群抑郁症疾病负担分析［J］. 中国慢性病预防与控制，2022，30（8）：623-625.

［3］马晓梅，王瑾瑾，徐学琴，等. 中国居民1990年与2019年抑郁症疾病负担情况比较［J］. 中国公共卫生，2022，38（10）：1345-1347.

［4］ANDREWS G，BASU A，CUIJPERS P，et al. Computer therapy for the anxiety and depression disorders is effective，acceptable and practical health care：an updated meta-analysis［J］. J Anxiety Disord，2018，55：70-78.

［5］MOSHE I，TERHORST Y，PHILIPPI P，et al. Digital interventions for the treatment of depression：a meta-analytic review［J］. Psychol Bull，2021，147（8）：749-786.

［6］FUNDOIANO-HERSHCOVITZ Y，BREUER ASHER I，RITHOLZ M D，et al. Specifying the efficacy of digital therapeutic tools for depression and anxiety：retrospective，2-cohort，real-world analysis［J/OL］. J Med Internet Res，2023，25：e47350［2024-06-25］. https：//pubmed.ncbi.nlm.nih.gov/37738076/.

［7］ORSOLINI L，LONGO G，VOLPE U. Practical application of digital therapeutics in people with mood disorders［J］. Curr Opin Psychiatry，2024，37（1）：9-17.

［8］李宇欣，高向阳，李斯琦，等. 数字疗法的应用现状及未来展望［J］. 中国数字医学，2022，17（7）：39-44，84.

［9］陈金芳，张婷婷，张明，等. 计算机化认知行为治疗在抑郁症中应用的研究进展［J］. 国际精神病学杂志，2016，43（2）：215-216，220.

［10］任志洪，黎冬萍，江光荣. 抑郁症的计算机化认知行为治疗［J］. 心理科学进展，2011，19（4）：545-555.

［11］ANDERSSON G，CUIJPERS P. Internet-based and other computerized psychological treatments for adult depression：a meta-analysis［J］. Cogn Behav Ther，2009，38（4）：196-205.

［12］JOHANSSON R，ANDERSSON G. Internet-based psychological treatments for depression［J］. Expert Rev Neurother，2012，12（7）：861-869.

［13］MARCELLE E T，NOLTING L，HINSHAW S P，et al. Effectiveness of a multimodal digital psychotherapy platform for adult depression：a naturalistic feasibility study［J/OL］.

JMIR Mhealth Uhealth,2019,7(1):e10948［2024-06-25］. https://pubmed.ncbi.nlm.nih.gov/30674448/.

［14］SCHUELLER S M, TOROUS J. Scaling evidence-based treatments through digital mental health［J］. Am Psychol,2020,75(8):1093-1104.

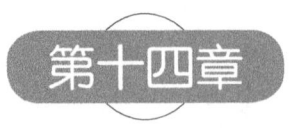

游戏数字疗法在不同疾病患者管理中的应用

随着数字化时代的到来,传统医疗手段应用成本高、患者接受度低、患者依从性差、不良反应大等弊端更为凸显,医疗领域亟待变革。在此背景下,数字疗法的兴起为医疗手段的变革提供了新的机遇。游戏在医疗领域内一直具备探索价值,其作为一种娱乐方式,于人而言有着天然的吸引力和高度的互动性,将游戏适配于疾病的治疗管理中,有助于增加治疗的趣味性、激发患者的兴趣和动力、提高患者接受度与依从性,以及加强患者的参与感、满足感和自我管理能力。因此,一种融合了电子游戏和数字疗法的创新治疗手段,即游戏数字疗法,逐渐崭露头角。它将电子游戏的趣味性和互动性,以及数字疗法的科学性和循证性相结合,通过游戏软件的形式生成,提供对患者具有可证明的积极治疗影响的医疗干预,用于治疗、管理和预防各种疾病或不良状况,为患者提供了一种全新的治疗体验,使患者能够在享受游戏乐趣的时候完成治疗目标。目前,游戏数字疗法已在多种疾病的治疗管理中得到应用,例如,游戏数字疗法可用于缓解压力和焦虑情绪、治疗广场恐怖症,还可用于治疗儿童斜视、弱视及双眼视觉功能异常等,同时有助于脑卒中导致神经系统残疾患者的康复治疗。

游戏数字疗法作为一项正在探索与发展的新型医疗干预手段,除了具备游戏和数字疗法的双重优势,其治疗效果可能会受到患者年龄、认知能力、动手能力和患者所拥有的技术设备等方面问题的限制。但是游戏数字疗法具有巨大的发展潜力和应用价值,未来技术的发展完善将会不断推广它在患者或健康人群中的使用,达到防治疾病与不良身体状况、促进健康生活的目标。本章以DTA产品库和国内已通过审批且发展应用较成熟的3款游戏数字疗法产品为例进行梳理,介绍适用于不同疾病的游戏数字疗法运作机制。

一、游戏数字疗法产品的开发与应用

(一) gameChange：治疗广场恐怖症的VR认知行为疗法自我指导方案

广场恐怖症患者常对可能难以逃脱或无法得到帮助的多种情况产生明显、过度的恐惧或焦虑，例如使用公共交通、在拥挤人群中、独自在家以外的地方（如商店、剧院）排队。由于害怕特定的负面结果（如惊恐发作、其他丧失能力或令人尴尬的身体症状）出现，患者对这些情况始终感到焦虑不安。这些情况是可以主动避免的，或只在特定情况下进入，例如有一个值得信赖的同伴在场陪伴，或忍受强烈的恐惧与焦虑。症状至少持续数月，而且严重到足以导致个人、家庭、社会、教育、职业或其他重要功能领域的严重痛苦或损害。这种对日常生活场景的退缩回避被发现是抑郁症、焦虑症、PTSD等的共同特征，阻碍了患者的日常社交，严重影响其与家人朋友的关系和职业生活，甚至让患者完全无法离开家。

研究认为，向精神疾病患者大规模提供有效的心理治疗是一个挑战。由RealizedCare公司推出的VR软件程序gameChange向因强烈焦虑而难以参与日常活动的16岁及以上患者提供CBT，以期降低其广场恐怖症的回避次数和焦虑水平，提高其生活质量，使他们能自信地回归日常生活。

该程序的治疗是在6周内分为6个疗程进行的，每个疗程包括30分钟的VR治疗，预定最小剂量为3个疗程，旨在让参与者通过测试自己对其他人的恐惧预期来重新体验安全感。这种疗法并非被设计成简单的暴露疗法，即参与者不用留在情境中直到焦虑减轻，而是被设计成重复的行为实验，来降低其对外界过强的防御能力，从而改变自身信念。参与者通常被要求在VR治疗期间保持站立姿势，并且能够在场景中行走几步，虚拟教练在VR环境中指导参与者完成治疗，教练鼓励参与者放弃防御行为，并获得参与者反馈以调整治疗的进展。在6个疗程的治疗过程中，参与者可以从6个VR社交场景（咖啡馆、商店、酒吧、街道、医生诊室、公共汽车）中进行选择，每个场景基于社会情境中的人员数量、接近程度及社会互动程度分为5个难度级别。在治疗过程中，教练通常鼓励参与者靠近场景里的其他人并与他们进行眼神交流，有时也会让参与者成为某种情况下关注的中心，如被要求按响公交车铃。VR治疗游戏中也会包含有助于参与者放下防御行为、进行新的学习的任务。在整个治疗过程中，参与者通过移动虚拟滑块或触摸在适当时间出现的虚拟选项来回答虚拟教练的问题，在每个治疗疗程的开始和结束时，参与者均需要在VR中重复对社交场合信心进行信念评级。

一项在英国346名患者中进行的多中心、单盲、平行组RCT研究显示，6周时，与常规单独护理组相比，gameChange VR治疗组的广场恐怖症回避行为和痛苦表现显著降低，对于威胁的认知和VR情境内防御行为的减少介导了治疗结果，焦虑恐惧和回避的严重程度越大，治疗获益越大。一项评估gameChange软件治疗广场恐怖症经济价值的研究发现，从英国NHS和社会护理的角度来看，gameChange的价值预计高达每位患者341英镑；从更广泛的社会角度来看，每位患者1967英镑；在焦虑回避程度高或严重的患者中，最大成本效益价格分别升至每位患者877英镑和3073英镑，gameChange对于英国NHS来说是一种有发展前景且具有成本效益的干预措施，对于高度或严重焦虑回避的患者尤其有价值。

gameChange软件可单独使用，也可与药物和其他疗法结合使用，目前已被推荐用于NHS中，可在心理健康专业人员的支持下治疗精神病患者的严重广场恐怖症，其目前已获得英国Ⅰ类医疗器械的CE认证。

（二）EndeavorRx：动作视频游戏助力8～17岁ADHD患儿提升注意力

ADHD是一种常见的神经发育障碍，是由多种生物学因素、心理因素及社会因素单独或协同作用导致的一种综合征，童年期起病，影响可延续至成年期，该病的主要特征是与发育水平不相称的注意缺陷和（或）活动过度。全球儿童ADHD的发病率为7.2%，超过65%的ADHD患儿同时伴有睡眠障碍、语言障碍、特定学习障碍、抽动障碍等一种或多种疾病，造成患儿全生命周期的健康损失，给家庭与社会带来巨大负担。早发现、早诊断、早干预可显著改善ADHD患儿的预后和生活质量。

目前ADHD的治疗方案分为两类，一类是包括心理行为治疗在内的非药物治疗，另一类是应用哌甲酯类制剂、选择性去甲肾上腺素再摄取抑制剂、α2肾上腺素能受体激动剂进行药物治疗。尽管以上治疗已显示出短期效果，但用药前需进行严格的患儿评估和药物不良反应，可能会对患儿的治疗选择产生影响，从而推迟干预造成疾病不良结局的发生。已有研究发现，多数有心理健康需求的儿童无法获得适当的服务。用于治疗ADHD的数字疗法产品可以弥补现有干预方案的不足，可提高治疗可及性、降低治疗不良反应。ADHD的神经生物学基础可作为干预手段发掘的新方向，例如，与注意力和认知控制相关的障碍，与额叶、额顶叶和腹侧注意网络的激活较低有关，基于电子游戏和视频的干预方案可能会改变大脑结构和功能。

EndeavorRx是一款针对8～17岁患有ADHD且表现出注意力问题的儿童的数字疗法产品，其通过动作视频游戏提供治疗，旨在培养患儿在游戏过程中的注意力和控制能力，要求他们集中注意力，在同一时间段处理多项任务。

EndeavorRx使用特定算法程序，利用感官刺激和运动挑战，针对在注意力功能中起到关键作用的大脑区域进行治疗，患儿在游戏中需要通过导航、收集目标和躲避障碍来处理多项任务并忽略干扰。干扰通过类似视频游戏的界面进行实例化，界面会显示需要并行完成的两个任务（多任务），感知辨别目标任务，需要用户响应指示的刺激目标并忽略刺激干扰物（类似去－不去任务）和感觉运动导航任务，这需要用户不断调整位置，以与位置目标交互或避开位置目标。在此过程中，软件内置算法将基于个人的表现实时调整干扰训练难度，为每位患儿提供量身定制的治疗方案，使患儿受到的治疗具有挑战性但难度也可以忍受。通过在游戏中获得奖励和解锁新环境来标志游戏中的进步，随着时间的前进和游戏环境的变化，算法会发生周期性的重新校准以维持最佳的难度水平。整个治疗过程通常要求使用EndeavorRx每次25分钟，每周使用5次，至少持续使用4周，或遵医嘱进行，家长也可以使用配套应用程序跟踪患儿的游戏完成情况。

一项随机、双盲、平行组对照试验由美国20多家研究机构使用EndeavorRx软件的前身AKL-T01对8～12岁的ADHD儿童进行研究。结果显示，在接受AKL-T01干预期间，患儿的注意力变量测试、注意力表现指数均较基线显著升高。另一项研究将AKL-T01作为正在服用兴奋剂药物治疗ADHD患儿的辅助治疗，评估其与ADHD相关损伤（使用损伤评定量表评估）等方面的关系，结果显示，接受、未接受ADHD药物治疗的两组儿童均使用4周的AKL-T01，暂停4周，再治疗4周，最初4周后两组损伤评定量表得分均显著改善，在暂停期间也保持稳定，并在第2个治疗期内也有所改善。

EndeavorRx应由专业医护人员开具处方给患者，并与当前的治疗计划同时使用，作为治疗的一部分，辅助临床医生进行治疗或教育计划，从而更好地缓解症状。该数字疗法产品不能作为独立的治疗药物使用，也不能替代治疗ADHD的药物。目前EndeavorRx已成为美国FDA授权的Ⅱ类医疗器械。

（三）快乐视界星球：以游戏帮助斜弱视患儿轻松坚持训练治疗

斜视与弱视为临床常见眼科疾病，是一组与双眼视觉和眼球运动相关的疾病。斜视由双眼单视异常、控制眼球运动的神经肌肉异常及机械性限制导致，不仅会影响患者外观造成心理障碍，还会造成视力损伤，也会对双眼视觉和立体视觉形成造成损伤。弱视是一种视觉发育相关性疾病，是在视觉发育期由于形觉剥夺和（或）双眼异常（如单眼斜视、未矫正的屈光参差、未矫正的高度屈光不正）的相互作用所致，可引起单眼或双眼最佳矫正视力下降且低于相应年龄的视力，或双眼视力相差2行及以上，而眼部检查无器质性病变，是儿童视力受损最常见的原因之一，对患儿的身体发育、学习生活、心理健康都会造成不良后果。

传统的斜弱视治疗方法除了精确配镜和对单眼弱视的优势眼进行遮盖，还包括由穿珠子、描图、刺点等组成的精细目力训练，以及压抑疗法、后像疗法、红色滤光片法等。但优势眼遮盖疗法可能会让孩子感觉自己与同龄人不同，导致无法承受他人的好奇与议论等而产生心理负担。此外，传统的康复训练持续时间长达半年以上，训练方法机械单一，专业设备场地需求高，所需成本价格高昂，缺少过程检测的监督机制，这些因素都对斜弱视患儿及其家庭保持治疗训练的依从性造成了障碍，继而影响治疗效果。治疗斜弱视的黄金时期一般是在3～6岁，12岁以后康复训练的疗效就会大大降低，如果斜弱视没有得到及时治疗，可能会造成患儿永久性的视力低下，甚至缺乏立体视觉，后果严重。

《快乐视界星球》是由波克城市和温州医科大学眼视光团队共同开发的一款斜弱视治疗系统产品，其将"游戏"与"医疗"结合，以操作简单、趣味性强的弹幕射击类游戏形式，采用光栅视觉刺激、红光疗法、精细目力训练、融合立体视觉训练等多种核心原理，通过红蓝双眼分视实现三级功能训练，并经过临床试验的验证，得到真正科学有效的治疗方案，意在提高患儿的治疗积极性和依从性，达到在游戏中完成斜弱视康复训练的目的。

为了提高患儿使用产品进行康复训练治疗的依从性，《快乐视界星球》由儿童剧作家撰写游戏剧本，用漫画、动画的形式串联训练过程，为患儿带来一个奇幻的故事王国，充分激发患儿的好奇心与兴趣，在色彩丰富的游戏世界中完成冒险的同时，轻松快乐地完成斜弱视康复治疗训练，逐渐完成视力改善。同时，《快乐视界星球》以一台平板电脑为载体，弥补了传统斜弱视康复训练的短板，患儿无须受限于时间空间，降低了治疗成本。

游戏创作团队还以提高治疗依从性和有效性为落脚点，将评估系统、实时监测和人工智能纠错功能嵌入游戏产品。评估系统可以通过对弱眼视力的评估来实现个性化匹配训练难度，并且通过软件的居家视力评估跟进康复过程，以便依据患儿情况动态调整治疗训练方案，提高治疗效率。借助平板或智能手机前置摄像头的实时监测和智能纠错功能，可在整个治疗过程中持续监测患儿的坐姿、眼睛和屏幕的距离、是否正确佩戴眼罩等，一旦发生异常会暂停治疗，直至患儿调整为正确的坐姿或佩戴好康复训练配件后才会继续。每日训练完成后，系统会在线生成可视化训练报告，帮助家长和患儿及时掌握训练进度和评估结果。家长还可通过产品家长端App实时掌握孩子的训练情况、修改训练时间、中止训练等，使家长更加放心。

目前《快乐视界星球》已经获得了国家药品监督管理局资格认证，取得第二类医疗器械注册证，成为国内游戏产业中第一个成功注册的数字疗法产品。它可被作为一种数字处方药，根据医生的处方建议直接应用于儿童斜弱视康复治疗并起到一定的治疗作用。

二、游戏数字疗法产品的应用建议

游戏数字疗法作为一类在新兴数字疗法领域内较为创新的疾病治疗与管理手段，兼具游戏和数字疗法的优点，既打破了疾病传统治疗管理方式的时间空间限制、节省了人力物力成本、为广大患者提供了经过临床认证的科学方案，又以其融合趣味性、科学原理和高度还原的实际场景模拟等特点，大大提高了患者的治疗方案依从性，促进了治疗效果的显著提升，其发展潜力与应用价值不言而喻。未来游戏数字疗法可以从以下几个方面进行探索和优化。

（一）加强科学研究和临床试验验证

与其他数字医疗软件相比，数字疗法最突出的特点就是其开发和应用基于循证医学证据，每一款产品在投入使用之前均需经过大量的临床试验证明其安全性、可用性和有效性，并且需要通过监管机构的严格审批。目前国外的游戏数字疗法产品在使用前的临床试验证据较为丰富，可在网络上收集到已完成的临床试验文章。但我国的游戏数字疗法产品很少，相关的支持性临床研究证据数量不足且不够公开透明，公众无法知晓其疗效和安全性的具体情况。建议游戏数字疗法产品的开发团队应增加与医疗机构的合作，对产品进行数量更大、更严格的随机对照试验及长期跟踪随访，公开发表更多有关产品的临床试验研究文章，以确保游戏数字疗法的安全有效。

（二）加强跨学科合作

游戏数字疗法产品的开发不能单纯依靠技术类游戏公司，一个能够投入临床使用的游戏数字疗法产品离不开游戏设计师、医疗专家、心理学家、美术指导等的多领域合作。跨学科合作可以确保游戏数字疗法产品既有科学可靠的医疗内容，又具备增加患者治疗依从性的吸引力和可玩性。

（三）加强新疾病应用领域的探索

游戏数字疗法目前已在广场恐怖症、ADHD、斜弱视等疾病的治疗中应用，未来游戏数字疗法还可以在新的疾病治疗领域中继续探索发展，研发出针对更多疾病的产品。基于游戏数字疗法特有的趣味性，产品可以更多地应用于治疗儿童青少年群体的常见疾病，也可以应用于其他慢性病的治疗。此外，游戏数字疗法还可以通过提升患者治疗依从性提升治疗管理效果，故在患者依从性较差的疾病上应用该类产品可能进而促进疗效。

参考文献

[1] World Health Organization. International classification of diseases 11th revision [EB/OL]. (2018-06-18) [2024-06-22]. https://icd.who.int/browse/2024-01/mms/en.

[2] KENNEDY N, FOY K, SHERAZI R, et al. Long-term social functioning after depression treated by psychiatrists: a review [J]. Bipolar Disord, 2007, 9 (1-2): 25-37.

[3] FREEMAN D, TAYLOR KM, MOLODYNSKI A, et al. Treatable clinical intervention targets for patients with schizophrenia [J]. Schizophr Res, 2019, 211: 44-50.

[4] SARIS I M J, AGHAJANI M, VAN DER WERFF S J A, et al. Social functioning in patients with depressive and anxiety disorders [J]. Acta Psychiatr Scand, 2017, 136 (4): 352-361.

[5] ZAYFERT C, DEVIVA J C, HOFMANN S G. Comorbid PTSD and social phobia in a treatment-seeking population: an exploratory study [J]. J Nerv Ment Dis, 2005, 193 (2): 93-101.

[6] INCE P, HADDOCK G, TAI S. A systematic review of the implementation of recommended psychological interventions for schizophrenia: rates, barriers, and improvement strategies [J]. Psychol Psychother, 2016, 89 (3): 324-350.

[7] FREEMAN D, LAMBE S, KABIR T, et al. Automated virtual reality therapy to treat agoraphobic avoidance and distress in patients with psychosis (gameChange): a multicentre, parallel-group, single-blind, randomised, controlled trial in England with mediation and moderation analyses [J]. Lancet Psychiatry, 2022, 9 (5): 375-388.

[8] ALTUNKAYA J, CRAVEN M, LAMBE S, et al. Estimating the economic value of automated virtual reality cognitive therapy for treating agoraphobic avoidance in patients with psychosis: findings from the gameChange Randomized controlled clinical trial [J/OL]. J Med Internet Res, 2022, 24 (11): e39248 [2024-06-24]. https://pubmed.ncbi.nlm.nih.gov/36399379/.

[9] Digital Therapeutics Alliance. DTx Product Profile: gameChange® [EB/OL]. [2024-06-22]. https://dtxalliance.org/products/gamechange/.

[10] 中华医学会儿科学分会发育行为学组. 注意缺陷多动障碍早期识别、规范诊断和治疗的儿科专家共识 [J]. 中华儿科杂志, 2020, 58 (3): 188-193.

[11] WOLRAICH M L, HAGAN JF J R, ALLAN C, et al. Clinical practice guideline for the diagnosis, evaluation, and treatment of attention-deficit/hyperactivity disorder in children and adolescents [J/OL]. Pediatrics, 2019, 144 (4): e20192528 [2024-06-24]. https://pubmed.ncbi.nlm.nih.gov/31570648/.

[12] BIEDERMAN J, FARAONE S V. Attention-deficit hyperactivity disorder [J]. Lancet, 2005, 366 (9481): 237-248.

[13] DANIELSON M L, BITSKO R H, GHANDOUR R M, et al. Prevalence of parent-reported ADHD diagnosis and associated treatment among U. S. children and adolescents, 2016 [J]. J Clin Child Adolesc Psychol, 2018, 47（2）: 199-212.

[14] CORTESE S, KELLY C, CHABERNAUD C, et al. Toward systems neuroscience of ADHD: a meta-analysis of 55 fMRI studies [J]. Am J Psychiatry, 2012, 169（10）: 1038-1055.

[15] Digital Therapeutics Alliance. DTx Product Profile: EndeavorRx [EB/OL]. [2024-06-24]. https://dtxalliance.org/products/endeavor/.

[16] KOLLINS S H, DELOSS D J, CAÑADAS E, et al. A novel digital intervention for actively reducing severity of paediatric ADHD（STARS-ADHD）: a randomised controlled trial [J/OL]. Lancet Digit Health, 2020, 2（4）: e168-e178 [2024-06-24]. https://pubmed.ncbi.nlm.nih.gov/33334505/.

[17] KOLLINS S H, CHILDRESS A, HEUSSER A C, et al. Effectiveness of a digital therapeutic as adjunct to treatment with medication in pediatric ADHD [J]. NPJ Digit Med, 2021, 4（1）: 58.

[18] 杨培增, 范先群. 眼科学 [M]. 9版. 北京: 人民卫生出版社, 2019: 237-255.

[19] 张伟. 解读《我国斜视分类专家共识（2015年）》[J]. 中华眼科杂志, 2015, 51（6）: 406-407.

第四篇

数字疗法的中国实践与展望

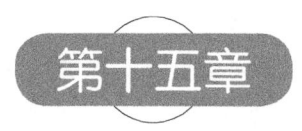

发展数字疗法，构筑新质生产力

当前，我国卫生健康事业发展已经进入新的历史阶段，新质生产力的提出，为卫生健康事业高质量发展和加快推进卫生健康现代化提供了关键动力和战略抓手，也从范式革新的角度，对卫生健康系统提出了更高要求，必将带来不同于以往的卫生健康新发展。新质生产力作为现代经济体系的关键组成部分，其核心在于通过科技创新、资源整合、组织变革和战略管理等手段，实现生产效率和质量的双重提升。在数字时代，数字技术的创新、数字资源的整合、数字化组织变革和战略管理已成为新质生产力形成的关键途径。

在医疗健康领域，传统的疾病干预手段包括药品、器械、服务等，其中服务依赖于医生的专业知识和经验，存在水平不一、难以复制和人均效益有限等问题。数字疗法通过数字化服务，极大地改善了这一局面。随着新一代信息技术的蓬勃发展，如互联网、大数据、云计算和人工智能等，数字疗法得以依托这些先进技术，实现了从理论到实践的快速转化。这些技术不仅为数字疗法提供了强大的数据支持和算法优化，还推动了其在视觉功能治疗、认知障碍康复、心理健康管理等多个疾病领域的广泛应用。释放数字健康的价值、创新医疗健康行业的应用场景、加速数字健康新技术和新产品研发，以及赋能医疗健康产业新质生产力的升级发展，已成为新时代、新形势下，以新驱动力和进化式创新重塑业态的重要引擎。数字健康技术已逐渐成为医疗健康领域的新型生产工具，深刻改变着医疗服务的模式和格局，成为推动卫生健康事业高质量发展的新动力。

一、数字健康新质生产力的政策先导与试点先行

在全球数字化浪潮的推动下，数字健康作为医疗健康领域的重要创新方向，正在全国范围内蓬勃发展。各省市纷纷出台政策并开展试点项目，通过多种方式扶植相关企业，形成了一系列具有地方特色的最佳实践。这些举措不仅推动了数字疗法的普及和应用，还为医疗服务的智能化、精准化提供了新的动力。以下代表性省市在数字疗法发展中呈现出多样化的策略和创新路径，为数字疗法产业发

展和新质生产力的构筑提供了借鉴。

1. 北京市　北京市积极发挥首都资源优势，率先在全国范围内突破现有审批和管理方式，在生物医药、器械等领域出台了多维度的支持政策，针对创新产品创造了较好的营商环境。2022年《北京市生物医药全产业链开放实施方案》的发布，成为针对北京市"两区"建设出台的第一个全产业链开放实施方案，并在市场准入和产品研发、注册，临床科研等方面提出重要举措，实现了从研发到临床应用各环节产业链的全覆盖。2024年《北京市加快医药健康协同创新行动计划（2024—2026年）》中明确提出了支持医疗大模型开发和落地应用，推进数字疗法、人工智能辅助治疗等产品的研发应用。此外，北京市还鼓励医疗机构在诊疗、住院、巡诊、康复等场景中开展数字化应用，并探索将人工智能列为独立服务项目。

在数字疗法试点方面，目前北京市科学技术委员会"AI＋健康协同创新培育项目"——《认知障碍疾病数字疗法产品研发及示范应用暨基于大模型的认知障碍数字诊疗平台》，以首都医科大学宣武医院、首都医科大学附属北京安贞医院、首都医科大学附属北京安定医院、首都医科大学附属北京儿童医院、首都医科大学附属北京中医医院、首都医科大学附属北京积水潭医院为核心，联合各自领域内的20家基层医疗机构，以及高校和科研院所，研发覆盖神经系统疾病、心血管疾病、骨科创伤疾病、精神疾病、儿童发育类疾病的数字疗法新产品，并开展临床试验验证，预期完成5项数字疗法医疗器械申请/受理，课题成果将在头部医院和基层医疗机构推广使用，形成产业化规模。

2. 上海市　生物医药产业是上海市集中精锐力量、加快发展突破的三大先导产业之一，目标到2025年，上海市全球生物医药研发经济和产业化高地发展格局初步形成，研发经济总体规模达到1000亿元以上。此外，上海市多个生物医药重点发展区域均出台了支持生物医药高质量发展的政策，如临港新片区、金山区、宝山区、闵行区在产业规模和落地产业项目方面提出了优惠政策；奉贤区、金山区、宝山区、闵行区在创新药物、医疗器械研发及改良型新药和仿制药方面均有资金支持。2023年，上海市政府出台了《上海市全面推进城市数字化转型"十四五"规划》，明确提出，上海市将借助信息化和数字化手段推动现代化建设，打造智慧城市的典范，并支持医疗全流程一体化模式的探索。此外，上海市卫生健康委员会也发布了《上海市"便捷就医服务"数字化转型2.0工作方案》，聚焦于依托上海交通大学医学院附属瑞金医院建立上海市数字医学创新中心，重点关注数字医疗服务、数字医学技术和数字医院管理的发展。

在试点项目方面，博斯腾脑科学研究中心与上海交通大学附属第六人民医院合作的"BBRT认知干预数字疗法对轻度认知障碍患者的临床疗效研究"项目是全球首个认知障碍预防非药物干预数字疗法临床试验；2023年底，由波克医疗项目组和同济大学附属养志康复医院共同研发的《定制式链接记忆》，获得国家药品监督管理局颁发的国家第二类医疗器械注册证，是用于缓和推迟患者由轻度认知障碍发展到痴呆过程的游戏医疗软件。

3. 广东省　广东省作为医疗器械生产企业大省，2022年率先出台省级医疗器械产业高质量发展政策，在硬件研发生产和集成环节占有强大的优势。同时，粤港澳大湾区为特殊医疗器械快速上市提供了政策支持，节省了注册上市成本。对于数字疗法企业来说，若需要自主研发软硬件一体产品，则可以在广东省享受产业链优势，利用政策支持方向可达到最优产品上市方案。2024年10月，广东省出台了《关于进一步推动广东生物医药产业高质量发展的行动方案》，强调全面提速医疗器械产品审评审批。第二类医疗器械注册技术审评时限比法定时限平均压缩50%，首次注册审评时限由60个工作日压缩至40个工作日。支持医疗器械国产替代，尤其是数字疗法等创新业态的研发注册。

在科研临床方面，广州市开展了数字健康应用试点，探索数字疗法在不同医疗场景中的应用。例如，广州未医深度云科技有限公司与华南理工大学广东省数字孪生人重点实验室携手，凭借前瞻性的视野和深厚的技术实力，通过跨学科知识高效组织、全链条数据循环反馈迭代支撑的产学研协同大模型创新，成功研发出数字疗法系列大模型FDM，为医疗大模型和数字疗法注入了强大的动力；广州中医药大学第一附属医院白云医院成为"数字化慢病管理创新平台项目"的试点单位，旨在通过互联网、大数据、人工智能等信息技术手段提升慢性病管理的效率和质量。此外，广州市生科慢性病数字疗法研究院也在糖尿病逆转项目中进行了数字化管理的试点。

4. 浙江省　作为长江三角洲地区重要经济强省，浙江省重点瞄准"八大万亿产业"，即信息、环保、旅游、健康、时尚、金融、高端装备制造业和文化产业。近年来，浙江省高度重视生物医药产业发展，先后发布《浙江省生物经济发展行动计划（2019—2022年）》《关于推动浙江省医药产业高质量发展的若干意见》《促进生物医药产业高质量发展行动方案（2022—2024年）》《浙江省数字经济发展"十四五"规划》等专项规划和政策文件，强化产业顶层设计引导和政策扶持，明确提出要支持布局重大科技基础设施和平台，打造生命健康领域的科创高地。此外，浙江省人民政府办公厅印发《浙江省数字经济五年倍增计划》，探索"互联网＋"医疗健康服务，构建线上线下一体化医疗服务模式，并推动人工智能技术在医疗服务、健康管理等领域的应用。杭州市作为数字健康先行试点，鼓励数字疗法高新技术企业跨界融合创新发展，通过参股控股、兼并重组等方式，加快形成具备国际竞争力的"链主型"数字疗法健康服务企业。萧山区作为先行试点，建设了微医国际数字健康中心，为全国提供全生命周期的医疗健康服务。

浙江省通过税收优惠和融资支持，促进数字健康企业的创新和发展。例如，杭州市政府每年对每家企业累计支持额度不超过500万元，以支持本地医疗机构参与数字疗法产品购买服务试点。此外，建议成立工作专班，协调相关部门提供精准支持和指导，并出台专项政策，将数字疗法列入重点发展产业，给予政府产业资金扶持和政策支持。目前，上海数药智能科技有限公司携手浙江大学，共同推进"面向儿童多动症、孤独症的脑机数字疗法关键技术研究"项目，旨在开发自适应诊疗的便携脑机数字调控装置与系统。

5. 江苏省　江苏省人民政府办公厅发布《关于优化审评审批服务推动创新药械使用促进医药产业高质量发展的行动方案（2022—2024年）》，旨在解决制约医药产业发展的瓶颈问题，例如在优化审评审批服务中，对于同一集团企业在境内已注册、在江苏省申报的第二类医疗器械，技术审评压缩至5个工作日，符合要求的当日发放注册证。在《江苏省"十四五"卫生健康发展规划》中，江苏省政府提出加强数字化医院和智慧健康基础设施建设，支持推广使用人工智能辅助技术、医疗机器人等，提升智慧医疗、智慧服务、智慧管理水平。

2022年江苏省卫生健康委员会、江苏省体育局制定并出台《江苏省基层慢病运动健康干预试点建设方案》，明确全省基层医疗卫生机构要启动100个基层慢性病运动健康干预建设试点，配置相关智能化设备及康复治疗师、运动处方师等团队，并在全省形成可复制、可推广的经验和模式。其中，"数字运动康复项目"使用全球首款运动处方软件，该软件率先在2021年通过NMPA批准，成为国内首个可以作为独立处方应用的数字疗法，用于慢性病运动康复治疗，并随后相继获得欧盟CE、FDA认证。目前该产品在美国已应用于一线医疗机构的心力衰竭患者康复。

6. 四川省　四川省对于创新医疗器械有较大的支持力度。在审评审批和监管视角下，数字疗法尚不是专有名词，多以软件医疗器械为主称，业内定义的数字疗法叠加软件技术、大数据和人工智能等，都可以与创新相结合。在四川省，若数字疗法产品属于创新医疗器械，可享受四川省的支持政策，快速推进产品审评审批。四川省也发布了多项政策文件，支持"互联网＋医疗健康"产业的发展。《"健康四川2030"规划纲要》中明确将"互联网＋健康医疗"产业作为新兴先导型产业，积极推动云计算、大数据、人工智能等技术在互联网健康服务领域的应用。《四川省"十四五"卫生健康发展规划》也强调了加快数字卫生健康发展步伐，推进"互联网＋"医疗服务。

在试点项目方面，成都市开展了多个数字健康示范项目。例如，成都市第三人民医院"基于5G通信的神经系统慢性疾病远程诊疗、照护和管理体系研发及示范项目"入选全国试点。森梅医疗与四川大学华西医院正在联合开展"慢性肾脏病限钠数字疗法"的医学研究及产品转化等工作。该项目是首个以降低慢性肾脏病（chronic kidney disease，CKD）人群高钠风险为目标的数字疗法产品。该产品以循证医学为基础，由患者居家独立使用。对于CKD高钠风险患者，在接受常规临床干预的同时，结合数字疗法对患者生活方式进行干预，以降低CKD高钠风险。

7. 湖南省　近年推动湖南省医疗器械产业发展的最大政策优势是"五最"服务（资料最简、时间最短、环节最少、成本最低、服务最优），在审批上最为突出。2021年12月，湖南省率先将二类证从提出申请到最终领证的时间从原本80个工作日的法定时限大幅缩短到40个工作日，将审批速度提升50%，这也成为数字疗法企业在湖南省落地发展的机遇点。2023年，湖南省获批了18款数字疗法产品，其数量占据全国同年获批数字疗法产品的60%以上。这是由于自2021年以来，湖南省通过一系列政策加快审评审批速度、给予企业注册优惠和资金补助。

对于二类创新医疗器械，湖南省也给出了"办理程序优先""早期介入、专人负责""免收产品注册费（二类医疗器械注册费5.04万元）""给予资金补助（国内首创、拥有发明专利的二类创新医疗器械单品种不超过50万元）"及"委托生产"等一系列优惠政策。这些都带动数字疗法企业在湖南省快速拿证，并在当地开设子公司，从而带动当地数字疗法产业聚集。

在数字疗法发展方面，湖南妇女儿童医院儿保科学习困难门诊建立了传统诊疗体系，并积极参与湖南省数字医学学会的各项前沿技术交流活动，创新性地引进湖南践行未来脑科技发展有限公司的"儿童注意力峰值测训一体化系统"数字疗法项目；中南大学湘雅医院与数字疗法先锋"术康"签署技术转化协议，将第二套弹力带强心复健操"X-CircuiT"纳入其"数字化干预体系"。

8. 天津市　天津市在经济技术开发区设立数字疗法产业园，针对数字疗法产业发展的各个环节给予政策帮助。在审评审批方面，提前介入指导，从而在源头解决数字疗法产品审评审批时间过长的现状；在科技服务和政策方面，给予企业优惠政策；在工商企业注册方面，明确数字疗法有限公司注册规则；在对外合作方面，为不同类型数字医疗企业和保险机构、基金等机构牵线搭桥，完善综合配套服务内容。

《呼吸功能数据监测分析软件专用技术条件》由中日友好医院/国家呼吸医学中心牵头制定，上海市医疗器械检验研究院、天津市胸科医院、天津市医疗器械审评查验中心、橙心数字疗法（天津）有限公司、天津市软件测评中心共同参与起草，旨在规范吸入治疗监测与优化软件系统的实施框架、功能和技术要点等，同时为未来整个呼吸健康行业的技术发展提供标准支撑，是国内首个数字疗法在呼吸健康领域的团体标准，弥补了我国在该领域的空白，将对行业产业的健康发展起到规范指导作用。

二、数字疗法对于卫生健康新质生产力的重要意义

以满足需求为核心的生产力发展是社会进步的基石。在卫生健康领域，新质生产力的发展以科技创新为动力，它不仅为疾病的诊疗和健康问题的干预提供了新的工具和方法，还对整个卫生健康体系进行了重塑，催生了新的服务模式。此外，新质生产力还能为解决长期制约卫生健康发展的难题提供创新的解决方案，对于推动卫生健康现代化和构建人类卫生健康共同体具有重大的战略意义。特别是在数字疗法领域，主要表现在以下方面。

一是推动疾病创新治疗与干预，为健康中国建设提供支撑。数字疗法在慢性病管理和疾病治疗中具有重要作用，尤其是在应对疾病谱变化、提升慢性病治疗效率方面。随着我国慢性病负担日益增加，传统医疗体系在应对慢性病患者的个性化治疗需求时显得力不从心。数字疗法利用智能健康设备、移动应用、人工智能等技术，能够实现疾病的实时监测、精准干预和个性化治疗方案的制定。这种全新的治疗模式突破了传统医疗资源的局限，能够为患者提供更为便捷、高效的健康管理服务，从而为健康中国建设提供强有力的支撑。

二是创新卫生健康要素配置，提高服务可及性。数字疗法不仅在治疗效果上带来创新，还可通过创新性的卫生健康要素配置显著提升服务的可及性。尤其在精神心理健康领域，我国面临着极大的供给不足问题，传统模式下缺乏足够的专业医生和资源。数字疗法能够通过在线咨询、虚拟治疗等方式，解决这一供给缺口，实现心理健康干预的普及。患者可以通过数字平台，随时获取心理健康支持，而医生也能利用数字工具提高诊疗效率，突破地域限制，极大提升医疗服务的覆盖面和可及性。

三是优化劳动力要素组合，提升劳动效率。数字疗法不仅是创新治疗手段，更是优化劳动力要素配置的重要工具。在基层医疗机构，数字疗法能够赋能医生和健康管理人员，通过数字化工具进行远程监控、实时跟踪患者健康状况，从而提升诊疗效率。这种技术与人力资源的高效结合，使得医疗人员能够专注于复杂病例的处理，将日常的监测和干预交给数字疗法平台，从而提高整体劳动生产率和医疗服务的效率，为解决医疗资源不足和效率低下的问题提供了创新的解决路径。

四是降低医疗卫生成本，提高卫生健康体系的可持续性。数字疗法的应用具

有显著的成本效益，能够通过减少面对面诊疗、缩短患者住院时间、优化药物使用等方式，有效降低医疗总费用。其高效性和可复制性使得医疗服务能够以较低成本覆盖更广泛的人群，尤其是在资源匮乏的地区或乡村医疗机构，数字疗法能够提供低成本的高质量服务。此外，数字疗法可以利用大数据和人工智能技术进行健康风险预测和早期干预，从而减少慢性病患者的长期治疗费用，进一步提高卫生健康体系的可持续性。

五是推动卫生健康事业和产业高质量协同发展。数字疗法作为数字健康的重要组成部分，不仅推动了卫生健康事业的发展，还促进了健康产业的创新与升级。通过数字技术赋能基层医疗机构和医生，数字疗法能够帮助医疗体系迅速提升服务能力，尤其是在疾病的早期诊断、慢性病管理和个性化治疗等方面具有独特优势。与此同时，数字疗法的广泛应用推动了相关产业的技术创新，如智能硬件、健康数据平台、远程医疗服务等，为健康产业的高质量协同发展注入了新的动力。它既为健康事业提供了高效的治疗工具，又推动了整个行业的技术进步和产业升级。

六是汇聚全球资源，推动人类卫生健康共同体建设。数字疗法的跨国应用潜力为人类卫生健康共同体的建设提供了新的思路和方法。通过数字疗法平台，发展中国家和资源不足地区可以在较低成本的情况下，获得先进的健康管理和治疗服务，绕过传统医疗模式的高成本限制。这种模式的普及不仅能提升全球卫生健康水平，还能为全球卫生事业带来更多的创新合作机会，推动全球资源的共享和优化配置。数字疗法将成为构建全球健康共同体的重要工具，提升全球卫生健康发展道路的包容性与创新力，推动国际卫生合作与交流，形成以科技创新为核心的全球健康治理新模式。

参考文献

［1］张毓辉. 发展新质生产力助力健康体系转型升级［J］. 中国卫生，2024（8）：34-35.
［2］张毓辉. 打通束缚新质生产力发展的卡点堵点［J］. 中国卫生，2024（5）：31-34.
［3］杨吉江，雷毅，武文杰，等. 数字疗法发展与应用综述研究［J］. 中国卫生信息管理杂志，2022，19（2）：211-216.
［4］徐东紫，严舒，张婷，等. 国内外数字疗法产品监管政策与产品应用进展［J］. 中国医疗设备，2024，39（10）：28-33.
［5］YAO H, LIAO Z, ZHANG X, et al. A comprehensive survey of the clinical trial Landscape on digital therapeutics［J］. Heliyon，2024，10（16）：e36115.

第十六章

海南省：中国数字疗法的先驱示范

海南省是我国全面深化改革开放试验区、国家生态文明试验区、国际旅游消费中心、国家重大战略服务保障区，海南省"三区一中心"的战略定位是其积极发展新一代信息技术产业和数字经济、数字服务贸易和现代服务业的基础。因此，要着力构建具有海南特色和优势的现代化产业体系，促进科技创新和产业创新深度融合，推动现代服务业和高新技术产业等主导产业补链延链、优化升级，加大核心技术攻关力度，加强科技成果转化，因地制宜发展新质生产力。生命科学与健康领域的科技创新是我国卫生健康事业发展的源动力，卫生健康新质生产力的发展，将有助于造福民生，提升人口素质，并从根本上提高国家生产力水平。

数字疗法是生命科学和信息技术等创新最为活跃的领域交汇区，是以健康数据为生产资料，以互联网、移动互联网、物联网等为平台，以人工智能、大数据、生物传感、即时检验、虚拟现实等为关键技术，其带来了医疗健康领域的技术服务变革，是一种新型的生产工具；除此之外，数字疗法是基于临床循证的治疗干预性工具，可在一定程度上节约卫生人力，推动劳动要素优化跃升，为破解诸多长期制约卫生发展的难题提供新方法。数字疗法是医疗健康新质生产力的典型代表。当前，我国慢性病患病人群基数巨大，且慢性病大多与生活方式等因素有关，慢性病的管理需要统筹影响健康的广泛因素，这一要求事实上超越了原有的医疗服务模式，客观上需要创新发展新质服务，紧密依托新一代技术，形成健康服务全周期、全人群、全方位的新格局。

数字疗法兴起于欧美国家，在中国，数字疗法自2020年开始受到关注，北京、上海、湖南、浙江等地均有机构开展数字疗法应用探索，但总体来看，海南在诸多省份中拔得头筹，其数字疗法的政策环境、产业创新均处于国内领先水平，是我国数字疗法的高地，也是中国数字疗法的先驱。

一、海南省发展数字疗法的政策和资源优势

海南自由贸易港具有独特的地位和优势,为数字疗法在中国的推广落地提供了广阔天地。海南省充分发挥了其自贸港政策和制度集成创新优势,形成了支持数字疗法发展的产业生态,并与博鳌乐城国际医疗旅游先行区和海南生态软件园等的政策优势、产业基础、重点平台聚合叠加,能够很快形成数字疗法的产业集群。海南自由贸易港的建设,使其成为国内数字疗法"走出去"及国际领先的数字疗法企业"走进来"的天然交汇地,能够吸引全球最创新的要素资源。海南省出台的一系列对标国际最优经贸规则的政策将会吸引众多国外数字疗法企业,同时,国外企业若要触达14亿人的市场,在海南省进行探索落地和模式验证也是最优的选择。对于国内数字疗法企业,海南省"全球数字疗法创新岛"的定位,以及海南省政府对于大力发展数字疗法产业的决心,无疑给了国内众多数字疗法企业巨大的信心。

除此之外,海南省是我国互联网医院的聚集地,近年来我国互联网医院的发展也遇到了瓶颈,其业态相对单一,产业集群急需从互联网处方、药品销售为主的运营模式转向以"健康干预为核心"的业态实质化、内涵化的方向发展。数字疗法"以软件为驱动",天然与互联网医院的生产和提供形式契合,因此,在海南省的政策引导下,很多互联网医院转型到数字疗法的创新研发,为数字疗法的发展提供了初始动力源。

二、海南省发展数字疗法的"五步走"

(一)政府决心,政策保障

2022年1月底,海南省卫生健康委员会发布《海南省数字健康"十四五"发展规划》,其中将"探索数字疗法先行试用"列为海南省"十四五"数字健康发展的主要任务之一。数字疗法首次被列入省级规划,引起了行业广泛关注,形成"旗帜"示范效应,也是海南省开始启动大力发展数字疗法的标志性文件。至今,海南省已发布多项与数字疗法发展建设相关的政策文件,见图16-1。

2022年10月,海南省政府办公厅进一步印发了《海南省加快推进数字疗法产业发展的若干措施》(以下简称《若干措施》),围绕数字疗法临床科研示范基地建设、产品注册审批、产品推广应用、支付方式探索、宣传与产业集群建设、规范发展与保障六部分及二十一条措施对数字疗法产业发展进行全方位支持。六

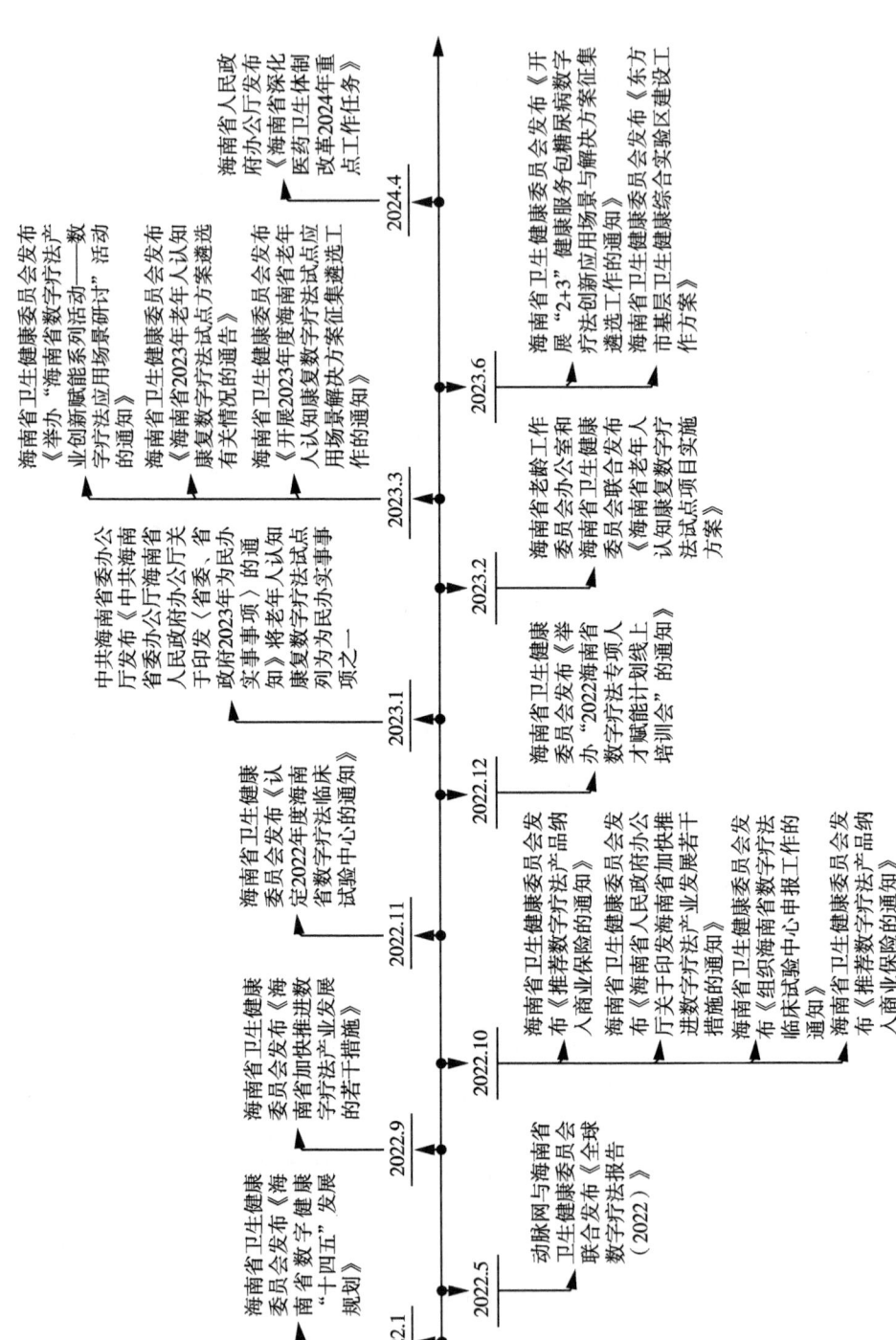

图16-1 海南省出台支持数字疗法发展的政策文件

部分内容具体如下。一是建设全国领先的数字疗法临床科研示范基地。从建设数字疗法临床试验中心、支持技术攻关与临床转化、搭建公共服务和管理平台等方面，打造优良的数字疗法科研环境和服务支撑体系。二是加快数字疗法产品注册审批。通过制定数字疗法产品分类监管和注册审批指导文件、设立产品注册辅导专项通道、建立绿色审批通道、探索数字疗法备案制、鼓励真实世界数据应用等方式，实现数字疗法产品快速注册审批。三是积极推广数字疗法产品应用。通过建设数字疗法应用推广基地、推进数字疗法与互联网医院融合发展、建设数字疗法应用示范区域、鼓励社会各方面加大数字疗法产品应用等，来全方位推广应用数字疗法产品。四是鼓励探索多种支付方式。从商保创新、定价收费、医保支付等方面进行探索，包括鼓励探索"数字疗法＋商业保险"产品创新，探索数字疗法价格形成机制和医保支付模式等，为数字疗法的推广应用提供支付保障。五是加强数字疗法宣传和产业集群建设。通过实施全产业链精准招商，积极引入海内外优秀数字疗法创新企业，策划举办世界数字疗法大会，打造海南"世界数字疗法创新岛"品牌等，推动数字疗法产业在海南集聚。六是规范发展与其他保障措施。通过制定行业标准、强化数据安全监管、加强数据资源利用、加强人才保障、发挥自贸港产业基金作用等方面，多措并举，为数字疗法产业高质量发展保驾护航。

同时，《若干措施》明确了"将数字疗法打造成海南健康产业高质量发展的'新引擎'"的目标，通过2～3年的努力将海南省建设成为全球数字疗法创新岛、创新资源集聚区和产业高地。海南省政府成立了由分管省领导任组长的数字疗法产业工作专班，成员包括相关厅局、院校、园区等17个单位。《若干措施》的颁布将数字疗法产业发展放在了海南省发展战略地位，是目前国内先行的省级行政区，海南省对发展数字疗法的支持是其成为全国先行区的重要原因。

（二）集群产业，创新研发

截至2024年10月，已有69家企业在海南省落地，各企业治疗领域主要聚焦在慢性病管理（30%）、精神行为与认知障碍（26%）和康复（9%）领域，其地理位置主要分布在海南生态软件园、海口国家高新区、海口复兴城互联网信息产业园和乐城国际医疗旅游先行区等地，见图16-2、图16-3。

（三）绿色通道，特别审批

海南省药品监督管理局将数字疗法产品纳入第二类医疗器械优先审批通道，海南省医疗器械审评服务中心对注册申请依据接收时间予以单独排队、优先审评，审评时限由35个工作日压缩至30个工作日。海南省药品监督管理局响应政

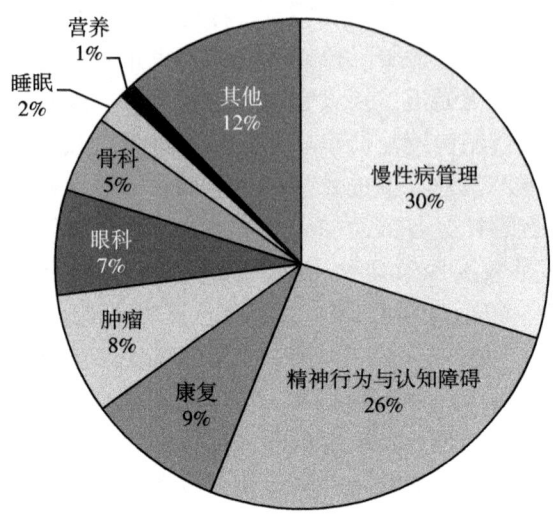

图16-2 海南省数字疗法入驻企业适应证分布

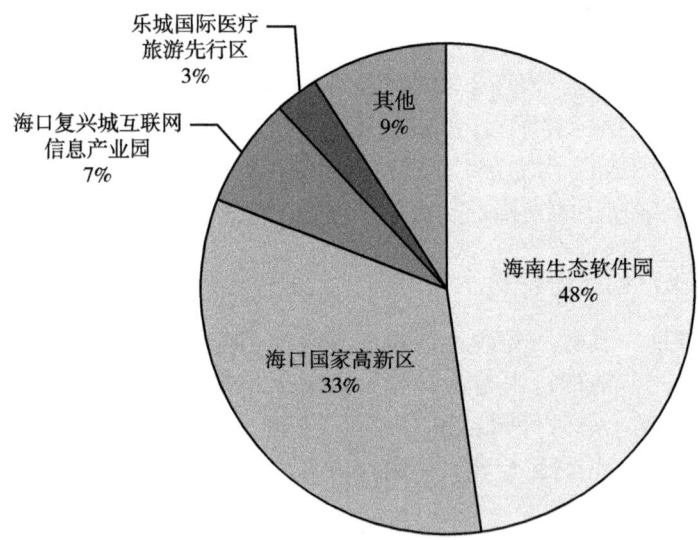

图16-3 数字疗法企业入驻海南省园区分布

策号召，在数字疗法产业新赛道中持续深化监管制度创新，优化提升政务服务水平，先后出台一系列支持数字疗法产业发展的专项政策文件，支持数字疗法产业高质量发展。结合数字疗法产业发展实际，为企业定制专属产业扶持政策包，对数字疗法产品的注册申报予以单独排队、随到随审，同时增设数字疗法产品专项咨询辅导通道，实行"一对一"帮扶，为数字疗法产品研发、验证检验、审评审批等阶段提供全链条服务。

2022年10月海南省药品监督管理局开设了数字疗法专栏，公开与"数字疗法"医疗器械相关的政策法规、指导文件、国家及行业标准等相关信息，海南省药品和医疗器械审评服务中心安排专人对接"数字疗法"医疗器械技术咨询工作。同月，海南省药品和医疗器械审评服务中心发布了《关于增设"数字疗法"类第二类医疗器械专项咨询通道的通知》，设立咨询专项通道，通过邮件咨询、电话咨询、现场咨询等多种沟通交流方式精准帮扶数字疗法医疗器械企业，并安排专人对接数字疗法医疗器械技术咨询工作。2023年5月5日，海南省药品和医疗器械审评服务中心发布《海南省药品和医疗器械审评服务中心关于"数字疗法"软件类医疗器械分类界定汇总意见的通知》，汇总了针对"数字疗法"软件类医疗器械分类界定的汇总意见，以指导省内申请人/注册人合理立项、准备申报资料，并于同月19日更新。而后海南省药品监督管理局多次发布关于"数字疗法"产品分类界定共性问题的解答，并于2023年8月发布《关于征求〈康复类数字疗法软件产品分类界定指导原则（征求意见稿）〉意见的通知》，并于2023年12月发布《2023年"数字疗法"产品相关分类界定结果汇总》。截至2024年6月13日，海南省已有5款数字疗法产品获批上市。

（四）开放场景，临床试验

如何验证数字疗法治疗和管理疾病的效果，对于数字疗法的推广应用非常重要。海南省在支持数字疗法创新、引进数字疗法产业的同时，为数字疗法和患者搭建了桥梁，提供了数字疗法产品的使用场景和临床机会。2022年10月，海南省卫生健康委员会印发《关于组织海南省数字疗法临床试验中心申报工作的通知》，组织全省医疗机构及各有关单位申报数字疗法临床试验中心。经过评审、公示、立项，最终公布了20个数字疗法临床试验中心项目，涵盖了慢性病管理、康复、肿瘤、睡眠、骨科、精神行为与认知障碍、眼科、营养等领域。临床试验中心的建立目的在于进一步验证数字疗法的有效性，为进一步探索数字疗法的实际应用效果和审批监管路径奠定了基础，表16-1为不同临床试验中心开展的数字疗法课题方向。

表16-1 海南省不同临床试验中心开展的数字疗法课题方向一览

序号	单位	中心	立项数字疗法相关课题
1	海南省人民医院	肿瘤	面向肿瘤疾病的数字疗法临床研究能力与服务协同网络建设研究
		慢性病管理	数字化3D技术在卵巢癌术前评估中的应用研究
		骨科	基于智能互联网的远程居家康复在肩袖损伤术后患者中的应用研究
		睡眠	基于柔性可穿戴电子的老年高血压人群的血压连续追踪监测
2	海南医学院第二附属医院	睡眠数字临床诊疗中心	数字疗法在轻度认知障碍患者居家康复中的应用与评
		慢性病管理	基于人工智能及物联网技术在慢性阻塞性肺疾病管理及急性加重预测的临床应用
3	海南省眼科医院	眼科数字疗法临床试验中心	海南省人工智能近视防控数字诊疗体系建设
			基于多模态数据的圆锥角膜AI诊断筛查平台的研发及应用
			基于眼生物大数据的近视防控体系建设
			基于眼部影像智能诊断黄疸的人工智能技术研发
4	海南医学院第一附属医院	慢性病管理数字疗法中心	基于数字疗法的中年人睡眠质量测评工具及O2O健康管理路径研究
			基于数字疗法的"三高"人群院内外健康管理路径研究
			数字疗法联合鹧鸪茶对肥胖合并高脂血症的干预研究
		骨科数字疗法中心	基于人工智能2D/3D配准及规划的3D打印个性化前交叉韧带导板的研发与应用
			3D打印复合水凝胶人工软骨支架及其组织工程学研究
5	上海交通大学医学院附属瑞金医院海南医院（海南博鳌研究型医院）	博鳌乐城数字疗法临床研究与转化中心	—
6	海南省妇女儿童医学中心	精神、认知和行为障碍	
		营养方向	基于手机App的新生儿高胆红素血症早期筛查机制及效果评价研究

第十六章　海南省：中国数字疗法的先驱示范

续表

序号	单位	中心	立项数字疗法相关课题
7	海口市人民医院	海南省康复医学数字疗法试验中心	基于脑机交互与肌电控制的高自由度手部外骨骼康复机器人系统
8	海南省肿瘤医院	肿瘤	—
9	三亚中心医院	睡眠医学	基于互联网的阻塞性睡眠呼吸暂停低通气综合征_x005f的家庭远程诊疗模式的建立与应用研究
		神经内科	联合数字疗法综合干预昼夜节律影响认知障碍的作用及机制
10	海南省安宁医院	精神疾病慢性病管理	—
11	海口市骨科与糖尿病医院	慢性病管理	—
		脊柱侧弯筛查中心	AI脊柱侧弯三维人体扫描仪：利用背部图像进行脊柱侧弯的智慧辅助诊断方法

（五）公益先行，培育示范

1. 老年人认知康复数字疗法的试点与应用　2023年，海南省委和省政府将"老年人认知康复数字疗法试点"纳为民办实事事项，依托这一政府工程，开展老年人认知康复数字疗法试点。该公益性项目遵照"自愿、同意、免费"的原则，为60岁以上老年人提供认知障碍筛查服务，并对部分筛查出有认知下降或认知损伤的老年人，提供基于数字疗法的免费康复服务。海南省人民医院作为慢性病数字疗法临床试验中心，是该项目的承担方。2023年7月，海南省人民医院负责部署的全省认知康复数字疗法信息服务平台在"海易办"平台上线，依托"海易办"平台和上谷医生App开展老年人自筛查服务，实现全省老年人在平等、自愿基础上应筛尽筛，进一步提高筛查覆盖人群，推进海南省老年人脑健康数据库建设。对筛查出认知障碍的老年人，海南省通过在部分医疗卫生机构购买服务的方式，投入专业的筛查工具和数字疗法设施，为2022年认知障碍筛查试点中发现的认知下降或认知损伤人群，提供随访和数字疗法康复服务。

2. "2＋3"健康服务包糖尿病数字疗法创新应用　在糖尿病防治过程中，多存在治疗依从性差、生活方式干预措施缺乏、患者管理服务不足、基层健康管理和服务能力弱等难题。对此，海南省政府高度重视，实施"2＋3"（高血压、糖尿病＋结核病、肝炎、严重精神障碍）健康服务包工作。2023年6月，海南省卫生健康委发布了《"2+3"健康服务包糖尿病数字疗法创新应用场景与解决方案征集遴选工作的通知》，最终上海智众医疗科技有限公司、苏州医朵云信息科技有限公司、天津微医数字医院有限公司、医渡云（海南）科技有限公司这4家创新主体申报的解决方案纳入入选名单，4家公司在海口、东方、陵水和保亭4个市县开展糖尿病数字疗法试点项目，为糖尿病为主的代谢疾病患者提供全周期健康管理和治疗控制服务。

此次试点工作启动意味着中国首个省级糖尿病数字疗法项目的正式落地，也标志着海南省糖尿病数字疗法工作进入了加速推进的新阶段。医渡云（海南）科技有限公司面向国内市场开发的糖尿病数字疗法产品已经获得了海南省药品监督管理局颁发的《中华人民共和国医疗器械注册证》，其以糖尿病数字疗法为基础的糖尿病数字疗法产品也已通过FDA审批。通过政府付费购买数字疗法服务，统筹疾病防治医疗与非医疗因素、院内和院外场景，快速赋能基层，服务包的使用也意味着数字疗法在基层医疗服务精准治理方面具有可能性。

3. 儿童孤独症数字疗法的试点与应用　2022年6月，"孤独症谱系障碍信息处理系统"获得了中国孤独症领域第一张医疗器械注册证。2022年12月，海南省妇女儿童医学中心孤独症数字疗法中心引进了由ALSOLIFE与北京大学第六医院合作研发的人工智能辅助诊断系统，合作共建了儿童精神疾病数字疗法成果示范基地，并通过专科医联体的方式在多个市县推广应用。2023年1月起，孤独症数字疗法产品开始应用于相关科室的日常康复训练工作。目前，海南省已有1400余名儿童注册使用数字疗法认知康复训练系统。海南省妇女儿童医学中心构建的医联体孤独症数字疗法体系，通过数字筛查转诊方式，扩大孤独症儿童筛查范围；使用数字个训体系，提高康复保障水平，提高孤独症儿童康复的可及性，降低孤独症家庭康复难度，更好地满足孤独症儿童的诊疗需求。ALSOLIFE既往关于康复效果的临床研究显示，每天采用人工康复，对照组的总发展能力平均提升19.6%，而人工康复＋数字康复组的总发展能力平均提升24.2%，提升效果显著。

三、数字疗法发展的"海南模式"与成功经验

（一）政府引导："出政策、搭平台、重民生"

海南省政府在大力发展数字疗法方面的经验做法，可总结为9个字——"出政策、搭平台、重民生"。海南省作为全球数字疗法创新岛，率先将数字疗法列入省级规划、探索对数字疗法的先行试用，并推出了系列数字疗法产业全周期支持政策；在给出政策之后，海南省的另一个做法是"搭平台"，即为数字疗法的

应用搭建应用场景，为企业提供试验平台，目前海南省已正式挂牌了20个数字疗法临床试验中心。海南省卫生健康委员会明确要求了各数字疗法试验中心要以提升疾病诊治水平为核心目标，依托数字疗法技术，打通医学临床研究到产品转化的通路，各个试验中心必须实现至少一款数字疗法产品的备案，以此推动数字疗法行业的快速发展与临床应用落地。

《中共海南省委办公厅海南省人民政府办公厅关于印发〈省委、省政府2023年为民办实事事项〉的通知》将老年人认知康复数字疗法试点列为为民办实事事项之一，按照"自愿、同意、免费"原则，为常住人口中60岁以上老年人提供认知障碍筛查。此外，孤独症谱系障碍儿童数字疗法干预、脊柱侧弯筛查与治疗数字疗法也被逐步纳入海南省民生实事项目。数字疗法技术的加持，极大提高了海南省疾病筛查效率和治疗依从性，对于提升基层医防融合能力、提高公众健康水平具有重要意义。

（二）"走出去"与"请进来"

海南省通过积极"走出去"的策略，参加海内外有关数字疗法的组织、论坛，促进多方合作，汲取国际经验，同时广泛推介经验，在国内乃至国际上展示了海南省数字疗法的发展模式，为我国其他地区发展数字疗法提供了宝贵的实践经验。海南省多个数字疗法项目已成为行业内的典范，例如，儿童孤独症数字疗法项目自成立以来，入选人民网"2023健康中国创新实践案例"。参加第一届全国数字健康创新应用大赛，获得人工智能主题赛道三等奖，得到海南日报、中华网等多家媒体宣传，孤独症数字疗法也切实造福了几千名孤独症患儿家庭。

除了"走出去"汲取经验、广泛交流以外，海南省通过主动"请进来"的方式，以自贸港重点产业园区为落地平台，吸引了诸多医药互联网企业落地海南省，开展数字疗法的产品研发或应用，打造了中国最大的数字疗法产业集群。《海南省数字健康体系与数字健康经济高质量发展三年攻坚行动计划（2024—2026年）》提到，海南省力求到2026年底基本形成全国领先的全方位全周期数字健康体系，惠民、助医、辅政、兴业等领域创新场景丰富活跃，数字健康产业形成集聚，通过在省内举办及参与招商推介活动，推动企业来洽谈合作。当前，已有48%的数字疗法企业落地海南生态软件园，其通过布局数字经济细分赛道，探索发展新模式，打造基于数据驱动的线上线下一体化产业聚合运营平台，形成了一系列数字产业发展成果。其依托区块链、大数据、人工智能等数字技术，重点发展数字健康、数字内容、平台经济3个产业集群。园区汇聚了医药电商、药械流通、数字医疗企业近2000家，国内头部互联网医院80家，医药工业企业超100家，已成为国内健康产业发展新高地。

（三）充分研讨，形成共识

近年来，由海南省卫生行政部门主持召开了一系列数字疗法国际、国内会议。其中具有标志性的是于2022年3月开展的"海南数字疗法政策研讨创新周"活动，由海南省卫生健康委员会在海口组织举办，讨论主题包括数字疗法院内临床试验、数字疗法软件类医疗器械审批、数字疗法与医保支付、大数据网络安全、商保支付、海外企业落地等。此次活动形成了一系列意见和建议，对加快构建数字疗法支撑政策体系、推动形成数字疗法产业海南先发优势起到了积极推动作用，为后续出台切实可行的政策打下了良好基础。

另外一个具有代表性的活动是"世界数字疗法大会"，该大会已成为具有国内外重要影响力的学术论坛。2023年8月24—26日，"2023年世界数字疗法大会"在海口举办，会议集全球数字疗法前沿动态、政策解读、学术交流、产业合作、创新展示为一体，设立"未来健康体系与人类卫生健康共同体""数字疗法与肿瘤""数字疗法与慢病管理""数字疗法与脑科学与认知神经科学""数字疗法与全球创新产业生态"五大主论坛，共商共建共享全球数字疗法的发展方向、前沿趋势和合作机遇，最终形成了《数字疗法海南倡议（2023）》。

四、海南省数字疗法发展面临的问题与挑战

（一）数字疗法产品的科技含量与精准度有待进一步提升

目前数字疗法产品按照二类医疗器械注册审批，但数字疗法与传统医疗器械的性质、使用范围、场景还是有较大差异，其产品临床试验的标准与一般药械不同，例如难以设立盲法，这增加了临床试验的难度和不确定性，因此传统二类器械的审核和年检要求无法完全适应数字疗法产品的特性。尽管海南省药品监督管理部门为此做了很大努力，例如设立了专门的咨询通道，并对数字疗法企业给予专业指导，依托"省部联动"制度集成创新机制，海南省与国家卫生健康委员会、国家药品监督管理局、国家医疗保障局联动，优化注册审批流程，提升数字疗法产品审评效率。但目前仍然缺乏一个清晰、详细、全面的注册流程指导文件出台，数字疗法产品临床试验的标准也尚未明确，导致企业在产品分类和上报国家局进行分类确认时面临诸多困难，进一步延长了产品的上市时间，也在一定程度上制约了企业的研发动力。

（二）支付问题

在数字疗法的支付问题上，海南省做出了很多尝试和努力。2022年10月海南省卫生健康委员会发布《关于推荐数字疗法产品纳入商业保险的通知》，征集申报拟在省内纳入商业保险的数字疗法产品，从省内医疗机构及各数字疗法企业推荐的104款数字疗法产品中遴选了若干产品推荐给相关保险公司，研究纳入相关商业保险。在基层慢性病管理场景中，海南省探索出政府付费提高基本公共卫生服务效率的方式。在医院场景使用数字疗法产品时，探索出医院和数字疗法企业分成的方式，但患者端则一直需要自费使用数字疗法产品。总体来说，我国数字疗法作为一种新兴医疗手段，在公共保障和基本医疗保障的支付路径方面尚未有合适的选择。数字疗法产品在国内保险中不能报销的属性，也限制了其推广和应用，同时患者对数字化医疗产品的信任不够导致其付费意愿不强烈，数字化产品的特性也使其定价和收费机制不够明确，因此解决支付和报销问题也是推广数字疗法的一大难点。

（三）公众和用户培育

数字疗法的定位是"治疗和管理"疾病，这与传统的数字健康软件完全不同。当前患者普遍不能理解"数字疗法产品"的用途，认知度和接受度较低，患者不认可数字疗法是一种可以治疗和管理的疾病的医疗手段，自然使用意愿和付费意愿很低。与之相应的，数字疗法产品教育和推广资源的匮乏也是一大障碍，很明显数字疗法能够提升医疗资源匮乏、医疗质量较差地区的医疗服务水平，但这类地区的教育资源、网络资源往往更有局限性，导致公众和用户培育存在重重阻碍，限制了数字疗法的普及。

经济因素也是制约数字疗法推广的重要因素之一。由于数字疗法推广成本高但回报不明确，许多企业推进速度慢，市场教育资源投入不足，间接导致医生和患者对数字疗法的理解也不足，存在误解和不信任。医生是患者选择治疗方式的关键意见领袖，没有强有力证据证明数字疗法的有效性和可靠性，医生很难向患者推荐有风险的数字疗法。而对于医院内患者来说，收费和激励机制问题亟待解决，数字疗法尚未进入医院的收费目录，也未纳入医保范畴，导致许多潜在用户认为费用过高，性价比不够，从而降低了用户的接受度和付费意愿。

法律法规和政策支持方面的缺失也是数字疗法在公众和用户培育中面临的一大挑战。相关法律保障机制和政策引导的缺乏，使得数字疗法在市场上难以得到广泛认可和应用。这不仅影响了数字疗法在医疗领域的创新和应用，还限制了其推广和发展。

五、完善海南省数字疗法发展路径的建议

数字疗法的临床试验结果对于评估其疗效和安全性至关重要。在数字疗法产品的注册和审批过程中，仍需要加强对临床试验结果的验收和审核，确保其真实、可靠和有效。建议海南省可率先制定详细的数字疗法临床试验标准，加强对临床试验结果的弹性、动态审核和评估，确保产品的真实性和可靠性，建立长期跟踪和评估机制，及时发现和处理潜在的安全风险和疗效问题。总的来说，推动数字疗法产品注册和审批时，各方需要同时持有开放、审慎和客观的态度，在支持鼓励创新的同时，不断完善和优化注册审批流程，确保数字疗法产品的安全性和有效性，为患者提供高质量的医疗服务。此外，数字疗法的支付问题是制约其当前发展的瓶颈，建议卫生、医保部门尽快制定医疗数字化产品的定价机制，推进高质量数字疗法产品纳入医保，让越来越多的患者享受科技创新带来的健康福祉。

参考文献

[1] 海南省卫生健康委员会.《海南省加快推进数字疗法产业发展的若干措施》政策解读新闻发布会［EB/OL］.（2022-10-17）[2025-01-14]. https://wst.hainan.gov.cn/swjw/jdhy/xwfbh/202210/t20221017_3286085.html.

[2] 海南省药品和医疗器械审评服务中心. 数字疗法专栏［EB/OL］.（2023-12-22）[2025-01-14]. https://amr.hainan.gov.cn/himpa/HICDME/ztzl/szyl/.

[3] 海南省卫生健康委员会. 海南省卫生健康委员会关于举办"海南省数字疗法产业创新赋能系列活动——数字疗法应用场景研讨"活动的通知［EB/OL］.（2023-03-07）[2025-01-14]. https://wst.hainan.gov.cn/swjw/xxgk/0200/0202/202303/t20230307_3372854.html.

[4] 海南省卫生健康委员会. "2024数字疗法大会"在海口举办［EB/OL］.（2024-09-03）[2025-01-14]. https://wst.hainan.gov.cn/swjw/ywdt/tpxw/202409/t20240903_3726180.html.

[5] 海南省卫生健康委员会. 海南省卫生健康委举办"海南省数字疗法产业创新赋能系列活动——数字疗法应用场景研讨"加快推进数字疗法创新应用［EB/OL］.（2023-03-14）[2025-01-14]. https://wst.hainan.gov.cn/swjw/ywdt/tpxw/202303/t20230314_3377484.html.

[6] 海南省卫生健康委员会.《数字疗法全球报告（2022）》发布，近十万字最全记录行业探索［EB/OL］.（2022-08-01）[2025-01-14]. https://wst.hainan.gov.cn/swjw/ywdt/zwdt/202208/t20220801_3240329.html.

[7] 海南省卫生健康委员会.《海南省加快推进数字疗法产业发展的若干措施》政策解读新闻发布会［EB/OL］.（2022-10-17）[2025-01-14]. https://wst.hainan.gov.cn/swjw/ywdt/tpxw/202210/t20221017_3286079.html.

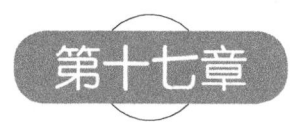

数字疗法的国内外展望

在科技与医学深度融合的当下，数字疗法正逐步从理论走向实践，成为全球医疗健康领域的一股革新力量。过往章节从数字疗法的定义内涵开启，全面系统梳理了数字疗法的产业发展现状、注册审批制度及其临床试验的发展、产品的价值评估方法，深入探讨了数字疗法在不同疾病中的管理与应用效果，总结分析了数字疗法的中国实践经验。本章作为本书的末尾部分，将视角聚焦于数字疗法在全球范围内的最新进展、面临的挑战，对比国内外数字疗法的发展环境，并提出对中国数字疗法发展的启示，是对未来医疗健康趋势的一次前瞻探索。

一、数字疗法全球发展趋势

（一）市场持续规模扩大

近年来，数字疗法市场在全球范围内迅速扩展。麦肯锡2020年的一份研究报告指出，数字疗法市场的投资金额在过去十年中以年均40%以上的速度持续增长。2016—2020年，全球数字疗法的融资金额共达118.37亿美元，显示出市场对该新兴领域的巨大投资兴趣。此外，根据Strategic Market Research的数据，2021年全球数字疗法市场规模为30.2亿美元，预计到2030年将增长至352.6亿美元，这反映了市场对数字疗法产品的强劲需求和广泛接受度。

这一增长趋势主要归因于全球老龄化人口增加、疾病谱转变、互联网和智能设备普及、技术创新和医疗成本提高。特别是在糖尿病、心血管疾病和中枢神经系统疾病等慢性病领域，数字疗法市场规模持续增长，如美国疾病预防控制中心（Centers for Disease Control and Prevention，CDC）报告显示，截至2020年，美国约有11.3%的成年人患有糖尿病、约有45.4%的成年人患有某种形式的心血管疾病（包括高血压、冠心病、脑卒中等），这为数字疗法提供了巨大的市场需求。

随着数字疗法在全球范围内的应用不断扩大，其市场前景十分广阔。未来，随着技术的进一步发展和应用场景的不断拓宽，数字疗法有望在更多的医疗领域发挥重要作用。尤其是在疾病预防和健康管理方面，数字疗法将成为一种重要的工具，帮助人们实现更好的健康管理和提高生活质量。

（二）数字健康技术不断革新

在现代医疗技术中，数字疗法利用算法和人工智能技术，通过精准的数据分析和个性化的治疗方案，不断为医疗效果赋能，见表17-1。算法和人工智能在数字疗法中的主要作用包括疾病预测、个性化治疗及临床试验优化。

表17-1 算法和人工智能为数字疗法赋能的逻辑步骤

步骤	描述
数据收集	收集患者的临床数据和人口统计数据，如血压、肾功能、血糖水平等
数据预处理	数据清洗（处理缺失值和异常值）；数据标准化和归一化（将数据转换为统一格式以便于后续分析）
特征提取	提取关键特征（从原始数据中提取与糖尿病相关的特征）；特征选择（使用算法筛选最重要的特征）
机器学习模型训练	选择算法（选择合适的机器学习算法，如XGBoost、LightGBM）；数据分割（将数据集分为训练集和测试集）；模型训练（在训练集上训练机器学习模型）
模型评估	性能评估（在测试集上评估模型性能，使用评价指标如准确率、召回率、F1得分）
风险预测	预测结果生成（使用优化后的模型进行风险预测，并生成预测结果）
结果解释与应用	结果解释（对预测结果进行解释，帮助临床医生理解和应用预测信息）；临床决策支持（将预测结果应用于临床决策支持系统，提供个性化的干预和治疗方案）

在疾病预测方面，算法通过机器学习和数据挖掘技术，能够分析患者的临床数据、生活方式和基因信息，生成准确的疾病预测模型，大大增强了预防医疗的效果。例如，Pan等开发了一种基于机器学习的2型糖尿病风险预测模型，该模型整合了多种数据源，如临床参数、人口统计信息和病史，通过使用极端梯度提升（eXtreme Gradient Boosting，XGBoost）和轻量级梯度提升机（Light Gradient Boosting Machine，LightGBM）等算法，提高了预测准确性和早期干预能力。

在个性化治疗方面，算法通过分析患者的健康数据和行为模式，制定个性化的治疗方案，相比传统的"一刀切"，能有效提高治疗效果和患者依从性。例如，Wang等开发的STEF对话代理，通过整合用户的心理状态和历史支持策略，提供个性化的支持性回复，有效帮助患者管理心理健康问题。

在临床试验优化方面，人工智能和算法在处理和分析医疗大数据方面展示了巨大的潜力。Kong等开发的糖尿病大数据处理系统,利用Hadoop分布式文件系统和Hadoop数据库进行数据存储和处理,结合数据挖掘算法进行缺失值处理和疾病预测。这一系统通过模块化设计,包括数据治理、分析、可视化和智能随访,显著提升了患者护理和疾病早期检测的效率。

(三) 应用领域不断拓宽

目前,数字疗法在国内外的应用领域正在不断拓展,已经投入使用的产品涵盖精神类疾病、神经系统疾病、呼吸系统疾病、内分泌疾病、心血管疾病、眼科疾病、皮肤疾病及消化系统疾病等,见表17-2、表17-3。其中,慢性病和精神类疾病的干预、管理和治疗是数字疗法的主要应用领域。

表17-2 国内数字疗法应用领域

应用领域	企业名称	产品名称	适应证
心理健康	腾讯	微心理	抑郁症、焦虑症、失眠
慢性病管理	阿里健康	阿里健康App	糖尿病、高血压、心脏病
康复治疗	华大基因	康复机器人	术后康复、运动损伤恢复
神经系统疾病	云知声	智能语音康复系统	阿尔茨海默病、帕金森病
肿瘤治疗辅助	平安好医生	好医生肿瘤管理	肿瘤患者的心理支持和康复
呼吸系统疾病	京东健康	呼吸健康管理系统	慢性阻塞性肺疾病、哮喘
儿童健康	讯飞医疗	讯飞儿童健康助手	孤独症、ADHD

表17-3 国际数字疗法应用领域

应用领域	国家	企业名称	产品	适应证
心理健康	美国	Pear Therapeutics	reSET	抑郁症、焦虑症、PTSD
慢性病管理	美国	Welldoc	BlueStar and BlueStar Rx	糖尿病
神经系统疾病	美国	Akili Interactive	EndeavorRx	阿尔茨海默病、帕金森病、癫痫
睡眠障碍	英国	Big Health	Sleepio	失眠、睡眠呼吸暂停综合征
肿瘤治疗辅助	芬兰	Kaiku Health	Kaiku Health Platform	肿瘤治疗相关症状管理、肿瘤患者心理支持

续表

应用领域	国家	企业名称	产品	适应证
代谢性疾病	美国	Livongo Health	Livongo for Diabetes	肥胖症、脂肪肝
呼吸系统疾病	美国	Propeller Health	Propeller	慢性阻塞性肺疾病、哮喘
儿童健康	美国	Cognoa	Canvas Dx	孤独症、ADHD、多动症

在慢性病方面，糖尿病、高血压、心血管疾病等在全球范围内发病率持续上升。传统治疗方法主要依赖药物和物理治疗，但往往难以完全根治，需要长期管理和监控。数字疗法通过提供个性化的治疗方案和实时监控，显著提高了患者的治疗依从性和生活质量。例如，Livongo和Welldoc等公司开发的糖尿病管理软件，可以通过数据分析和自动化监控，帮助患者实时调整治疗方案，从而有效控制血糖水平，减少并发症的发生。

在精神类疾病方面，传统药物治疗抑郁症、焦虑症、ADHD往往存在依从性低、不良反应大等问题。数字疗法通过CBT、VR等技术，为精神类疾病提供了新的治疗手段。例如，Pear Therapeutics公司的Somryst是首个获得FDA批准用于治疗失眠的数字疗法，通过算法驱动的失眠认知行为疗法，有效改善了患者的睡眠质量。Akili Interactive开发的EndeavorRx是一款基于游戏专为8～12岁儿童设计的ADHD数字疗法，并获得了FDA的认证。该游戏通过提高注意力和认知功能，显著改善了多动症儿童的症状。此外，Cognoa公司开发的孤独症筛查工具，通过分析家长提供的儿童行为数据和视频，使用机器学习方法，准确识别孤独症儿童，提高了早期诊断的准确性。

（四）革新传统医学服务模式

数字疗法通过应用程序、可穿戴设备和在线平台等技术手段，为患者提供个性化、即时和便捷的治疗服务，逐步改变了传统的医疗服务模式。主要表现在可及性、成本效益及患者参与度等方面。

在可及性方面，数字疗法拓展了传统治疗的时间和空间范围，使患者无须前往医疗机构即可获得治疗。特别是在偏远或医疗资源匮乏的地区，数字疗法提供了重要的医疗支持。例如，远程心脏监测设备和应用可以让患者在家中获得医生的实时监控和建议，数字疗法的医生端系统还可以帮助医生跟踪患者病情变化与自我管理的依从性。

在成本效益方面，数字疗法可以显著减少住院时间和频率，进而降低医疗成本。例如，一项针对慢性心力衰竭患者的研究表明，使用家庭康复的数字疗法管理系统,可以显著降低再住院率,平均医疗费用减少了30%。同时这项研究采用了马尔可夫模型来模拟心力衰竭患者的康复效果,结果显示数字疗法在降低医疗成本方面具有显著优势。

在患者参与度方面,相比传统治疗,数字疗法的实施干预主体由原来的医生转变为患者自身,并通过互动应用和游戏化设计,增加了患者的治疗参与度和满意度,使患者更愿意参与和坚持使用这些技术,从而提高了治疗效果。例如,在慢性病管理应用中通过设定每日目标、积分和奖励机制,激励患者坚持健康行为。

二、全球数字疗法共同面临的挑战

(一)全球化进程中数字疗法行业标准有待设立

数字疗法的全球推广面临一个主要障碍,即缺乏统一的行业标准和监管框架。不同国家和地区对数字疗法的监管政策存在显著差异。IMDRF提出了一些指导原则,但具体实施仍需各国政府的支持和协调。例如,美国FDA制定了数字健康产品的审批指南并设立了数字健康卓越中心(Digital Health Center of Excellence, DHCoE),以促进数字疗法产品的开发和应用。相比之下,EMA对数字疗法的审批流程和要求有所不同,这种标准的不一致性增加了企业进入新市场的时间和成本,导致跨国推广的复杂性增加。

由于数字疗法的核心是基于循证医学的干预措施,其有效性和安全性需要临床验证。缺乏统一的行业标准还可能导致产品质量参差不齐,影响患者的治疗效果和安全性。因此,行业标准的设立可以为企业提供明确的研发方向和技术规范,减少重复投入,促进资源优化配置,推动技术创新和产业升级。同时有助于简化市场准入流程,提高监管效率,促进全球市场的协调发展。

(二)验证产品长期效果需要更多证据

数字疗法作为一种新兴的治疗手段,其短期效果在多个临床试验中得到了验证,但其长期效果和安全性仍然需要更多的证据支持。长期效果的验证不仅涉及疗效的持续性,还包括患者的依从性、长期使用的安全性及对整体健康管理的影响。而现有的大多数研究主要集中在短期效果上,缺乏长期随访数据。例如,一项针对数字疗法在戒烟中的应用研究表明,尽管短期内戒烟效果显著,但缺乏长期的数据支持其持续有效性。同样,针对糖尿病管理的数字疗法,虽然短期内显示出良好的血糖控制效果,但长期随访的数据仍然不足。

数字疗法的长期效果不仅取决于治疗本身，还受到多个外部因素的影响，包括患者的生活方式、使用技术的熟练程度及技术设备的可用性。研究表明，老年患者由于对新技术的不熟悉，可能难以持续使用数字疗法，从而影响其长期效果。此外，社会经济地位较低的患者可能缺乏必要的设备或互联网连接，限制了数字疗法的广泛应用。

因此，为了验证数字疗法的长期效果，需要进行多中心、长时间随访的临床研究。这些研究不仅要涵盖不同的疾病类型，还应包括各种患者群体，以确保结果的普适性和可靠性。当前的挑战在于如何设计和实施这些复杂的研究，并获取足够的资金和资源支持。

（三）产品推广和跨界合作具有难度

在产品推广和跨界合作方面，数字疗法面临的挑战主要表现为市场认知度低、临床数据支撑不足、商业模式不成熟、多学科融合挑战等。

1. **市场认知度低** 数字疗法作为一种新兴的治疗手段，市场认知度相对较低。传统医疗方法已经深入人心，而数字疗法需要向医生、患者和整个医疗生态系统进行普及，阐释其原理、优势及使用方法。这需要大量的宣传和教育工作，但目前许多医护人员和患者对数字疗法的了解仍然不足。

2. **临床数据支撑不足** 尽管部分数字疗法产品已通过临床验证了其有效性，但大多数产品的临床数据仍不够充分。这不仅影响了医疗专业人员对其的接受度，还使得监管机构在审批过程中更加谨慎，从而延缓了产品的市场推广速度。特别是对于一些新兴的适应证，临床试验的样本量和持续时间都较短，缺乏长期安全性和有效性的证据。

3. **商业模式不成熟** 数字疗法的商业模式尚在探索阶段。目前，供给端和消费端之间的利益机制还不够明确，市场上普遍缺乏成熟的盈利模式。数字疗法产品的价格定位、支付方式、保险报销等问题需要进一步解决。此外，由于数字疗法产品具有快速迭代的属性，传统的商业模式难以完全适应其特点，导致推广过程中面临诸多不确定性。

4. **多学科融合挑战** 数字疗法的研发和应用涉及医学、软件工程、人工智能、数据科学等多个学科领域。跨学科的合作需要不同领域的专家共同参与，但不同学科之间的沟通和协作存在一定的难度。特别是医学与技术的融合，需要开发团队既懂医学原理，又具备软件开发和数据分析能力，这对人才的综合素质要求较高。

（四）数字疗法产品市场竞争激烈

近年来，随着数字疗法市场规模的显著提升和增长速度的加快，其市场竞争也逐渐激烈。主要表现在资本和投资的涌入、产品的同质化及法规与认证的影响等方面。

在资本和投资方面，麦肯锡的一份研究报告显示，2021年，数字疗法市场的投资规模达到了89亿美元，比前一年增长了134%。受医疗健康需求推动，风险投资公司和大企业纷纷投资于数字疗法初创公司，以期在快速增长的市场中占据一席之地。这些资金的涌入促进了技术创新和市场扩展，但同时也加剧了市场竞争。

在产品技术结构方面，随着越来越多的企业进入这一领域，同质化产品现象严重，主要表现在以下方面。

（1）基本功能的趋同：数字疗法产品普遍集中在慢性病管理和行为健康等领域，而这些产品在基本功能和服务上存在较大的相似性。

（2）技术架构相似：数字疗法产品通常依赖于相似的技术架构，如人工智能、机器学习（machine learning，ML）和大数据分析。虽然各公司在算法和数据分析模型上有所不同，但整体技术架构相似，这进一步加剧了产品的同质化。

（3）市场定位和目标用户重叠：大多数公司将市场定位在慢性病患者和需要行为健康干预的人群上，目标用户重叠度高。

（五）疾病应用的种类有待拓展

在疾病应用种类方面，Research and Markets的研究报告显示，2023年全球数字疗法产品主要应用疾病领域见表17-4。

表17-4　数字疗法疾病应用领域分布情况

疾病领域	占比	主要应用
精神健康问题（如焦虑、抑郁）	约40%	精神健康是数字疗法最大的应用领域，主要通过CBT和其他心理干预手段来管理和治疗这些疾病
代谢疾病（如糖尿病）	约20%	主要通过血糖监测和个性化饮食、运动指导来管理糖尿病
神经系统疾病（如帕金森病、阿尔茨海默病）	约15%	通过认知训练和远程监控设备来帮助患者管理症状
心血管疾病（如高血压、心力衰竭）	约10%	通过持续监测心率和血压，提供个性化的治疗方案
慢性疼痛	约10%	使用VR和行为干预技术来管理疼痛

尽管数字疗法在上述领域已取得显著进展，但其在以下疾病领域的应用仍有待拓展。

（1）肿瘤管理：数字疗法可以在癌症治疗后管理和生活质量改善方面发挥更大作用，例如通过患者监控和个性化康复计划。

（2）消化系统疾病：例如肠易激综合征和炎性肠病，通过症状跟踪和个性化饮食建议来管理这些疾病。

（3）罕见病：由于罕见病患者数量少，数字疗法可以通过个性化的远程医疗和数据监控提供有效的管理方案。

（4）呼吸系统疾病：例如哮喘和慢性阻塞性肺疾病，通过智能吸入器和远程监控来帮助患者管理呼吸状况。

在疾病循证证据方面，与传统药物类似，数字疗法产品也需要有明确的靶点和循证医学的支撑。数字疗法的靶点是指其通过数字化手段干预的特定生物标志物或生理机制。靶点明确的数字疗法可以更有针对性地干预疾病过程、帮助识别和减少潜在的不良反应，提高治疗的效果和安全性。其在不同疾病中的靶点见表17-5。

表17-5　数字疗法在不同疾病中的靶点

疾病	靶点	描述
糖尿病	HbA1c	HbA1c反映患者的血糖控制水平。数字疗法通过监测和管理HbA1c来减少并发症风险
抑郁症和焦虑症	神经递质（如多巴胺、5-羟色胺）	数字疗法通过认知行为疗法等手段靶向神经递质，调整情绪和行为
注意缺陷多动障碍	多巴胺	数字疗法通过游戏化训练和行为干预调节多巴胺水平，改善注意力和控制冲动
脑卒中康复	β淀粉样蛋白	数字疗法通过虚拟现实和游戏化训练靶向β淀粉样蛋白，帮助患者恢复功能
高血压	血压	数字疗法提供实时监测和管理，帮助患者维持正常血压水平
慢性阻塞性肺疾病	肺功能和血氧饱和度	数字疗法通过呼吸训练和健康管理改善肺功能，维持正常血氧水平

（六）技术安全性与隐私保护问题

数字疗法产品在使用的过程中，具有实时监测数据的特点，能够产生并积累大量数据,并为优化干预方案提供依据。因此在使用过程中,应当严格遵循技术安全性标准、实施个人信息保护及匿名化处理过程,确保用户隐私及数据安全。

技术安全性是指保护系统和数据免受未经授权的访问、篡改和破坏的能力。在数字疗法中,技术安全性尤其重要,因为它直接关系到患者数据的完整性和保密性,应至少确保以下3个方面的安全。

(1)数据加密和保护:数字疗法应用涉及大量敏感的健康数据,这些数据在传输和存储过程中容易受到攻击。必须使用强大的加密技术来确保数据在传输中的安全性,并在存储过程中保护其不受未授权访问。

(2)实时监测和响应:数字疗法应用需要能够实时监测患者的数据,以便及时发现和响应潜在的安全威胁。这需要构建强大的监控和响应系统,以确保系统的稳定和数据的安全。

(3)设备和软件的安全性:数字疗法通常依赖于各种设备和软件,这些设备和软件本身可能存在漏洞,容易成为攻击的目标。因此,必须定期进行安全性评估和更新,以防止已知和未知的安全威胁。

隐私保护是指确保个人数据不被未经授权的访问、使用或泄露,并尊重个人对其数据的控制权。在数字疗法中,隐私保护涉及多个方面,包括数据的收集、存储、使用和共享,应至少确保以下3个方面规范。

(1)数据最小化和匿名化:为了保护患者隐私,数字疗法应用应遵循数据最小化原则,即仅收集和处理必要的最少量数据。同时,使用数据匿名化和假名化技术,可以在使用数据的同时保护个人隐私。

(2)用户同意和透明度:在处理患者数据之前,必须获得用户的明确同意,并向用户提供透明的信息,告知其数据将如何被使用、存储和共享。用户应有权了解其数据的处理方式,并能够随时撤回同意、删除其个人数据。

(3)多方数据共享和跨境数据传输:数字疗法应用往往需要在多个实体间共享数据,例如医生、保险公司和技术提供商。这增加了数据泄露的风险。特别是跨境数据传输,需要遵守不同国家和地区的法律法规,这给隐私保护带来了额外的挑战。

(七)产品价值和经济效益期待更多实证研究

当前,数字疗法的产品价值在多个方面得到了初步验证。①临床效果:研究显示数字疗法在某些领域可能比传统药物更有效;②个性化治疗:数字疗法可以根据患者的具体需求提供个性化的治疗方案;③扩大治疗可及性:数字疗法可以突破地理和时间的限制,通过患者自有设备提供便捷的在家治疗,特别是对于难以获得传统医疗资源的群体;④成本效益分析:大多数经济评估研究采用成本效益分析方法，显示数字疗法在某些领域可以降低医疗成本。

尽管有上述初步成果，数字疗法的全面价值评估仍存在挑战，需要更多的实证研究来支持。

（1）多样化的研究方法：当前的研究多采用传统的经济评估方法，但对于数字疗法这种新兴领域，还需要结合新的数据类型和评估方法，以全面反映其价值。

（2）验证框架的建立：为了填补数字疗法验证的空白，一些研究提出了综合的框架，结合定量和定性数据，通过机器学习等技术手段，提高评估的可靠性和有效性。

（3）真实世界数据的使用：更多的实证研究应关注真实世界的数据，以验证数字疗法在实际应用中的效果和经济效益，确保其结果具有广泛的适用性和可信度。

三、国内外数字疗法发展对比

（一）国内外政策环境对比

1. 美国　美国在数字疗法的监管和推动方面较为领先。美国FDA通过一系列政策和计划来促进数字疗法的发展，见表17-6。

（1）数字健康卓越中心（DHCoE）：成立于FDA设备和放射健康中心，旨在加强对数字医疗的监管工作。

（2）数字健康创新行动计划（Digital Health Innovation Action Plan，DHIAP）：发布了《移动医疗应用指导最终版》，奠定了数字医疗发展的基础，并对医疗人工智能产品实施低门槛制度，以加快审批速度。

（3）数字健康软件预认证（Digital Health Software Precertification，Pre-Cert）：满足应用软件更新迅速的要求，企业可以在不提交审核申请的前提下，对产品进行小范围的调整，以确保产品审批的灵活性、安全性和有效性。

2. 德国　德国在欧盟框架下，率先为数字疗法提供了详尽的审批指南和快速审批渠道，见表17-6。

（1）数字医疗法案（Digitale Versorgung Gesetz，DVG）：德国政府于2019年颁布，允许医生为患者开具数字医疗软件处方，并通过医保报销支付，极大推动了数字疗法在医疗系统中的应用。

（2）数字健康应用条例（Digital Health Applications Ordinance，DiGAV）：进一步细化了数字疗法产品的申请流程、要求及目录，明确了数字健康应用

第十七章　数字疗法的国内外展望

（DiGA）的审批标准和程序。

（3）快速审批程序：BfArM设计了快速审批流程，一旦软件应用通过审批，即可由医生开具处方并通过医保报销。

3. 中国　中国的数字疗法监管尚处于起步阶段，有关政策法规正在不断优化完善中，见表17-6。

国家药品监督管理局（NMPA）：2017年发布了《移动医疗器械注册技术审查指导原则》，明确了移动医疗独立软件或软件＋硬件的监管范围，但具体要求尚待进一步细化。具体注册审批根据医疗器械软件的相关政策和流程开展，遵循《医疗器械监督管理条例》《医疗器械注册管理办法》等规范。

表17-6　国内外数字疗法政策环境对比

项目	美国	德国	中国
监管机构	FDA	BfArM	NMPA
主要政策和计划	DHCoE；DHIAP；Pre-Cert	DVG；DiGAV	移动医疗器械注册技术审查指导原则；医疗器械分类目录
审批流程	依据产品的安全性和风险等级进行分类管理，分为Ⅰ类、Ⅱ类和Ⅲ类医疗器械	通过快速审批流程，一旦软件应用通过审批，即可由医生开具处方并通过医保报销	按照《医疗器械监督管理条例》《医疗器械注册管理办法》等规范进行，DTx产品需要满足数字医疗相关监管要求
政策特点	提供低门槛审批制度，加快数字健康产品的市场准入速度	设有快速审批流程，DiGA产品可由医保报销；政策相对全面、快速和专业	政策和法规正在不断优化完善中，强调产品安全性、有效性、数据隐私及网络安全
首款DTx产品审批	2017年9月，全球首款数字疗法产品通过FDA批准	2019年12月，德国政府颁布数字医疗法案，正式授予医生开具应用软件处方的权利	2020年11月，NMPA批准国内首款数字疗法产品——术康App
政策更新与发展	2024年，随着医疗补助制度和商业保险覆盖范围的扩大，数字疗法产品获得更多支持	2024年，德国进一步完善DiGA快速通道程序，使得审批、测试和报销更加高效，旨在确保患者安全和数据保护	2024年全国两会进一步强调推动数字健康产业发展，并通过多项改革和政策支持促进数字医疗的发展

注：FDA.美国食品药品监督管理局；BfArM.德国联邦药品和医疗器械研究所；NMPA.国家药品监督管理局；DHCoE.数字健康卓越中心；DHIAP.数字健康创新行动计划；DVG.数字医疗法案；DiGAV.数字健康应用条例；Pre-Cert.数字健康软件预认证；DIGA.数字健康应用。

（二）国内外数字疗法产品市场应用对比

1. **国外数字疗法产品市场** 发展起步较早，尤其在美国和欧洲，已经形成了较为成熟的市场。以美国为例，自2017年起，FDA陆续批准了近30个数字疗法产品，多个针对不同疾病的数字疗法产品相继问世，包括治疗药物滥用的reSET、管理哮喘的Propeller系统和治疗注意缺陷与多动障碍的EndeavorRx。德国和比利时等欧洲国家也推出了相关政策，支持数字疗法纳入医保体系，推动了数字疗法的广泛应用。

2. **国内数字疗法产品市场** 起步相对较晚，但当前发展迅速。2020年，NMPA批准了首款数字疗法产品，标志着数字疗法在中国的正式应用。截至2021年底，中国已有超过20个数字疗法产品获得NMPA批准，主要应用于糖尿病管理、心肺功能康复、认知功能障碍治疗等领域。虽然国内数字疗法产品的种类和数量尚不及国外，但随着相关政策的逐步完善和市场需求的增加，数字疗法在中国也展现出巨大的发展潜力。

（三）国内外产业链结构差异

1. **国外产业链结构** 在国外，数字疗法的产业链已经较为完善和成熟，见表17-7。以美国为例，数字疗法的产业链涵盖了从基础研究、技术开发、产品设计、临床试验到市场推广的各个环节。主要参与者包括专业的数字疗法公司（如Pear Therapeutics、Akili Interactive）、传统制药公司（如诺华、赛诺菲）及大量的技术研发机构和投资机构。这些公司通过合作和并购，形成了强大的产业生态系统，推动了数字疗法的快速发展。

2. **国内产业链结构** 在中国，数字疗法产业链相对不够完善，尚处于初级阶段，见表17-7。尽管已有一些企业开始布局数字疗法，但整体数量较少，且大多数处于发展初期。国内的产业链主要由技术开发公司、部分医疗机构和初创企业组成，尚未形成规模化和系统化的产业生态。传统药企和医疗机构对数字疗法的参与度较低，技术和产品的开发仍以初创企业为主。

表17-7 国内外数字疗法产业链结构差异

项目	国外（以美国为例）	国内
技术研发	美国和欧洲的数字疗法研发受到大量风险投资和政府支持；大学和研究机构与企业合作密切	中国的数字疗法研发多以技术引进和自主创新相结合；政府通过各种政策和资助计划支持数字健康技术的研发，但具体实施上仍需进一步完善
产品设计	产品设计注重用户体验和临床验证，确保产品能被广泛接受	中国公司在设计产品时更注重本土化，考虑到用户的使用习惯和医疗环境
生产制造	美国的数字疗法产品生产制造受到FDA的严格监管，需符合高标准的质量和安全要求	中国的数字疗法生产强调快速迭代和规模生产，以应对快速变化的市场需求和庞大的用户基数
销售推广	美国的数字疗法产品通过多渠道营销，包括直接面向消费者和通过医疗保险公司推广，扩大了市场覆盖范围	中国的数字疗法产品推广主要依托互联网平台和政府采购。例如，阿里健康和京东健康通过电商平台推广数字疗法产品，并参与政府主导的健康项目
运营服务	美国公司提供持续的用户支持和数据分析服务，帮助患者更好地管理健康	中国的数字疗法公司提供综合的健康管理服务，包括线上咨询、健康教育和社区健康管理
产业生态	美国的数字疗法市场由专业的数字疗法公司、传统制药公司、技术研发机构和投资机构共同构成。这些公司通过合作和并购，形成了强大的产业生态系统，推动了数字疗法的快速发展	中国的数字疗法产业链主要由技术开发公司、部分医疗机构和初创企业组成，尚未形成规模化和系统化的产业生态。传统药企和医疗机构对数字疗法的参与度较低，主要依靠初创企业推动技术和产品的开发

四、国外数字疗法发展对中国的启示

（一）完善相关政策法规支持

1. 完善注册审批

（1）监管：在美国，数字疗法的审批主要由FDA负责。在欧洲，数字疗法产品通常由各国的药品和医疗器械监管机构负责审批，如德国的BfArM。中国应借鉴这些国家的经验，明确由NMPA负责数字疗法产品的审批工作，并制定具体的管理办法，包括产品定义、分类标准、审查流程和临床试验要求等。

（2）分类：在美国，DTA为数字疗法提供了详细的定义，明确其作为基于循证医学的干预手段，可以用于预防、管理和治疗疾病和症状。数字疗法的分类还应考虑其预期用途和技术特征。例如，德国的数字医疗保健法案对数字疗法产品进行了详细分类，包括独立软件使用、与药物或医疗器械结合使用等。具体分类标准应包括以下方面。①功能分类，预防类用于防止疾病发生的干预手段，如阿尔茨海默病的预防；管理类用于疾病确诊后的自我管理和病情控制，如糖尿病管理；治疗类基于特定医学原理的干预手段，如治疗失眠、药物成瘾等。②使用方式分类，独立软件使用，单独通过软件实现疾病干预；软件＋药物/器械联合使用，需与药物或医疗器械结合使用以实现干预效果；软件＋药物＋器械综合使用，同时需要药物和医疗器械才能实现全面的疾病管理。③设计原理分类，心理学原理，如CBT；科学原理，如Gamma神经振荡原理；康复医学原理，如运动和营养疗法；药理学原理，如基于药代动力学的精准用药。中国应参考这些国际分类标准，结合本国实际情况，制定详细的数字疗法产品分类标准，以便更好地进行监管和市场管理。

（3）审查：在美国和欧洲，数字疗法产品的审查通常包括以下几个步骤。①临床前研究，安全性评估，在动物模型或其他非临床设置中评估数字疗法的安全性，确保其不会对用户造成危害；有效性验证，通过实验室研究或小规模临床试验验证数字疗法的初步有效性。②临床试验，随机对照试验是验证数字疗法有效性的"金标准"，试验通常分为多个阶段，包括Ⅰ期（安全性和剂量范围研究）、Ⅱ期（初步有效性研究）和Ⅲ期（大规模有效性和安全性验证）；RWD收集是在实际使用环境中收集和分析数据，以评估数字疗法在广泛人群中的有效性和安全性。③技术审查，软件验证和确认可确保数字疗法软件符合预定的设计和功能要求，包括代码质量、算法准确性和系统稳定性；数据隐私和安全性，评估数字疗法在数据收集、存储和传输过程中的隐私保护和安全措施，确保用户数据的机密性和安全性。④监管审批，a.文件提交，开发商需向监管机构提交完整的审批申请文件，包括临床试验数据、技术文档和风险评估报告；b.审查和反馈，监管机构对提交的文件进行详细审查，可能要求补充数据或进行额外的测试；c.最终批准，通过审查后，监管机构将授予市场准入许可，允许数字疗法产品正式上市。

中国应建立类似的审查机制，确保数字疗法产品的安全性、有效性和数据保护。同时，监管机构应制定详细的审查指南，明确各个审查步骤的具体要求和标准，以提高审查过程的透明度和审查效率。

2. 技术创新扶持　在欧美国家，政府通过多种方式支持数字疗法的技术创新，特别是中小企业的发展，主要包括以下内容。

（1）财政补贴和税收优惠：政府为从事数字疗法研发的企业提供财政补贴，

降低研发成本。例如，美国通过各种创新基金和项目，为中小企业提供直接资金支持。提供税收优惠政策，鼓励企业在数字疗法领域进行投资和研发；或企业在研发投入上可以享受税收减免政策，从而减轻企业负担。

（2）设立专项基金：中国可以设立专项基金，专门用于支持中小企业在数字疗法领域的研发和创新活动。这些基金可以通过政府拨款、社会筹资等方式筹集，为相关项目提供长期稳定的资金支持。

（3）鼓励产学研合作：政府应鼓励高校、科研机构与企业合作，促进技术成果的转化和应用。例如，可以设立联合研究中心、创新实验室等平台，推动产学研协同创新。通过举办创新大赛、技术展示会等活动，为中小企业提供展示和交流的平台，促进技术交流和合作。

（4）提供创业和技术支持：政府可以通过创业孵化器、加速器等形式，为初创企业提供办公场地、技术支持和市场推广等服务，帮助企业快速成长。设立技术咨询服务中心，为企业提供技术咨询、培训和指导，帮助企业解决研发过程中遇到的技术难题。

（二）加强数字疗法价值评估和推广力度

1. 建立国家级评估框架　DTA发布了《数字疗法价值评估与整合指南》，提供了一个初步框架，以评估数字疗法产品在实际应用中的价值和影响。欧洲通过CE认证体系，确保了数字疗法产品的安全性和有效性。中国可以借鉴国外的成功经验，制定一套适合中国国情的数字疗法价值评估框架。该框架应包括评估标准、临床试验要求、数据收集与分析方法等，以确保数字疗法的安全性和有效性。

2. 推动监管政策的制定与实施　不同国家根据各自的医疗体系，制定了适合本国的数字疗法监管和报销路径。例如，德国、日本等国家已经建立了相对完善的数字疗法监管框架，以确保这些疗法的安全性和有效性。在政策层面，中国应加快制定数字疗法的监管和报销政策，明确产品进入市场的审批流程和标准，保障患者能够及时获得高质量的数字疗法服务。

3. 加强行业合作与交流　通过举办国际性研讨会和峰会，加强与国外数字疗法领域的合作与交流，学习先进经验，鼓励高校和研究机构开展数字疗法相关的基础研究和应用研究，并与企业和医疗机构合作，共同推动研究成果的转化和应用，推动国内数字疗法产业的发展。特别是在技术创新、商业模式、市场准入等方面，可以通过国际合作获取更多支持和资源。

4. 加强临床数据的收集与利用　利用数字疗法生成的患者健康数据，进行大数据分析和应用，提升疾病管理的精准度和效率。这不仅有助于评估数字疗法的临床效果,还能为政策制定和市场推广提供坚实的数据支持。

(三)谋划布局数字健康战略

1. 顶层设计:健全数字健康生态系统 WHO的全球数字健康战略指出,成功的数字健康战略需要一个包含金融、组织、人力和技术资源的健全生态系统,见表17-8。中国可以借鉴国外经验健全数字健康生态系统。

表17-8 健全数字健康生态系统建议措施

项目	政策文件	建议措施
资金资源	《"十四五"卫生健康标准化工作规划》《"健康中国2030"规划纲要》	设立专项基金支持数字健康技术的研发和应用,对符合条件的数字健康项目提供财政补贴和税收优惠政策
组织资源	《"十四五"全民健康信息化规划》《健康中国行动(2019—2030年)》	建立跨部门的协作机制,推动公共卫生、医疗服务、技术研发等各领域的联动;鼓励成立数字健康产业联盟,促进各方合作
人力资源	《"十四五"卫生健康人才发展规划》	支持高校开设数字健康相关专业课程,鼓励职业培训机构提供专业培训;推动国际交流与合作,提升本土人才的国际视野和能力
技术资源	《国家健康医疗大数据标准、安全和服务管理办法(试行)》	制定统一的数据标准,确保不同系统和平台之间的数据互操作性;支持人工智能、大数据、区块链等新兴技术在医疗健康领域的应用

(1)金融方面:①专项资金支持,设立专项基金支持数字健康技术的研发和市场推广,特别是远程医疗、健康大数据和人工智能领域;②财政补贴和税收优惠,对数字健康相关企业提供财政补贴和税收优惠政策,降低研发和运营成本,激发企业创新活力。

(2)组织方面:①跨部门协作机制,建立跨部门的协作机制,推动公共卫生、医疗服务、技术研发等各领域的联动;②产业联盟,鼓励成立数字健康产业联盟,促进医疗机构、技术公司、保险公司和研究机构的合作,形成一个紧密联结的产业链。

(3)人力方面:①教育培训,支持高校开设数字健康相关专业课程,鼓励职业培训机构提供专业培训,提升从业人员的数字健康素养;②国际交流,推动数字健康领域的国际交流与合作,引进国外先进经验和技术,提升本土人才的国际视野和能力。

（4）技术资源方面：①数据标准化，制定并推广统一的数据标准，确保不同系统和平台之间的数据互操作性；②技术创新，支持人工智能、大数据、区块链等新兴技术在医疗健康领域的整合应用，提升数字健康服务的水平和扩大覆盖范围。

2. **多方参与：加强产业链整合与协作**　国外数字健康战略强调产业链整合与协作的重要性，例如，欧洲和美国的多个行业协会通过整合资源、组织研讨会和发布行业报告，帮助企业了解最新的技术趋势和监管动态。

（1）技术研发：增加对数字疗法技术研发的资金投入，建立国家级和地方级的数字疗法技术研发合作平台，促进企业、高校和科研机构之间的技术交流与合作。加强知识产权保护，鼓励创新，确保研发成果得到有效保护和转化。

（2）产品设计：以患者需求为核心，进行数字疗法产品的设计，确保产品的实用性和易用性。促进医学、工程、设计等多学科的合作，共同开发符合临床需求的数字疗法产品。

（3）生产制造：引入先进的智能制造技术，提高生产效率和产品质量，降低生产成本。建立严格的质量控制体系，确保数字疗法产品在生产过程中的质量和安全性。

（4）销售推广：深入开展市场调研，了解市场需求和竞争态势，制定科学的市场推广策略。多渠道拓展销售网络，包括线上电商平台、线下医疗机构和药品零售渠道等。

（5）运营服务：建立完善的技术支持团队，为用户提供及时有效的技术支持和售后服务。加强数据管理，确保用户数据的安全性和隐私保护，并通过大数据分析提供个性化服务。

（6）产业生态：组建数字疗法产业联盟，促进产业链上下游企业的协作，共同推动行业发展。加强与国际同行的交流与合作，学习和引进国际先进技术和管理经验，提升整体产业水平。

3. **支付方式：探索多元化的支付体系**　目前，全球多家监管机构都在制定相关政策，准备将数字疗法纳入监管决策和报销体系中。例如，德国联邦卫生部规定数字疗法可以纳入医保支付范围，民众将无须自费使用数字疗法产品；法国开始将符合数字疗法定义的数字医疗器械列入医疗保险报销范围。相比之下，数字疗法产品在中国尚未纳入医保支付体系，主要依靠患者自费，这限制了其在临床中的应用和推广。中国应借鉴国外经验，加快对数字疗法临床效果和经济性的评估，推动部分有效的数字疗法纳入医保报销目录，具体措施如下。

（1）建立支付标准和报销流程：制定明确的支付标准，包括数字疗法产品的定价、报销比例等。可以参考传统药物和医疗器械的支付标准，结合数字疗法的特点进行调整，如探索按效果付费。设立简便的报销流程，确保患者能够方便地通过医保报销数字疗法的费用。可以借鉴德国的快速审批流程，简化审批程序，提高报销效率。

（2）基于临床数据和实际使用数据进行评估：通过临床试验和真实世界数据收集，评估数字疗法产品的有效性和安全性。确保只有经过科学验证的产品才能纳入医保支付体系。动态调整医保目录和支付标准，根据最新的临床研究结果和使用数据，及时更新和调整医保支付政策，确保政策的科学性和有效性。

（3）建立多方参与的评审机制：设立由政府、医疗机构、保险公司和专家学者组成的评审委员会，对数字疗法产品的支付申请进行审查和评估，确保决策的公正性和科学性。通过听证会、公开征求意见等方式，广泛听取社会各界的意见和建议，提高政策制定的透明度和公众参与度。

此外，商业保险在数字疗法支付体系中也扮演着关键角色。例如，在美国，部分大型保险公司已经开始将一些获FDA批准的数字疗法纳入报销范围。英国私人保险公司已经开始在心理健康和慢性病管理领域试点，将数字疗法纳入保险覆盖范围。相比之下，我国的商业保险公司对数字疗法的覆盖还处于初步探索阶段，部分公司已开始与数字疗法提供商合作，但整体覆盖面有限。因此，商业保险公司与医疗机构和科研机构合作，加强临床和经济性评估、制定合理的报销政策、通过市场教育和推广活动，提高公众和医务人员对数字疗法的认知度和接受度、与数字疗法提供商建立长期合作关系，通过共享数据和资源，实现合作共赢等措施可以大幅推动数字疗法的普及和应用，提升患者的健康水平，降低医疗成本。

参考文献

[1] McKinsey and Company. Digital therapeutics: preparing for takeoff [EB/OL]. (2018-02-05) [2024-06-01]. https://www.mckinsey.com/industries/life-sciences/our-insights/digital-therapeutics-preparing-for-takeoff.

[2] Strategic Market Research. Digital therapeutics market global size, industry growth 2030 [EB/OL]. [2024-06-01]. https://www.strategicmarketresearch.com.

[3] 李静雯，李曼，任海英. 数字疗法的应用现状研究[J]. 信息通信技术与政策，2022，48（2）：83-87.

[4] Centers for Disease Control and Prevention. About heart disease [EB/OL] [2024-06-30]. https://www.cdc.gov/heart-disease/about/index.html.

[5] Expert Market Research. Global digital therapeutics market report and forecast 2024-2032 [EB/OL]. [2024-06-01]. https://www.expertmarketresearch.com/reports/digital-therapeu-

tics-market.

[6] HONG J S, WASDEN C, HAN D H. Introduction of digital therapeutics [J]. Comput Meth Prog Bio, 2021, 209：106319.

[7] YAN K, BALIJEPALLI C, DRUYTS E. The impact of digital therapeutics on current health technology assessment frameworks [J]. Front Digit Health, 2021, 3：667016.

[8] 李宇欣, 高向阳, 李斯琦, 等. 数字疗法的应用现状及未来展望 [J]. 中国数字医学, 2022, 17（7）：39-44.

[9] LIU T, ZHAN Y, CHEN S, et al. Cost-effectiveness analysis of digital therapeutics for home-based cardiac rehabilitation for patients with chronic heart failure：model development and data analysis [J]. Cost Eff Resour Alloc, 2023, 21：82.

[10] HEKLER E, TIRO J A, HUNTER C M, et al. Precision health：the role of the social and behavioral sciences in advancing the vision [J]. Ann Behav Med, 2020, 54（11）：805-826.

[11] 刘少金, 刘玉玲, 朱子航, 等. 数字疗法行业发展态势分析及建议 [J]. 江西科学, 2022, 40（6）：1194-1203.

[12] PULEO V, GENTILI A, FAILLA G, et al. Digital health technologies：a systematic review of their cost-effectiveness [J]. Eur J Public Health, 2021, 31（Suppl 3）：S45-S60.

[13] Research and Markets. Digital therapeutics market by application, type, end user：global forecast to 2030 [R/OL].（2023-07）[2024-06-03]. https：//www.researchandmarkets.com/reports/5830353/digital-therapeutics-market-application-type.

[14] REFOLO P, SACCHINI D, RAIMONDI C, et al. Ethics of digital therapeutics（DTx）[J]. Eur Rev Med Pharmacol Sci, 2022, 26（10）：6418-6423.

[15] RASSI-CRUZ M, VALENTE F, CANIZA M V. Digital therapeutics and the need for regulation：how to develop products that are innovative, patient-centric and safe [J]. Diabetol Metab Syndr, 2022, 14（48）：1-7.

[16] SMITH J. An AI boost for clinical trials [J]. Nature, 2024, 32（2）：122-130.

[17] JOHNSON A, WILLIAMS P. Rewiring care delivery through Digital Therapeutics（DTx）：a machine learning-enhanced assessment and development（M-LEAD）framework [J]. BMC Health Serv Res, 2023, 22（4）：233-245.

[18] 袁天蔚, 张丽雯, 朱成姝, 等. 数字疗法研发与产业发展态势分析 [J]. 科学观察, 2023, 18（1）：14-26.

[19] 杨吉江, 雷毅, 武文杰, 等. 数字疗法发展与应用综述研究 [J]. 中国卫生信息管理杂志, 2022, 19（2）：211-216.

[20] 王晨希, 李澍, 李佳戈. 数字疗法产品质量评价探讨 [J]. 中国医疗设备, 2023, 38（4）：25-30.

[21] 戎善奎, 叶青, 孙鹏, 等. 数字疗法医疗器械技术监管标准探讨 [J]. 中国医学装备, 2022, 19（11）：36-39.

[22] Digital Therapeutics Alliance. DTx by country [EB/OL].[2024-06-03]. https：//dtxalli-

ance.org/understanding-dtx/dtx-by-country/.

[23] 陈杰, 李雪梅. 数字疗法的现状发展与挑战[J]. 中国数字医学, 2021, 16 (11): 94-98.

[24] World Health Organization. Global strategy on digital health 2020—2025 [EB/OL]. (2021-08-18) [2024-06-03]. https://www.who.int/publications/i/item/9789240020924.

[25] JU J H, SIM B, LEE J, et al. Reimbursement of digital therapeutics: future perspectives in Korea [J]. Korean Circ J, 2022, 52 (4): 265-279.

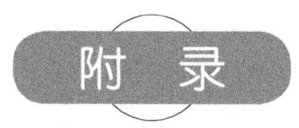

数字疗法海南倡议（2023）

1. 研发与应用

加快研发和应用可负担、高效率、更高质量的数字疗法解决方案，以人为本、守正创新，推动加快形成数字健康体系，不断提升人类健康福祉，实现联合国2030年可持续发展目标（SDGs）。

2. 临床研究

推动开展高质量临床研究，围绕科研需求与挑战，遵循循证医学原则，推进高质量数字疗法产品研发，更好满足居民健康需要。

3. 供给与可及性

扩大数字疗法产品及数字健康解决方案供给，加强政府对健康服务资源的调控配置，增强不同收入群体获得数字健康服务的可及性。

4. 合作伙伴关系

加快建设高效的数字疗法合作伙伴关系，形成政策制定与监管者、医疗服务提供者、患者、产品制造者等共建、共创、共生的数字疗法生态体系。

5. 创新岛建设

加快海南数字疗法全球创新岛建设，聚合医学、科研、产业等各方力量，服务海南健康福祉提升，为全球提供中国数字健康区域实践样板。

6. 卫生经济学研究

推动以数字疗法为重点的卫生经济学研究，以大卫生、大健康观为引领，以降低综合性医疗成本为目标，前瞻性探索数字疗法支付新方式、新模式。

7. 赋能卫生系统

推动数字技术赋能新时代卫生系统，在更多的专科和疾病诊疗中应用数字疗法产品，充分利用数字技术的优化作用，提升卫生系统效率。

8. 基础设施建设

推动数字健康基础设施建设，加速构建全链路、全场景的数字化平台，消除数字鸿沟，为数字疗法的研发与应用提供重要支撑。

9. 技术传播

推动优质数字疗法技术和最佳实践的传播，消除发展中国家和地区在获得数字健康技术和信息方面的壁垒，加强全球数字疗法领域的交流与合作。

10. 监测与评估

加强数字疗法监测模型研究，评估数字疗法等数字健康解决方案对卫生体系变革进程、个人健康改善的影响，预判发展趋势并应对相应的挑战。

11. 普及推广

加快在全社会范围内普及推广数字健康观念，加快全民理解数字健康理念，加速形成全民数字健康共识。

12. 规范标准

加强数字疗法领域的规范标准制定，促进数字疗法产品在有据可依、有章可循的边界中健康快速发展。

13. 数据安全与应用

基于个人隐私保护和数据安全，加快推动健康数据的挖掘与应用，在可追溯、可共享的体系中充分释放健康数据作为关键生产要素的核心价值和经济动能。

14. 全球卫生治理

推动数字健康成为全球卫生治理的重要组成部分，帮助全球应对关键的卫生健康挑战，让每一个人的健康受益于数字科技的公平普及，共建人类卫生健康共同体。